臨床思考を踏まえる
理学療法プラクティス

感覚入力で挑む

常任編集
斉藤秀之 医療法人社団筑波記念会
加藤 浩 九州看護福祉大学大学院

ゲスト編集
金子文成 札幌医科大学

感覚・運動機能回復のための理学療法アプローチ

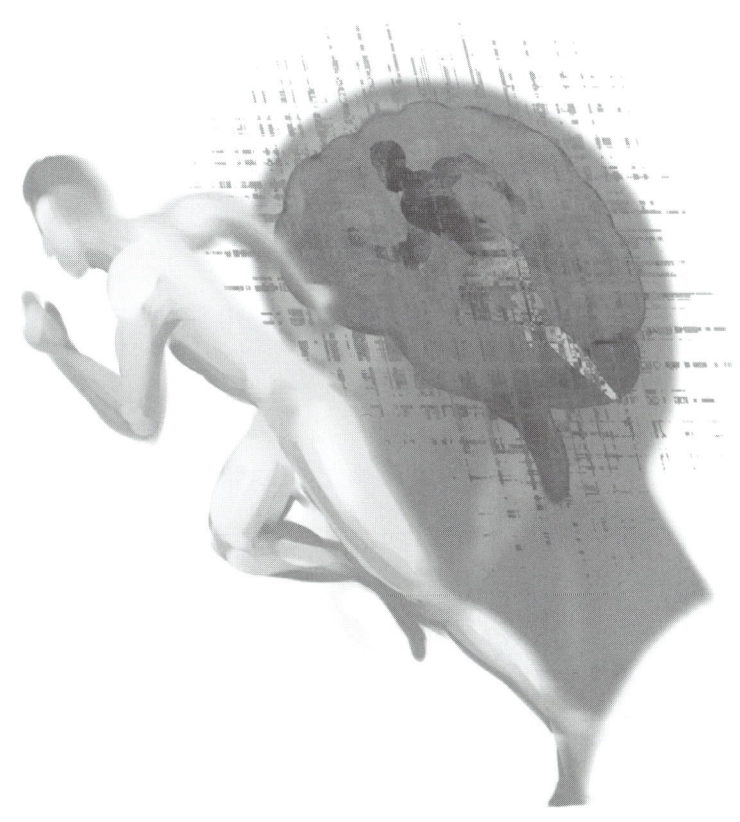

文光堂

常任編集

斉藤　秀之	医療法人社団筑波記念会リハビリテーション事業統括
加藤　　浩	九州看護福祉大学大学院看護福祉学研究科教授・健康支援科学専攻長

ゲスト編集

金子　文成	札幌医科大学保健医療学部理学療法学科准教授

執　筆（執筆順）

金子　文成	札幌医科大学保健医療学部理学療法学科准教授
上村　一貴	名古屋大学未来社会創造機構特任助教
平野　浩彦	東京都健康長寿医療センター研究所　社会科学系専門副部長
鈴木　俊明	関西医療大学大学院保健医療学研究科教授・研究副科長
竹林　　崇	兵庫医科大学病院リハビリテーション部副主任技師
道免　和久	兵庫医科大学リハビリテーション医学教室主任教授
青山　敏之	茨城県立医療大学保健医療学部理学療法学科助教
加藤　　浩	九州看護福祉大学大学院看護福祉学研究科教授・健康支援科学専攻長
出井　彩子	昭和大学藤が丘リハビリテーション病院リハビリテーションセンター
大工谷新一	株式会社リビングケア代表取締役
小笠原一生	大阪大学大学院医学系研究科健康スポーツ科学講座助教
永野　康治	日本女子体育大学体育学部スポーツ健康学科講師
松田　直樹	国立スポーツ科学センターアスリートリハビリテーション
大久保　雄	埼玉医科大学保健医療学部理学療法学科助教
金岡　恒治	早稲田大学スポーツ科学学術院教授
篠原　晶子	三菱重工業株式会社長崎造船所病院リハビリテーション科
横井裕一郎	北海道文教大学人間科学部理学療法学科教授
大住　倫弘	畿央大学ニューロリハビリテーション研究センター特任助教
森岡　　周	畿央大学ニューロリハビリテーション研究センター　センター長・教授
山崎　　肇	羊ヶ丘病院リハビリテーション科第一科長
岩村　吉晃	東邦大学名誉教授
山口　智史	慶應義塾大学医学部リハビリテーション医学教室特任助教 東京湾岸リハビリテーション病院リハビリテーション部
樋口　貴広	首都大学東京人間健康科学研究科教授
大西　秀明	新潟医療福祉大学医療技術学部理学療法学科教授
柴田恵理子	札幌医科大学保健医療学部 未来医療ニューロリハビリテーション研究開発部門博士研究員
八田　有洋	東海大学体育学部生涯スポーツ学科准教授
今田　　健	錦海リハビリテーション病院リハビリテーション技術部係長
羽倉　信宏	情報通信研究機構（NICT） 脳情報通信融合研究センター（CiNet）研究員
宮崎　　真	静岡大学情報学部情報科学科教授
上原　一将	国立精神・神経医療研究センター（NCNP） 脳病態統合イメージングセンター（IBIC）先進脳画像研究部外来研究員 日本学術振興会特別研究員PD
花川　　隆	国立精神・神経医療研究センター（NCNP） 脳病態統合イメージングセンター（IBIC）先進脳画像研究部長
久保田正一	くろだ整形クリニック ベースボール・ステーション
儀間　裕貴	東京大学大学院教育学研究科特任研究員
浅野　大喜	日本バプテスト病院リハビリテーション科室長
奥田　憲一	医療福祉センター聖ヨゼフ園リハビリテーション部次長

序

　「感覚入力で挑む」，今回このようなタイトルで本書の編集に挑んだ．この目的語は，何か？　それは，臨床的にわれわれが対象とすることが多い運動機能障害は当然のこと，感覚障害，疼痛など，さまざまな疾患によって生じる感覚機能と運動機能にまつわる障害であると考えている．

　20世紀の終盤，"21世紀は○○の時代"と表現される○○の一つとして，"脳"があった．すなわち，"21世紀は脳の時代"ということである．その頃私は，大学院で研究と臨床のトレーニングをしていた時分であったが，そのような言葉を目にしたときには，漠然と，将来霧が晴れるときがやってくるのかもしれないとワクワクした．"霧"というのは，臨床的問題に関して，その機序や解決方法など，たくさんのわからないことが存在していたことによる頭の中の"モヤモヤ感"のことである．すでに，21世紀は15年が過ぎた．この間，脳に関するたくさんの情報が発信され，その恩恵は理学療法においても実を結ぶ方向に向かっていると感じる人は多いのではないだろうか．さらに，生物学や理工学などさまざまな科学領域の貢献により，理学療法の臨床は確実にポジティブな影響を受けていると感じる．このような社会的背景の中で，さて，われわれが取り組むべき課題とは？　取り組むべき研究とは？　臨床に取り入れるべき科学的知見とは何か？

　方向性を示す一つの提案は，システム神経科学的知見に則って運動機能の向上を感覚入力という視点から考えるというものである．これは，中枢神経系における感覚と運動の統合メカニズムと脳の可塑性の誘導を理解することに近い．ヒトの身体を臓器別ではなく，システムとしてより深く理解し，その理解に基づいて治療へ応用したいという想いの表れとして本書を上梓する．この企画は，20年ほど前からある想いに端を発する．筋骨格系の条件がある程度整っている場合，何かしらの高いパフォーマンスを発揮するためには制御系の機能向上が必要であるが，そのためには一度，実現したいパフォーマンスを"自分がやったつもり"になるように錯覚させて感覚を教えることが有効なのではないか（つまり，100mを10秒で走る壁にぶつかっている選手には，あたかも自分自身が9秒台で走ったかのように錯覚させながら体験させるというような），という何とも検証が難しい，希望的な仮説である．

　想いはどうあれ，運動に関連した感覚に関する知識が臨床に役立つように整理され，あまり類をみない書籍となったと思う．漠然とした依頼内容と難解な"感覚入力で挑む"というコンセプトであったにもかかわらず，ご執筆いただいた著者の皆様には，非常に充実した内容となったことに感謝と敬意を表したい．ここで提供される学術的情報と臨床的ノウハウが，少しでも日常の取り組みのヒントになること，そしてさらなる探究の入り口となることを願う．

平成28年2月

ゲスト編集　金子文成

目次

Part I ■ 総論

1 どうして感覚入力について学ぶのか　　金子文成
- 新しいのか？　古いのか？ …… 2
- 神経可塑性の視点 …… 2
- 運動学習の視点 …… 3
- おわりに …… 4

Part II ■ このようにしている！　感覚入力

1 虚弱高齢者の場合　　上村一貴
- 運動療法へのバーチャルリアリティの応用 …… 6
- 外在性フィードバックを利用する！ …… 6
- バーチャルリアリティ・トレーニングのエビデンスは？ …… 8
- バーチャルリアリティを用いたツールの実例 …… 11

ミニレクチャー　私はこうしている 1　口腔機能向上のための感覚入力　　平野浩彦 …… 15

2 脳卒中の場合　1）立ち上がり，立位，歩行　　鈴木俊明
- 正常動作を行う場合に，正しい感覚入力は大切である！ …… 20
- 表在感覚障害は随意運動にどのように影響するか？ …… 21
- 深部感覚障害は随意運動にどのように影響するか？ …… 23

2 脳卒中の場合　2）上肢運動の場合　　竹林　崇, 道免和久
- 感覚障害とは？ …… 26
- 感覚・知覚・認知障害の頻度と生活に与える影響 …… 26
- 障害部位による感覚・知覚・認知障害が上肢機能に与える影響 …… 27
- 手の運動と感覚・知覚・認知 …… 27
- 手の感覚・知覚・認知障害改善のメカニズム …… 28
- 感覚・知覚・認知障害における上肢へのアプローチの参考となる基礎研究 …… 29
- 感覚・知覚・認知障害のアプローチの参考となる臨床研究 …… 30
- 感覚・知覚・認知障害とパフォーマンスの関連 …… 32
- 重度の感覚・知覚・認知障害を呈した患者に対する課題志向型アプローチの実際 …… 32
- 症例 …… 33

3 小脳失調の場合　　青山敏之
- 外的な刺激量＝知覚ではない …… 38
- どこに注意を向ける？　運動と注意の関係 …… 39
- フィードバックすべき感覚モダリティとは？ …… 39
- 小脳疾患による運動感覚障害？　予測と感覚の密接な関係 …… 41
- 何で判断する？　適切な運動難易度設定 …… 42
- 有効？　弊害？　介助・誘導と運動の誤差情報 …… 42
- 失調なのに固い？　運動失調と同時収縮の関係 …… 44

45	小脳失調に対する二重課題は有効か？	
46	ロボティックデバイスを用いた感覚入力とは？	
50	**ミニレクチャー** 私はこうしている 2 中枢神経疾患の筋緊張に対して	鈴木俊明
53	**4 運動器疾患の場合　1) 下肢運動器疾患の場合**	加藤　浩
53	はじめに～運動器とは何か？～	
54	下肢運動器障害を感覚入力システムの不全として捉える！	
55	OKCとCKCの感覚入力 (外力負荷) に対する応答の違い	
56	OKCとCKCにおける筋出力制御特性	
60	感覚入力を駆使した筋協調性収縮のトレーニング	
65	**4 運動器疾患の場合　2) 肩関節疾患の場合**	出井彩子
65	はじめに	
65	問診・愁訴	
66	機能評価，治療場面における取り入れ方	
73	おわりに	
75	**ミニレクチャー** 私はこうしている 3　感覚入力における注意すべき要点	大工谷新一
78	**5 スポーツ障害の予防　1) 膝関節靱帯損傷の場合**	小笠原一生
78	膝関節靱帯とACL損傷	
80	ACL損傷を引き起こす外力と足部接地パターン	
81	ACL損傷の時間と予測	
83	アスリートの注意と予測的姿勢制御	
85	おわりに	
88	**5 スポーツ障害の予防　2) 足関節捻挫の場合**	永野康治
88	スポーツで最も頻発する外傷：足関節捻挫	
89	足関節捻挫後の運動パターン変化	
90	再発予防のための理学療法	
94	**ミニレクチャー** 私はこうしている 4　トップアスリートへの感覚の伝え方	松田直樹
97	**5 スポーツ障害の予防　3) 腰部疾患の場合**	大久保　雄，金岡恒治
97	stabilization exerciseの基本はdraw-in！	
99	bridge exerciseで体幹筋を評価＆促通	
102	筋筋膜経線を意識した体幹筋エクササイズ	
105	**ミニレクチャー** 私はこうしている 5　徒手による感覚入力 1 ―腰痛疾患に対する理学療法戦略ポイント―	篠原晶子
108	**6 子供の場合**	横井裕一郎
108	子供の知覚運動障害とは？	
108	子供の知覚運動障害をどうとらえるか？	
109	どのような場面で子供の知覚運動障害が顕著となるのか？	
110	どのように知覚運動障害の評価・分析するか？	
113	理学療法による感覚・知覚入力をどのように考えるか？	

117	**7 慢性疼痛の場合**	大住倫弘, 森岡 周
117	慢性疼痛における触覚機能の低下について	
118	慢性疼痛における固有感覚機能の低下について	
119	触覚入力を用いたアプローチ	
120	視覚入力を用いたアプローチ	
123	固有感覚入力を用いたアプローチ	
124	まとめ	
128	**ミニレクチャー** 私はこうしている 6　徒手による感覚入力 2 　―疼痛や過度な緊張を和らげるために―	山崎 肇

Part III ■ 感覚入力を知る！　理学療法に必要な「感覚」の知識 （133）

134	**1 ボトムアップおよびトップダウンで起こる運動の知覚と運動の意図** 　―統合と理学療法とのかかわり―	金子文成
134	体性感覚とは？	
134	運動感覚とは？	
136	安静なのに運動感覚が生じるの？	
140	安静かつ感覚入力がない状態でも運動感覚を知覚できる？	
140	収束することに治療的意義がある？　～感覚入力と運動の意図の同期～	
142	忘れてならない，まずは反射	
145	おわりに	
149	**2 能動的知覚**―その研究史と生理学メカニズム―	岩村吉晃
149	皮膚感覚の要素感覚理論	
149	Katzの先駆的研究	
150	Reveszの研究	
150	Gibsonの研究	
152	その後の能動的知覚研究	
152	アクティヴタッチは優れているか	
153	探索する手ではなく対象が認識される仕組み	
153	能動的触知覚における運動指令の重要性	
154	その他の研究	
154	能動的認識の生理学的メカニズム：サル体性感覚野での研究	
156	おわりに	
158	**ミニレクチャー** 末梢からの求心性入力 1　電気刺激による感覚入力を活用した 　歩行理学療法の促進	山口智史
161	**3 身体図式**―行為を支える脳内身体表象―	樋口貴広
161	身体図式とは？	
162	脳は矛盾を嫌う！：身体錯覚にみる身体図式のはたらき	
164	道具の"身体化"	
167	身体図式を利用した"近位空間"の表現	

170	④ **感覚入力と脳の可塑性**―一次体性感覚野は運動学習に必要か？―	大西秀明
170	体性感覚に関連する大脳皮質領域はどこか？	
173	神経の可塑的変化とは？	
174	感覚入力によって一次運動野の興奮性は変化するのか？	
175	脳損傷後の動作パフォーマンス向上は何に起因しているのか？	
180	⑤ **異種感覚入力の統合により生じる運動感覚** ―正確な運動を知覚するために必要な感覚は？―	柴田恵理子，金子文成
180	はじめに	
180	他動的に誘導される運動感覚	
182	感覚入力が統合されると運動感覚は変化するのか？	
184	異なる感覚種は統合されるのか？	
187	各種感覚入力はどのように運動感覚に影響するのか？	
187	おわりに	
191	⑥ **知覚機能に対する運動の実時間的影響とトレーナビリティ** ―体性感覚入力の処理過程は，柔軟に変化する！―	八田有洋
191	体性感覚入力の中枢処理過程	
193	運動と体性感覚入力系	
196	トレーニングによって体性感覚入力系が変化する!?	
201	**ミニレクチャー** 私はこうしている 7 徒手による感覚入力 3 ―感覚入力による筋活動の定量化，視覚化を図る―	今田 健
204	⑦ **タイミングの感覚とトレーナビリティ** ―運動に利用する時間，運動が変える時間―	羽倉信宏，宮崎 真
204	はじめに	
204	本当はいつ起こったのか？ 外界で起こるイベントの「真」のタイミングを知る難しさ	
206	経験がものを言う？ 入力信号の統計的性質を利用した感覚入力タイミングの把握	
207	投手の癖を運動に生かす！ ボールはいつ来るのかのタイミング予測も経験に依存	
209	運動場面における時間の推定：知覚時間は長くなったり，短くなったり？	
212	運動のタイミングと内容の乖離：何をするか決まっていなくても，運動タイミングを準備できる？	
213	結　語	
215	⑧ **運動イメージの脳内再生とトレーナビリティ** ―臨床応用のために運動イメージの脳内神経基盤を理解する―	上原一将，花川 隆
215	運動イメージの定義	
216	運動イメージの神経相関とは？	
220	運動イメージ能力を評価する	
221	運動イメージ能力の個人差	
222	運動イメージを用いたアプローチのトレーナビリティ	
228	**ミニレクチャー** 私はこうしている 8 運動経験が少ない人への感覚の伝え方	久保田正一

232	**9 子供の運動感覚と個人差**―運動感覚と身体表象の発達―	儀間裕貴, 浅野大喜
232	自ら動き，知覚することがはじまり	
233	構成論的手法に基づく身体表象発達の理解	
234	運動感覚を生み出す受容器	
234	感覚受容器の初期発達	
236	触覚反応の広がりとダブルタッチの発達的変化	
237	他者の観察によって形成される運動感覚	
238	運動感覚の個人差～発達障害児を通して考える～	
238	重度脳性麻痺の1例～運動性障害と運動感覚～	
239	精神運動発達遅滞の1例～知的発達障害と運動感覚～	
242	まとめ	
245	**ミニレクチャー** 末梢からの求心性入力2　体重免荷環境での全身運動による振動刺激を用いた重症心身障害児・者に対する新しい理学療法	奥田憲一
249	**索引**	

「臨床思考を踏まえる理学療法プラクティス」発刊にあたり

　「実践MOOK　理学療法プラクティス」は2008年5月に「これだけは知っておきたい脳卒中の障害・病態とその理学療法アプローチ」「これだけは知っておきたい腰痛の病態とその理学療法アプローチ」の2冊を皮切りにMOOKの形で定期的に発刊される新人理学療法士の「指南書」として企画されたものである．その後，2011年5月の「運動連鎖〜リンクする身体」に至るまで12に及ぶ企画を3年間にわたり取り上げた．

　そのテーマは，大きく「疾病・障害構造の理解」と「機能障害の捉え方・治療へのアプローチ」の2つである．さらにそのコンセプトは，前者では，疾患を運動機能障害等の一面で捉えるのではなく，それと関連する多くの障害と共に多面的・包括的に捉え，これを評価や治療の背景とすることで，理学療法士は多くの治療選択肢を得ることができるという，常に持っていて欲しい臨床に向かう姿勢を示したものである．後者では，診断・治療する上で，対象者を常に患部から全体へ，また逆に全体から患部へと捉える意味・重要性はいつの世でも変わらないということを示したものである．

　今は亡き嶋田智明常任編集者のこうした熱き想いが新人理学療法士や学生に理解して頂く第1期MOOKシリーズとして構築されたのである．今回第2期MOOKを開始するにあたり，第1期から第2期に引き継ぐ面と，第2期で独自に構築していく面の2つを編集・企画方針の根底とした．

　引き継ぐ面は，理学療法の基本的知識と技術を身につけてもらうよう，一度に多くのことを詰め込まず，重要で優先度の高い順序で段階を踏みながら成長できる内容を企画することであり，「熱き想い」も引き継ぐつもりである．一方，独自に構築していく面は，「reasoningのhow toを可視化する，出来ればevidenceを示す」である．言葉，イラストだけでは計り知れない体内の動きを「見る→診る」ことでそこに記されている理学療法技術，手技の根拠が理解できるよう，理学療法技術，手技の根拠を解剖，生理，運動から説明していく方向も打ち出したいと考えている．さらに同じ障害であるが，程度の違い，病態（病因）の違いや，特に高齢者は基礎疾患をしっかり押さえて理学療法を提供する姿勢を伝えたい．また，「診療録等を見→診に行く」「ベッドサイドの患者を見→診に行き」「発症からどの位経っているか（病期）を確認する」などとともに，リスク管理，マナー（接し方）にも触れていきたい．

　理学療法士のキャリアを構築する上で重要となる10年の始まりとなる新人時代に，形式知と経験知で構成された「指南書」が個々人の手元にあることは，臨床において，すなわち対象者の幸福を支援する理学療法において，間違いなく役に立つと信じてやまない．そのため3冊目である「極める変形性股関節症の理学療法」から，常任編集者として新たに加藤浩氏に加わっていただいた．「指南書」として，また理学療法を「極める」という側面を基軸に，今回新たに開始される第2期MOOKシリーズが寄与することになれば，第1期MOOKから引き継いだ編者としてこれ以上の喜びはない．

平成25年10月

常任編集者　斉藤秀之・加藤　浩

総 論

■PART I

I. 総論

1 どうして感覚入力について学ぶのか

金子文成

■ 新しいのか？ 古いのか？

　脳卒中片麻痺や脳性麻痺などの中枢神経障害に対して，神経生理学的アプローチと呼ばれる方策がとられるようになったのは，1940年代だそうである[1]．そのアプローチは，神経生理学の諸法則を利用して効果をあげようとするものであった．その後，固有受容性神経筋促通法（PNF），Bobath法，Rood法など，末梢からの感覚入力，反射活動の操作を治療的に活用する理論に基づいたアプローチが提案され，広く用いられるようになった．

　このような歴史の中で，なぜ今あらためて"感覚入力で挑む"のか？　それは，近年の神経科学領域における研究知見からすれば，理学療法において感覚入力をどのように扱うかをあらためてトピックとして扱う必要があると考えるからである（詳細は後述）．また，最新の知見に基づかなくても，これまで"運動の練習"と表現してきたことは，少し考えれば，"感覚の蓄積によって形成された運動のイメージ"を現実の運動として表現したもの，ということに気づき，では，運動の感覚をどのように効果的に蓄積させようか，あるいは運動の修正に利用しようか，と結びつくからである．

　"感覚入力"，という言葉は古くから存在している．しかし，おそらくは"新しい"，というものになるのではないか．少なくとも，ここでまとめた内容が，リハビリテーションにおけるアプローチの再整理と未来の新しい挑戦につながることに期待したい．

■ 神経可塑性の視点

　理学療法は，マクロな世界で成果を期待されるプロフェッションである．しかし，ヒトが生物である以上，構造と機能が変化するということは，根本的にミクロな世界で何かしらの変化が起こるということであり，マクロな世界での成果は，その積み重ねである．症例の行動レベルにおけるアプローチが重要であることは間違いないが，それ以前に，構造・機能レベルでのミクロな変化の蓄積を誘導することが，理学療法が求めるべき使命であるということも間違いないのではないだろうか？

　症例の行動が変化するかどうかは別として，ミクロな世界では，適切な刺激内容〔感覚種（モダリティ）〕を必要十分量入力することによって，神経細胞の構造と神経回路網の機能がポジティブに変化することが示されてきた．それは，脳機能イメージングなどマクロに表現される神経系の活動の変化に結びつき，その先にある運動の変化へと研究は展開さ

れるに至っている．ここで，キーワードとして，"神経可塑性"が挙げられる．神経可塑性を誘導する方策として有力な手段に感覚入力がある．練習の反復で運動機能が向上し，それと並行して神経可塑性が誘導される背景を理解するためには，運動を運動としてとらえるのでは不十分であり，上位中枢で起こる運動を出力するための神経回路網活動と，末梢からの入力，そして運動出力と末梢からの入力とが統合されるにあたっての神経回路網活動を理解する必要が生じる．キーワードとして，"感覚入力"，"運動企図"あるいは"運動のイメージ"，などが挙げられ，感覚入力には物理療法で用いられる手段も活用される．まさに，理学療法のコアとなる思考であるといえよう．

さらに，効果が期待される感覚入力の起源となる感覚種は，皮膚感覚や深部感覚などの体性感覚だけでなく，視覚などの特殊感覚も含まれる．感覚種の名称を聞いただけでは，従来からのアプローチと変化がないという印象を受けるかもしれない．しかし，その付与方法，刺激量などが異なれば，まったく違う影響を持つアプローチとなり，あらためて，感覚入力で挑みたくなるのである．

運動学習の視点

運動学習理論[2]において，運動の実行結果と自身が行った運動のイメージとを比較することが重要視されることも，2つの観点から感覚入力を見直す重要なきっかけとなる．1つ目の観点は，運動イメージの形成に関連する．運動イメージは，運動したときに入力された感覚の蓄積によるものと考えられるため，その感覚入力をどのように行うかは理学療法の重要なテーマであるといえる．トレーニング理論に関連するが，極端な例では，運動のイメージを反復するだけで運動パフォーマンスの向上に結びつくことが示されている．以上のことから，さらに運動イメージの形成を促すために，どのような感覚入力が有効かを知りたくなってこないだろうか？

もう1つの観点は，すでに実施した運動の結果から推定される，次の運動における戦略の教示（運動のイメージ）をどのように与えるかという，言い換えると運動感覚の教示方法に関する点である．症例の場合には，結果の知識を付与しただけでは，次にどのように運動を実行して良いのかわからない，すなわち運動を修正するためのイメージを持つことが困難である場合が多い．あるいは，疾患によっては単純な関節運動を実施するイメージですら持てないことが多い．このような症例に対して運動のイメージを持たせることは，随意運動の発現に結びつく．この点からも，どのように感覚を付与するかはきわめて重要である．

おわりに

　臨床的話題を引用すると，例えば，脳卒中治療ガイドライン2009[3]においては，"神経筋促通法手技は行ってもよいが，伝統的なリハビリテーションより有効であるという科学的な根拠はない"とされた．神経生理学的理論に基づいた手技であっても，治療としての科学的根拠はないという評価である．それに対して，"下肢麻痺筋に対する機能的電気刺激やペダリング運動は歩行能力の向上や，筋再教育に有効であり，通常のリハビリテーションに加えて行うことが勧められる"とされ，エビデンスレベルはB．さらに，上肢機能障害に対しては，目的志向型運動などの特定の練習方法を積極的に繰り返し行うことが強く勧められるとともに（グレードA），手関節背屈筋の筋力増強には，電気刺激が勧められる（グレードB）とされる．こうなると，この背景にある機序はどうなっているのかを理解したいし，そうすれば，その原理を応用したさらに効果的アプローチの開発につながりそうである．そのためには，筆者は単に刺激としてよりも，感覚（信号）の入力として取り扱ったほうが科学的理解に近づけるのではないかと考える．

　このような背景から本書では，従来から理学療法の領域で応用されてきた"感覚入力"をキーワードとした．教科書から最新の知見に至るまでの知識について要点を絞って理解し，理学療法へ応用するアイディアが浮かぶ内容になることを期待して系統立てたつもりである．この古くて新しい話題である"感覚入力"について，それを知る魅力について紹介する．

● 文献

1) 宇都宮初夫：各種理学療法技術の歴史．理学療法概論 第4版，奈良勲（編），pp25-45，医歯薬出版，東京，2003
2) 大橋ゆかり：第4章 スキーマ理論の示唆するもの．セラピストのための運動学習ABC，pp81-125，文光堂，東京，2004
3) 江藤文夫，他：VII．リハビリテーション 2-1．運動障害・ADLに対するリハビリテーション．脳卒中治療ガイドライン2009 [internet]，http://www.jsts.gr.jp/guideline/296_299.pdf [accessed 2015-6-17]，篠原幸人，他 脳卒中合同ガイドライン委員会（編），日本脳卒中学会

このようにしている！
感覚入力

• PART II

II. このようにしている！ 感覚入力

1 虚弱高齢者の場合

上村一貴

> 感覚入力を適用したアプローチは，理学療法プログラムの幅を広げ，高齢者の転倒予防や姿勢制御能力改善に大きく寄与する．プログラムを考案・設定する際には，感覚刺激に富んだ実生活に近い環境を再現すること，感覚情報のフィードバックを利用して運動学習を促進すること，などが重視すべきポイントになるだろう．

運動療法へのバーチャルリアリティの応用

　感覚入力を適用したアプローチを用いる利点として，現実の生活場面に近い環境で実践的なトレーニングを実施できることが挙げられる．そこで，本項では，近年，高齢者の感覚・運動機能や姿勢制御能力の改善を目的とした運動療法のツールとして注目を集めている[1,2]，バーチャルリアリティ・トレーニングの特性と科学的エビデンス，および応用の実例について紹介したい．バーチャルリアリティは，対象者の行動に応じて状況が変化する仮想環境と定義され，状況に即した感覚情報のフィードバックを伴う反復練習を可能にすることから，運動スキルを効率的に獲得することを目的に用いられる[3]．バーチャルリアリティを用いることで，**屋内などの安全な場所で，外的な刺激に富むチャレンジングな環境を再現することができ，通常の運動療法にはない多彩な感覚の刺激・入力を伴うトレーニングが可能である**[1]．さらに，ゲーム性，あるいは何らかのストーリー性が含まれることから，対象者のモチベーションを高め，楽しみながらトレーニングやリハビリテーションに参加させやすいとされる[4]．以上のような利点から，バーチャルリアリティ・トレーニングは，従来の一般的な運動プログラムに代わるより有効なプログラムになりうると考えられている[5]．

外在性フィードバックを利用する！

　バーチャルリアリティ・トレーニングの大きな特徴は，前述のように，対象者が行った運動に対応して，感覚情報によるフィードバックを得られる点であると考える．理学療法の臨床現場では姿勢制御の運動学習において視覚・聴覚・体性感覚などの感覚情報によってフィードバックする方法がよく用いられる．フィードバックは動作中，あるいは動作後に生じた感覚情報を受け取ることと定義されており，運動の結果生じる身体内部での感覚

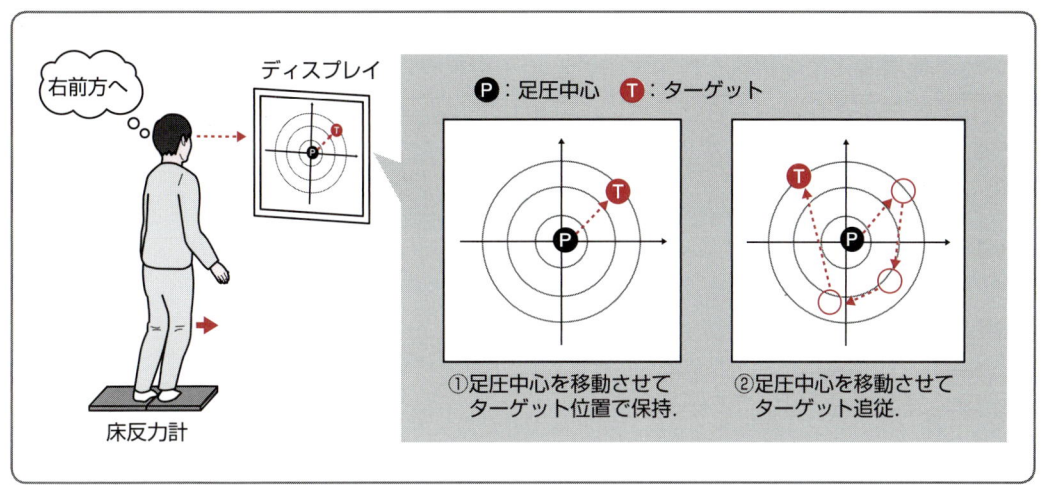

図1　運動力学的情報の外在性フィードバックを用いたトレーニング例

を知覚する内在性（内部）フィードバックと運動に対して身体の外部から付加的に与えられる外在性（外部）フィードバックに分類される[6]．外在性フィードバックは内在性フィードバックを補うように与えられ，**運動学習を促進させ，特に初期の運動に関する理解の誤りを見出し，運動を修正する際に重要な役割を果たす**[7]．外在性のフィードバックは，理学療法士やディスプレイなど外部からの情報入力がなければ，成立し得ない．この際，ディスプレイという単語は必ずしも，プロジェクターやスクリーンのような視覚の経路に限定されるわけではなく，ヘッドホンやスピーカーも聴覚ディスプレイと表現されることがある．

メモ　外在性フィードバックの使い分け

理学療法士が与える教示は外在性フィードバックといえる．提示するタイミングによって同時，あるいは最終フィードバックに分類される．例えば，歩行練習をしている最中に，「踵から着くことを意識しましょう」というような指示をしたり，隣で歩いて例をみせたりすることは同時フィードバックと呼ばれる．一方，いったん課題が終了した後に，その結果を伝えたり，次回のパフォーマンス向上のために「次は，○○を意識するようにしましょう」というような指示を加えたりすることは最終フィードバックと呼ばれる．

姿勢制御能力の改善を目的としたトレーニングで一般的に用いられる感覚情報フィードバックとして，床反力計や圧力センサーで測定した左右の荷重バランスや足圧中心の位置をスクリーンに映して視覚的にフィードバックする方法がある[8〜11]．例えば，図1のように，スクリーンに表示された自身の足圧中心の位置を，ターゲットとなる指標の位置へと移動させたり，追従させたりを段階的に練習することで，足圧中心や身体重心を自由にかつ柔軟に移動させる能力の向上が期待できる[8,9]．通常，足底の表在感覚や[12]，下腿筋の

筋紡錘からの求心性感覚情報[13,14]などをもとに知覚・判断される荷重負荷に関する情報について，付加的に視覚情報を提示することで，中枢神経系における感覚運動統合を補助・強化しようとするものである[15]．バーチャルリアリティ・トレーニングでは，自身の運動が仮想空間におけるキャラクターの動きを通じてフィードバックされるなどによって，より実体験に近い感覚入力を再現し，複雑な神経筋の協調を必要とする練習を実施することが可能である．

POINT

> バーチャルリアリティ・トレーニングには，①より現実に近づけた実践的トレーニングを可能にする，②楽しみながら実施可能でモチベーションを維持しやすい，③視覚や聴覚による「外在性」フィードバックを利用して，運動学習を促進する，などの長所がある．

Advice 荷重量のような運動力学的情報のフィードバックは，一般的な体重計を用いるだけでも可能である．まずは，左右の下肢を別々の体重計に乗せることで，通常時の左右の下肢の荷重バランスがわかる．高齢者であればすでに均等でないことも多く，荷重量を目で確認しながら均等に合わせたり，逆に理学療法士が指示した割合（例；左右を1：2の割合にする）になるように調整させたりすることにより，外在的フィードバックを使用したトレーニングが可能である．さらに，メーターの数字を見ない，閉眼で実施する，目標値をより細かく設定する，など難易度の調整も柔軟に実施可能である．整形外科術後の段階的な荷重制限の緩和においては，このようなフィードバックが頻繁に用いられていることであろう．

バーチャルリアリティ・トレーニングのエビデンスは？

ここでは，高齢者を対象としたバーチャルリアリティ・トレーニングによる身体機能向上効果のエビデンスと，その結果をもとに推奨されるアプローチについて述べたい．レビュー文献の包含基準は，①60歳以上の高齢者を対象としていること，②相互作用のあるゲームを用い，運動を伴うバーチャルリアリティ・トレーニングを主たる介入としていること，③コントロール群を設けたランダム化比較試験（randomized controlled trial：RCT）であること，④査読付の国際誌に掲載されていること，とした．今回は，高齢者の姿勢制御機能をターゲットとするため，トレーニングが座位で行うもののみであるもの，効果判定指標が神経心理学的評価のみであるものは除外した．双方向性であること，娯楽性があること，ポイントを獲得する要素があること，勝敗があること，をゲーム性の具体的要素とした．

レビューとして採用したのは，15件であった．各文献の対象や介入内容，アウトカム，

主な結果について表1に示す．対象者の特性として，6件は地域在住高齢者を[16～21]，4件は施設入居高齢者を[22～25]，3件は転倒予防などの外来患者を[26～28]，1件はリハビリテーション病院の入院患者を[29]，1件はデイホスピタルの高齢者[30]を対象としていた．以上のように，対象とするフィールドは異なるものの，ほとんどの研究で包含基準として機能的に自立しており，認知機能障害のない高齢者を対象としていた．ただし，Laverら[29]の報告では，転倒や骨折により，入院した急性期の患者を対象としているため，特性が異なる．介入方法として，9件がNintendo Wii[16,18,21～26,29]，3件がコンピュータを用いたゲームエクササイズ[20,28,30]，2件がセンサーを内蔵したパッドを用いたダンスゲーム[17,19]，1件がbalance rehabilitation unit（BRU）[27]であった．特別な機器と広いスペースを必要とするBRUを除いて，希望がある場合に自宅での実施を継続できるような比較的シンプルな機器を用いていた．また，8件の研究[16～18,20,22,23,25,26]で介入しないグループを対照群として設けていた．何らかの介入を行う対照群としては，一般的なバランストレーニングを含む運動[19,28,29]，通常の理学療法[29,30]やケア[27]，太極拳[24]などが含まれていた．実施期間は，最短で3週間，最長で20週間であった．実施頻度は，週1回から5回であったが，週2回とするものが9件と最も多かった[18,19,21～24,27,28,30]．1回あたりの時間は，10分から60分であったが，30分から40分のものが最も多かった[16,19,21～23,26,27,30]．ただし，機能改善に最低限の運動量（頻度・時間）に関する報告はなされていない．

　介入を伴う対照群を設けた研究のうち，2件では改善の程度に群間差がみられなかった[18,24]．それ以外では，歩行・バランスの実験室的測定パラメータや[19,24,25]，バランス能力，移動能力[21,29,30]，転倒自己効力感[27,30]に関して，バーチャルリアリティ・トレーニングを用いた介入群でより改善がみられた．介入を含まない対照群を設けた研究では，バランス能力[16,26]，移動能力[21,22,26,30]，筋力[22]，反応時間[30]が改善した．アウトカムとして，最も多く用いられたのは，Timed Up & Go Testで8件であったが[16,17,21,23,24,28～30]，対照群に比較して介入による改善を認めたのは，そのうちで3件であった[21,23,29]．また，バーチャルリアリティ・トレーニングの実施は，高齢者にとって楽しみとなりやすいことが示され[17,18,22]，積極的参加につながる可能性が考えられた．

　以上のように，バーチャルリアリティ・トレーニングの実施は，移動能力やバランス能力などの身体機能の改善に有効であるという報告はここ数年で急増している．しかし，そのエビデンスは十分でなく，質の高いRCTによるさらなる検証が必要である．現在までのRCTで不足している点として，厳密な対象者基準の設定がないこと，サンプルサイズの計算をせず，多くの研究で少数サンプルであることなどが挙げられる．また，従来の運動に代わる手段としてのバーチャルリアリティ・トレーニングの有効性を証明するには，通常に近い運動介入を実施する対照群の設定は不可欠である．対象者のモチベーション持続という利点も含めて，これまでの研究結果から，バーチャルリアリティ・トレーニングが運動介入に対して付加価値を生むことは十分予想されるため，今後の臨床現場への普及とさらなる効果検証が望まれる．

表1 バーチャルリアリティ・トレーニングの文献レビュー

著者	出版年	平均年齢	対象者数 介入群	対象者数 対照群	期間(週)	頻度(回/週)	時間(分/回)	介入内容	アウトカム	主な結果
Bieryla & Dold[16]	2013	81.5	6	6	3	3	30	介入：Wii Fit（ヨガ，有酸素，バランストレーニング） 対照群：介入なし	BBS, FAB, FRT, TUG	BBSのみ介入群で有意に改善。
Franco et al[18]	2012	78.3	介入①：11 介入②：11	10	3	2	介入①：10〜15 介入②：30〜45	介入①：Wii Fit（バランストレーニング，補足的なホームエクササイズ） 介入②：Matter of Balance program（MOB） 対照群：介入なし	BBS, Tinetti-POMA, SF-36, Wii Fit Enjoyment Questionnaire.	3群すべてでBBS, Tinetti-POMAが改善した。介入①の81%が高い満足度（Enjoyment）を示した。
Jorgensen et al[23]	2013	75	28	30	10	2	35〜40	介入：Nintendo Wii training, 筋力トレーニング 対照群：介入なし	下肢筋力，重心移動速度，RFD, TUG, FES-I, 30秒椅子立ち上がりテスト，Wiiへのモチベーションスコア	下肢筋力，RFDが介入群で改善，介入群は，30秒椅子立ち上がりテストで両群で改善した。介入群は，Wiiへの高いモチベーションを示した。
Singh DK et al[21]	2013	61.1	18	18	6	2	40	介入：Wii Fit 対照群：一般的な運動介入（バランス）	TST, 重心動揺，TUG	TST, 重心動揺，TUGが両群で改善した。TUGのみ，介入群で改善が大きかった。
Laver et al[29]	2012	84.9	22	22	—	5	25	介入：Nintendo Wii training（有酸素，バランストレーニング） 対照群：通常の理学療法	TUG, SPPB, Modified BBS, TIADL, FIM, ABC Scale, EQ5D	（介入期間が異なるため）多変量解析の結果，介入期間によりTUG, Modified BBSが改善。
Maillot & Perrot[22]	2012	65〜78	16	16	12	2	30	介入：Nintendo Wii training 対照群：介入なし	身体機能：CST, Arm curl test, 6MW, chair-sit-and-reach test, 8 ft UG. 認知機能：遂行機能，視空間認知	6MWの自覚的運動強度を除くすべての身体機能項目で介入群に有意な改善がみられた。介入群で，遂行機能，速度および処理速度に有意な改善がみられた。
Pluchino et al[24]	2012	72.5	介入①：14 介入②：14 介入③：12	なし	8	2	60	介入①：一般的なバランス練習 介入②：太極拳 介入③：Wii Fit（バランストレーニング）	TUG, OLS, FRT, Tinetti-POMA, 重心動揺，動作解析，FES	3群で重心動揺（COP範囲，速度）および動作解析で改善がみられた（群間差なし）。
Rendon et al[26]	2012	60〜95	20	20	6	3	35〜45	介入：Wii（バランストレーニング，エアロバイク，ウォームアップ） 対照群：介入なし	8 ft UG, ABC scale, GDS	介入群で8 ft UG, ABC scaleが有意に改善。
Toulotte et al[25]	2012	75.1	介入①：9 介入②：9 介入③：9	9	20	1	60	介入①：一般的な運動介入（歩行，バランストレーニング，柔軟性，筋力） 介入②：Wii Fit（バランストレーニング） 介入③：一般的な運動介入＋Wii Fit 対照群：介入なし	Tinetti-POMA, OLS with EO/EC. Wii Fitテスト（重心）	介入①，③でTinetti-POMAのみが改善した。介入②，③で静的立位での床への接触回数が減少した。介入①，②のみWii Fitテストが改善した。左右の重心のバランスが改善した。
Duque et al[27]	2013	79.3	30	30	6	2	30	介入：Balance Rehabilitation Unit：BRU 対照群：通常ケア	姿勢動揺分析（BRU），GAIT Rite®, 握力，GDS, SAFFE	介入群でBRUでの開閉眼での動揺面積が減少した。開閉眼での介入群では，介入後の転倒発生が有意に少なく，SAFFEスコアが低かった。
Schoene et al[17]	2013	78.5	18	19	8	2〜3	15〜20	介入：ステップパッドゲーム 対照群：介入なし	CRST, PPA, TUG, CST, AST, TMT, FES	介入群で，CRST, PPAスコア，二重課題TUGが有意に改善した。
Pichierri et al[19]	2012	86.2	15	16	12	2	40	介入：ダンスビデオゲーム 対照群：一般的な運動（バランス，筋力）	Foot placement test, GAIT Rite®, FES-I	介入群で歩行速度が改善し，両群ともFES-Iが改善した。
Szturm et al[30]	2011	80.5	15	15	4	2	40	介入：コンピューターゲームエクササイズ（COP測定機器） 対照群：通常の理学療法	BBS, TUG, ABC-Scale, 歩行の時間的・空間的パラメーター，MCTSIB	介入群でBBS, ABC, MCTSIBが有意に改善した。
Hagedorn & Holm[28]	2010	81.3	15	12	12	2	90	介入：コンピューターフィードバックシステム（Personics） 対照群：一般的な運動介入（バランス） ※両群とも有酸素，筋力訓練	30秒椅子立ち座りテスト，TUG, Arm curl test, 6MW, MCTSIB, OLS, Tandem test, BBS, FES-I	介入群で股関節屈曲，TUG，マット上での立位時間が有意に改善した。
Kim et al[20]	2013	68.3	18	14	8	3	60	介入：コンピュータービジョンシステム（KINECT） 対照群：介入なし	股関節筋力，ステップ動作時の床反力	介入群で股関節屈曲，伸展，内転，外転筋力，およびステップ動作時の床反力が改善した。

6MW：6 minute walk test（6分間歩行テスト），ABC Scale：The Activities-specific Balance Confidence Scale, AST：Alternate Step Test, BBS：Berg Balance Scale, COP＝center of pressure, CSRT＝Choice Stepping Reaction Time, FES-I：Falls Efficacy Scale International, FRT：Functional Reach Test, GDS：Geriatric Depression Scale, LOS：Limit of Stability（安定性限界），MCTSIB：Modified Clinical Test of Sensory Interaction and Balance, PPA：Physiological Profile Assessment, SAFFE：The Survey of Activities and Fear of Falling in the Elderly, CST：Chair Stands Test（5回椅子立ち上がりテスト），TUG：Timed Up and Go, TMT：Trail Making Test, TST：Ten Step Test

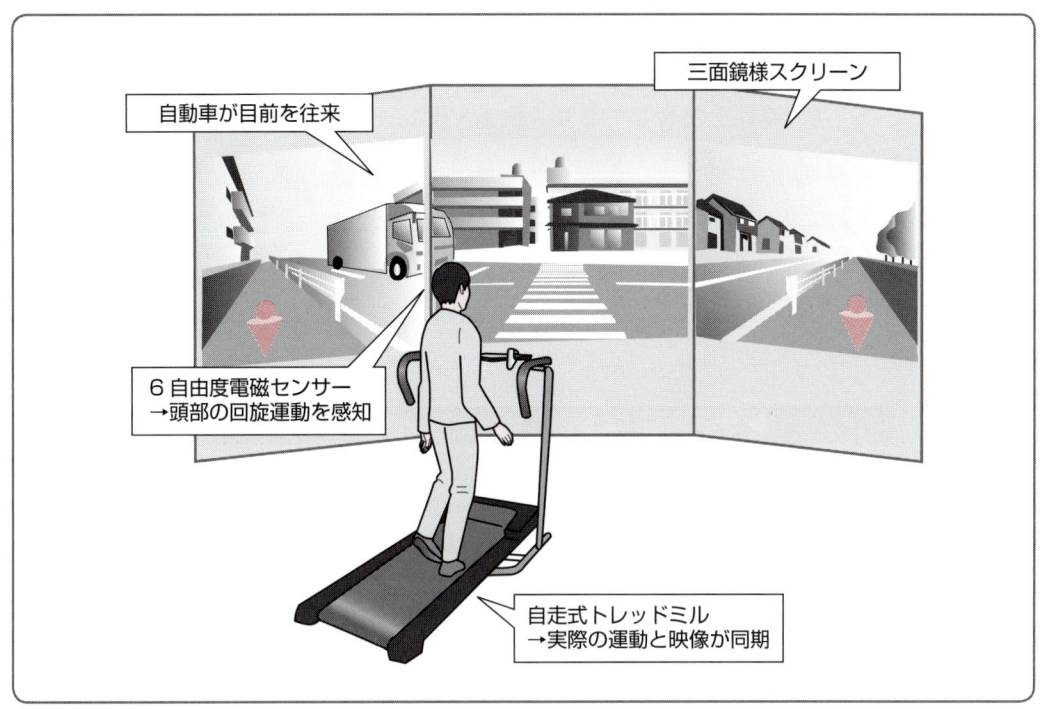

図2　道路横断を疑似体験できる歩行環境シミュレータ

バーチャルリアリティを用いたツールの実例

　バーチャルリアリティを用いた検査やトレーニングのための機器およびソフトは，レビューで紹介したように製品化されているものを使用することが多いが，その一例を具体的に紹介する．われわれの研究グループでは，高齢者に道路横断の疑似体験をさせることを目的に体験型歩行環境シミュレータを用いた[31]．このシミュレータでは，図2のように三面鏡様に組み立てたスクリーン上に片側一車線の道路，および目前を行き交う通行車両が映し出され，自動車の往来の様子を見計らいながら，適切なタイミングあるいは速度で道路を横断する，という仮想環境を作り出す．体験者がスクリーン前のトレッドミル上を歩行することで，前方の映像がそれに同期して動くため，歩道から奥車線を通過するまでの道路横断を疑似体験することができる．また，体験者の頭頂部には6自由度電磁センサーを装着することで，頭部の運動学的データから左右の安全確認回数や時間を測定することも可能である．

　このような歩行環境シミュレータに着目したのは，道路横断中には転倒・事故が発生する危険性が高く，高齢者の積極的な外出や活動範囲の拡大の制限要因となりうるためである．安全な道路横断のためには，転倒することなく一定以上の速度で歩行できる身体的能力を備えているだけでは十分とはいえない．双方向からの車の往来を視覚的に確認し，自身の歩行スピードを適切に認識したうえで，安全に横断可能なタイミングを判断する認知

的能力が必要となる．そこで地域在住高齢者の安全な外出行動の促進・活動量の向上の観点から，歩行環境シミュレータは，視覚情報と自身の運動感覚の統合，状況判断，実行と計画修正までの一連の流れを包含しており，検査・トレーニングツールとして用いることができると考えられた．このシミュレータは，道路横断行為という一場面を抽出しているが，移動中の視覚認知，状況判断能力は屋外を安全に移動するために重要な要素であると考えられ，通常の歩行訓練にこのような要素を付加することで，高齢者の活動範囲の拡大のための実践的トレーニングにつながるものと考えられる．

> ▶若手理学療法士へひとこと◀
>
> **特別なコンピュータシステムやソフトウェアは必ずしも必要でない**
> より実生活に近づけた環境でのトレーニングは重要であるが，本文中でも紹介したように，特別な機器がなくても，感覚入力の適用は工夫次第で可能である．本項における研究トピックの紹介が，個々の理学療法士のアイディアやアプローチ開発のヒントになってほしい．

Further Reading

モーターコントロール―運動制御の理論と臨床応用　Anne Shumway-Cook, Marjorie H. Woollacott著，田中　繁・高橋　明（監訳），医歯薬出版，2009
　　▶リハビリテーションに必要な運動制御の科学的かつ実験的な基礎と臨床応用に向けたテクニック・アイディアを含む一冊．

● 文献

1) Miller KJ, Adair BS, Pearce AJ, et al：Effectiveness and feasibility of virtual reality and gaming system use at home by older adults for enabling physical activity to improve health-related domains：a systematic review. Age Ageing. 43(2)：188-195, 2014

2) Molina KI, Ricci NA, de Moraes SA, et al：Virtual reality using games for improving physical functioning in older adults：a systematic review. J Neuroeng Rehabil. 11：156, 2014

3) Lange BS, Requejo P, Flynn SM, et al：The potential of virtual reality and gaming to assist successful aging with disability. Phys Med Rehabil Clin N Am. 21(2)：339-356, 2010

4) Taylor MJ, McCormick D, Shawis T, et al：Activity-promoting gaming systems in exercise and rehabilitation. J Rehabil Res Dev. 48(10)：1171-1186, 2011

5) Guderian B, Borreson LA, Sletten LE, et al：The cardiovascular and metabolic responses to Wii Fit video game playing in middle-aged and older adults. J Sports Med Phys Fitness. 50(4)：436-442, 2010

6) Sigrist R, Rauter G, Riener R, et al：Augmented visual, auditory, haptic, and multimodal feedback in motor learning：a review. Psychon Bull Rev. 20(1)：21-53, 2013

7) Eversheim U, Bock O : Evidence for processing stages in skill acquisition : a dual-task study. Learn Mem. 8(4) : 183-189, 2001

8) Rose DJ, Clark S : Can the control of bodily orientation be significantly improved in a group of older adults with a history of falls? J Am Geriatr Soc. 48(3) : 275-282, 2000

9) Sihvonen SE, Sipila S, Era PA : Changes in postural balance in frail elderly women during a 4-week visual feedback training : a randomized controlled trial. Gerontology. 50(2) : 87-95, 2004

10) Hatzitaki V, Amiridis IG, Nikodelis T, et al : Direction-induced effects of visually guided weight-shifting training on standing balance in the elderly. Gerontology. 55(2) : 145-152, 2009

11) Zijlstra A, Mancini M, Chiari L, et al : Biofeedback for training balance and mobility tasks in older populations : a systematic review. J Neuroeng Rehabil. 7 : 58, 2010

12) Horak FB, Nashner LM : Central programming of postural movements : adaptation to altered support-surface configurations. J Neurophysiol. 55(6) : 1369-1381, 1986

13) Woollacott MH, Shumway-Cook A, Nashner LM : Aging and posture control : changes in sensory organization and muscular coordination. Int J Aging Hum Dev. 23(2) : 97-114, 1986

14) Bullock-Saxton JE, Wong WJ, Hogan N : The influence of age on weight-bearing joint reposition sense of the knee. Exp Brain Res. 136(3) : 400-406, 2001

15) Peterka RJ, Loughlin PJ : Dynamic regulation of sensorimotor integration in human postural control. J Neurophysiol. 91(1) : 410-423, 2004

16) Bieryla KA, Dold NM : Feasibility of Wii Fit training to improve clinical measures of balance in older adults. Clin Interv Aging. 8 : 775-781, 2013

17) Schoene D, Lord SR, Delbaere K, et al : A randomized controlled pilot study of home-based step training in older people using videogame technology. PLoS One. 8(3) : e57734, 2013

18) Franco JR, Jacobs K, Inzerillo C, et al : The effect of the Nintendo Wii Fit and exercise in improving balance and quality of life in community dwelling elders. Technol Health Care. 20(2) : 95-115, 2012

19) Pichierri G, Murer K, de Bruin ED : A cognitive-motor intervention using a dance video game to enhance foot placement accuracy and gait under dual task conditions in older adults : a randomized controlled trial. BMC Geriatr. 12 : 74, 2012

20) Kim J, Son J, Ko N, et al : Unsupervised virtual reality-based exercise program improves hip muscle strength and balance control in older adults : a pilot study. Arch Phys Med Rehabil. 94(5) : 937-943, 2013

21) Singh DK, Rajaratnam BS, Palaniswamy V, et al : Effects of balance-focused interactive games compared to therapeutic balance classes for older women. Climacteric. 16(1) : 141-146, 2013

22) Maillot P, Perrot A, Hartley A : Effects of interactive physical-activity video-game training on physical and cognitive function in older adults. Psychol Aging. 27(3) : 589-600, 2012

23) Jorgensen MG, Laessoe U, Hendriksen C, et al : Efficacy of Nintendo Wii training on mechanical leg muscle function and postural balance in community-dwelling older adults : a randomized controlled trial. J Gerontol A Biol Sci Med Sci. 68(7) : 845-852, 2013

24) Pluchino A, Lee SY, Asfour S, et al：Pilot study comparing changes in postural control after training using a video game balance board program and 2 standard activity-based balance intervention programs. Arch Phys Med Rehabil. 93(7)：1138-1146, 2012

25) Toulotte C, Toursel C, Olivier N：Wii Fit® training vs. Adapted Physical Activities：which one is the most appropriate to improve the balance of independent senior subjects? A randomized controlled study. Clin Rehabil. 26(9)：827-835, 2012

26) Rendon AA, Lohman EB, Thorpe D, et al：The effect of virtual reality gaming on dynamic balance in older adults. Age Ageing. 41(4)：549-552, 2012

27) Duque G, Boersma D, Loza-Diaz G, et al：Effects of balance training using a virtual-reality system in older fallers. Clin Interv Aging. 8：257-263, 2013

28) Hagedorn DK, Holm E：Effects of traditional physical training and visual computer feedback training in frail elderly patients. A randomized intervention study. Eur J Phys Rehabil Med. 46(2)：159-168, 2010

29) Laver K, George S, Ratcliffe J, et al：Use of an interactive video gaming program compared with conventional physiotherapy for hospitalised older adults：a feasibility trial. Disabil Rehabil. 34(21)：1802-1808, 2012

30) Szturm T, Betker AL, Moussavi Z, et al：Effects of an interactive computer game exercise regimen on balance impairment in frail community-dwelling older adults：a randomized controlled trial. Phys Ther. 91(10)：1449-1462, 2011

31) 紙谷　司, 上村一貴, 山田　実, 他：高齢者の安全確認行為と事故発生の関連性 歩行シミュレーターを用いた道路横断行為の分析. 理学療法学. 38(Suppl 2)：PI2-415, 2011

ミニレクチャー

私はこうしている1
口腔機能向上のための感覚入力

平野浩彦

1. はじめに

口腔機能は食を支える重要な機能である．その機能は高齢期になるとさまざまな要因により低下することになるが，その最も大きな要因の1つが現在歯（自身の歯）数である．そのため8020運動[1]（80歳で20本の現在歯を維持するヘルスプロモーション）が1989年から厚生省（当時）と日本歯科医師会により開始された．開始当初の8020運動達成率は1割にも満たなかったが，今や半数近くの達成率となっている．そういった中，口腔機能を支える視点からオーラル・フレイル[2]という概念が注目されている（図1）[3]．ここではその詳細な解説は避けるが，ここで提示したモデルでは，「前フレイル期」，「オーラル・フレイル期」，「サルコ・ロコモ期」，「フレイル期」の4つのフェーズから構成され，最終的な「フレイル期」では摂食嚥下機能低下や咀嚼機能不全を伴いながら，虚弱（フレイル）や要介護状態，運動・栄養障害に至る段階としている．さらにこういった段階に陥る加速因子として，最下段に疾患・多剤が設定されており，疾患としては脳卒中，認知症などが想定される．

本項では，脳卒中を中心とした「フレイル期」における口腔機能向上のための感覚入力を中心としたアプローチについて触れる．

2. 脳卒中後遺症へのアプローチ

1) 口腔ケア拒否への感覚入力を主体とした対応

2点弁別閾の値（表1）[4]からも明らかなように，口腔は身体の中でも特に敏感な部分である．口腔ケア介助などの口腔内への刺激は，機械刺激，温度刺激，その他の機能を有する刺激となって脳のさまざまな部位の活性化に貢献すると考えられ，口腔衛生管理以外の効果も期待されている．一方，口腔は敏感な部分であるために，要介護高齢者，認知症の方々から拒否行動が出ることは珍しくない．拒否行動への対応は口腔ケア介助に必須なアプローチともいえるので以下解説する．

茶山[5]は以下の項目が基本的なポイントと指摘している．

①座位（に近い体位）をとる

日常ベッド上の寝たきりでも身体状態（病状など）が安定していれば椅子や車椅子に移乗することが望ましい．このことにより覚醒させて意識レベルを上げるとともに，頸部，顎運動の自由度を広げる意味がある．さらにこの体位は誤嚥予防にも有効である．

②リラックスできるよう工夫する

過緊張の場合は，口腔のケアに入る前に緊張を和らげる目的で手浴や足浴を行うことは

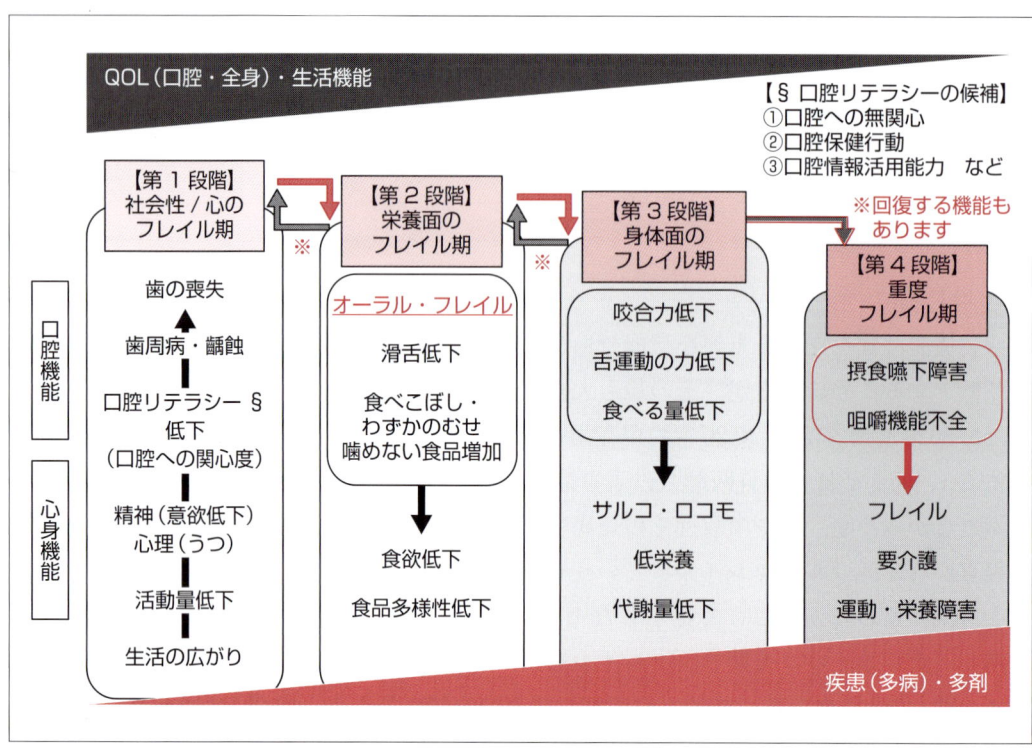

図1　栄養（食/歯科口腔）からみた虚弱型フロー（案）

「鈴木隆雄，辻　哲夫，飯島勝矢，平野浩彦，他：平成25年度 老人保健事業推進費等補助金 老人保健健康増進等事業，食（栄養）および口腔機能に着目した加齢症候群の概念の確立と介護予防（虚弱化予防）から要介護状態に至る口腔ケアの包括的対策の構築に関する調査研究事業 事業実施報告書，国立長寿医療研究センター，2014」より引用

表1　2点弁別閾

部位	縦（mm）	横（mm）
舌　尖	0.80±0.55	0.68±0.38
口　唇	1.45±0.96	1.15±0.82
口　蓋	2.40±1.31	2.24±1.14
頰	11.08±2.49	7.83±4.97
前　腕	19.00	42.00
指　先	1.80	0.20

＊数値が小さいほど敏感である．
「北原　稔，白田チヨ（編）：口腔ケアは生理的・社会的意味を考えて．実践 訪問口腔ケア 下巻，高江洲義矩（監），p7，クインテッセンス出版，東京，2000」より引用

効果的である．また口腔のケアを行う前に，顔や頸部のマッサージを行うことは重要である．このアプローチでは口から離れているところから触れ，徐々に口に近づくようにしていくことがポイントである．

　③口唇や頰粘膜の圧排
　口の中に歯ブラシなど口腔ケアツールを入れる際，口唇や頰粘膜の圧排を行う（図2）[5]．

MINI LECTURE

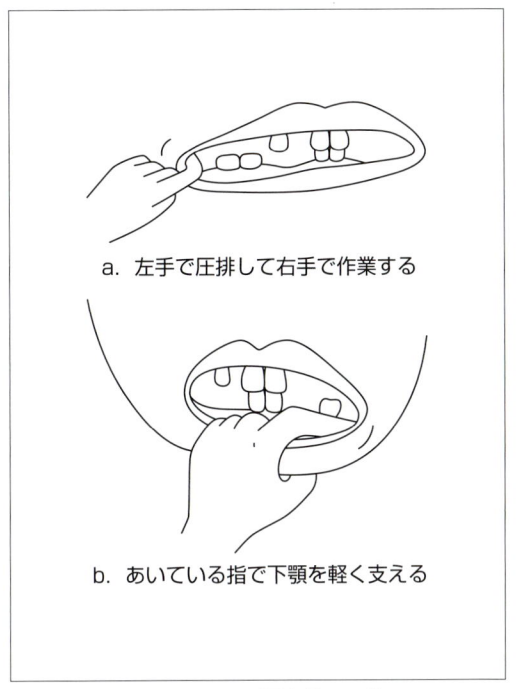

図2　口唇や頰粘膜の圧排

「茶山裕子：口を開いてもらえない人への対応．老年歯学．17（3）：355，2003」より引用

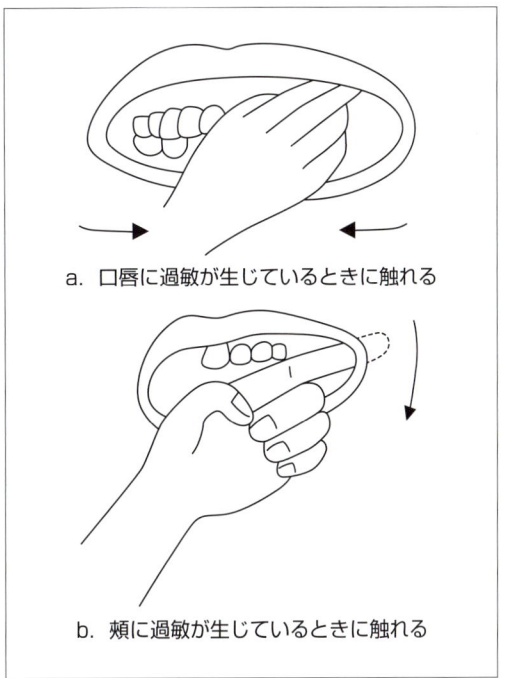

図3　脱感作の手法

「茶山裕子：口を開いてもらえない人への対応．老年歯学．17（3）：355，2003」より引用

圧排の動きは多くの場合不快に感じることがあり拒否につながるので配慮が必要である．介護度が重度になると，咬反射などの原始反射を生じる場合もあるため注意が必要である．

④過敏のある場合は脱感作＊を行う

脱感作のポイントは，指全体で時間をかけ一定以上の圧をかけ触れることである（図3）[5]．

⑤筋肉をマッサージする

口の開閉にかかわっている筋肉や口腔周囲筋を中心にマッサージして動きやすくする（図4）[5]．この際，体温よりやや高めのホットタオルなどで下顔面を包み，さらに耳前から下顎角下部をマッサージすることにより，唾液腺（顎下腺，耳下腺）マッサージも兼ねることから唾液分泌を促すことができる．

⑥開口させたいときは特定のポイントを押す

以上のアプローチにより多くの場合一横指ほどの開口が促されるケースが多いが，開口拒否が続くときは臼後三角（下顎最後臼歯の後方）のやや後方に圧刺激を与える（図5）[5]．

2）摂食嚥下障害への感覚入力を主体とした対応

摂食嚥下機能は5期に分けて説明されることが多く，（1）先行期：高次脳機能，食物の認知，（2）準備期：随意運動，食物の取り込み，咀嚼，食塊形成，（3）口腔期：随意運動，

＊口腔周囲の過敏除去を目的とした一連のアプローチ

MINI LECTURE

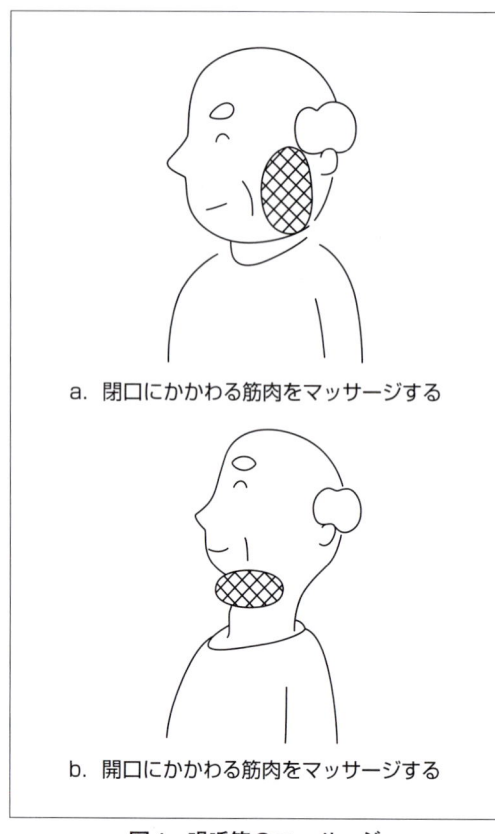

図4 咀嚼筋のマッサージ
a. 閉口にかかわる筋肉をマッサージする
b. 開口にかかわる筋肉をマッサージする

「茶山裕子:口を開いてもらえない人への対応.老年歯学.17(3):356, 2003」より引用

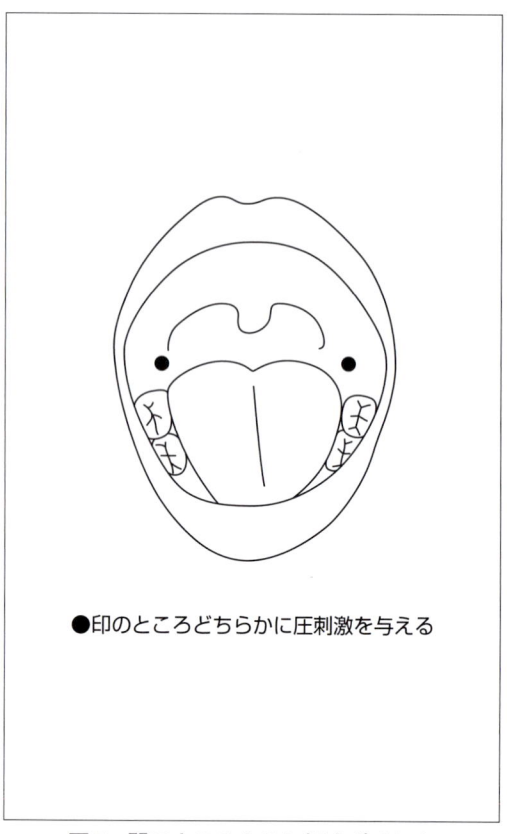

●印のところどちらかに圧刺激を与える

図5 開口させるために押すポイント

「茶山裕子:口を開いてもらえない人への対応.老年歯学.17(3):356, 2003」より引用

舌による咽頭への送り込み,(4)咽頭期:嚥下反射,咽頭通過,鼻咽喉,咽頭の閉鎖,呼吸の停止,そして(5)食道期:蠕動運動,食道通過である.

　脳卒中などによる摂食嚥下障害に対する感覚入力を用いたアプローチとして,圧刺激,温度刺激を用いることが多いので紹介する.冷圧刺激は,脳卒中などで嚥下反射惹起不全患者を対象に行われる.前口蓋弓に冷温刺激や触圧刺激を加えることで,嚥下を誘発するための感受性を高め,実際に嚥下するときに咽頭期の誘発を高める目的で行われる.手技は凍らせた綿棒などで口腔咽頭境界または口蓋弓に対して冷刺激を行うものであるが,奥舌にも刺激を与えてから唾液嚥下を促すなど,食前の感覚入力手法として広く用いられている.また咽頭反射が消失している患者にはさらに奥の軟口蓋,咽頭後壁などに対して行う場合もある.温度刺激は,冷受容器(冷線維)と温受容器(温線維)により入力されるが,それぞれ15～33℃,33～45℃の刺激に反応するといわれており,これらの範囲外の温度には痛覚として入力される.しかし,口腔内では唾液などの緩衝作用があることから,これらの刺激も一過性でそれぞれの温度刺激となる.要介護高齢者の場合,唾液分泌が減少しているケースが多く,唾液緩衝作用が期待できないこともあることから,事前の評価は

十分に行う必要がある．

　近年ミラーニューロンに注目した無侵襲の嚥下訓練の可能性を模索する検討も行われているので紹介する．ミラーニューロンは霊長類などの高等動物の脳内で，他者の運動を自分の運動として置き換えて活動する大脳皮質のニューロンである．これは，さまざまな視覚情報を自分の行動として置き換えるニューロンであり，関連した多くの医療分野で研究が行われている．特にリハビリテーションの分野において，健全な手の運動提示が脳卒中後の麻痺側の手のリハビリテーションに効果があることが報告され[6]，健常人では，他者の指運動の観察や模倣で，観察した人の指運動が速くなるという検討も行われている．脳卒中後の患者に対して嚥下ミラーニューロンを賦活させるような系統的な視覚刺激をリハビリテーションの一環として行う可能性の検討が実験段階であるが行われており，良好な結果が得られている[7〜9]．水飲み嚥下，咀嚼嚥下動作の動画を嚥下ミラーニューロンを賦活させる目的で視覚刺激として利用しつつ，同時に，先に触れた冷圧刺激を行うなどの複合的な感覚入力の有効性などの検討が今後期待される．

● 文献

1) 日本歯科医師会：「8020（ハチマルニイマル）運動」とは？［internet］，
　http://www.jda.or.jp/enlightenment/8020/index.html［accessed 2016-01-12］

2) 日本歯科医師会：オーラル・フレイル［internet］，
　http://www.jda.or.jp/enlightenment/qa/index.html［accessed 2016-01-12］

3) 鈴木隆雄，辻哲夫，飯島勝矢，平野浩彦，他：平成25年度 老人保健事業推進費等補助金 老人保健健康増進等事業，食（栄養）および口腔機能に着目した加齢症候群の概念の確立と介護予防（虚弱化予防）から要介護状態に至る口腔ケアの包括的対策の構築に関する調査研究事業 事業実施報告書，国立長寿医療研究センター，2014

4) 北原 稔，白田チヨ（編）：口腔ケアは生理的・社会的意味を考えて．実践 訪問口腔ケア 下巻，高江洲義矩（監），p7，クインテッセンス出版，東京，2000

5) 茶山裕子：口を開いてもらえない人への対応．老年歯学．17(3)：353-357, 2003

6) Altschuler EL, Wisdom SB, Stone L, et al：Rehabilitation of hemiparesis after stroke with a mirror. Lancet. 353(9169)：2035-2036, 1999

7) Kawai T, Watanabe Y, Tonogi M, et al：Visual and auditory stimuli associated with swallowing：an fMRI study. Bull Tokyo Dent Coll. 50(4)：169-181, 2009

8) Sanjo Y, Watanabe Y, Ushioda T, et al：Visual stimuli associated with swallowing activate mirror neurons：an fMRI study. Clinical Dentistry and Research. 35(3)：3-16, 2011

9) Ushioda T, Watanabe Y, Sanjo Y, et al：Visual and auditory stimuli associated with swallowing activate mirror neurons：a magnetoencephalography study. Dysphagia. 27(4)：504-513, 2012

2 脳卒中の場合

1）立ち上がり，立位，歩行

鈴木俊明

　脳卒中の感覚障害は，脳障害によって出現した一次的障害としての感覚障害と，患者の特徴的な動作が引き起こす二次的障害としての感覚障害がある．これらを明確に分けることは難しいが，感覚障害により正常動作ができなくなる症例がほとんどであるために，動作分析は重要である．感覚障害へのアプローチとしては，単に感覚入力を行うのではなく，感覚入力が運動機能に与える影響を考えながら行うことが大切である．

■ 正常動作を行う場合に，正しい感覚入力は大切である！

　正常とは「他と変わったことがなく普通であること」である．また，正常動作とはごくあたりまえの動作であるともいえる．運動学習理論から正常動作を考えると，十分な運動学習ができた時期をもって正常動作が獲得できたと考えることができる．FittsとPosnerの運動学習理論では，運動を学習していく過程には3段階あり，第1段階は「認知」，第2段階は「連合」，そして，第3段階は「自動」と分けている．「自動」という段階には具体的には，「スキルが自動化しており，エネルギー消費が少なく，運動方法も十分選択されており，また，注意レベルが低い動作」となっており，正常動作が獲得されたと表現できる．また，別の観点からみた正常動作の特徴としては，「正常動作は繰り返しても同一化しないが，その動作様式には規則性がある」ことが挙げられる．

　正常動作が発現する過程には，常に変容する外界を監視し状況把握することで，将来の動作の発現を予測することが必要になる．そのためには，視覚系，前庭系そして体性感覚系といった「感覚・知覚入力系」の働きが重要になる．次に，これらの情報をもとにして，運動の意図，企画，計画そして実行に関係する「脳」が正しく機能することが大切になる．この場合「脳」とは，主として運動の意図に関係する大脳辺縁系，運動企画に関連する大脳皮質連合野や大脳基底核，運動計画と運動実行に関連する大脳皮質運動野および小脳を指す．「脳」の正しい働きにより，上位運動ニューロンと下位運動ニューロンで構成される「運動出力系」が正しく働くことができる．このように，正常運動には，「知覚・感覚入力系」，「脳」，「運動出力系」の機構が相互に関連し合うことが重要になる（図1）[1]．

　感覚機能が随意運動に与える影響は大きい．感覚は触覚，痛覚のような表在感覚，運動覚，位置覚のような深部感覚，立体覚，圧覚のような複合感覚に分類できる．これらのど

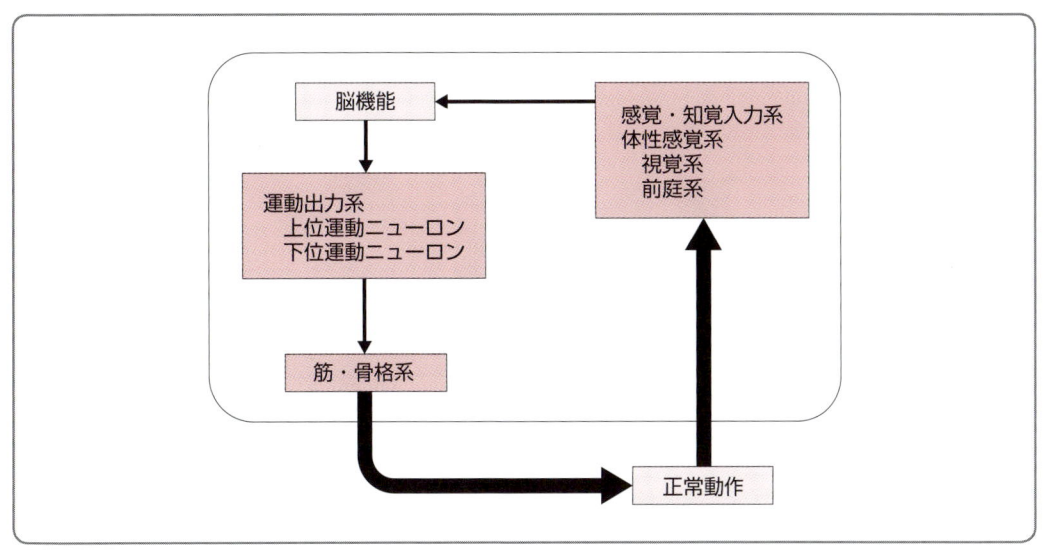

図1　正常動作の神経機構
正常運動は，筋・骨格系の働きが正常なだけでなく，感覚・知覚入力系，運動出力系とそれを統合する脳機能が大切となる．
「鈴木俊明，谷 万喜子，鍋田理恵，他：正常動作の神経機構．関西理学．2：9，2002」より引用

の機能が障害されても正常動作は妨げられる．

表在感覚障害は随意運動にどのように影響するか？

　座位保持が足底の表在感覚障害により困難であった脳卒中右片麻痺患者を紹介する．座位姿勢が不安定であるため，座位からの立ち上がり動作，歩行動作はすべて不可能であった．本人のニーズは，「きちんと座っていたい」，「家の中で歩きたい」であった．座位保持困難の要因は，座位での股関節屈曲が不十分により骨盤後傾とともに座圧中心の後方偏位と前足部が床面に接地していないことで後方偏位を増強していると考えた（図2上段）．骨盤後傾の要因は，腰椎後弯ではなく，股関節屈曲が不十分であるために，その機能障害は骨盤後傾を制動できない麻痺側腸骨筋，大腿直筋の筋緊張低下，骨盤後傾へ誘導すると考えることができるハムストリングの筋緊張亢進，大殿筋の筋緊張低下が考えられた．また，麻痺側足底の表在感覚は全体的に鈍麻であり，特に足底前部の感覚は重度鈍麻であった．

　筆者は，理学療法開始時には，足底の機能が座位の安定性に関与することは考えることができなかったため，理学療法は骨盤後傾位を改善することを目的に実施した．具体的には，股関節屈曲に伴う骨盤前傾運動を促しながら麻痺側腸骨筋，大腿直筋の筋緊張を高めた．また，大殿筋は骨盤前傾運動における制動としての働きが必要である．そのために，股関節屈曲に伴う骨盤前傾運動を促すことで大殿筋の筋緊張を高めることが可能である．

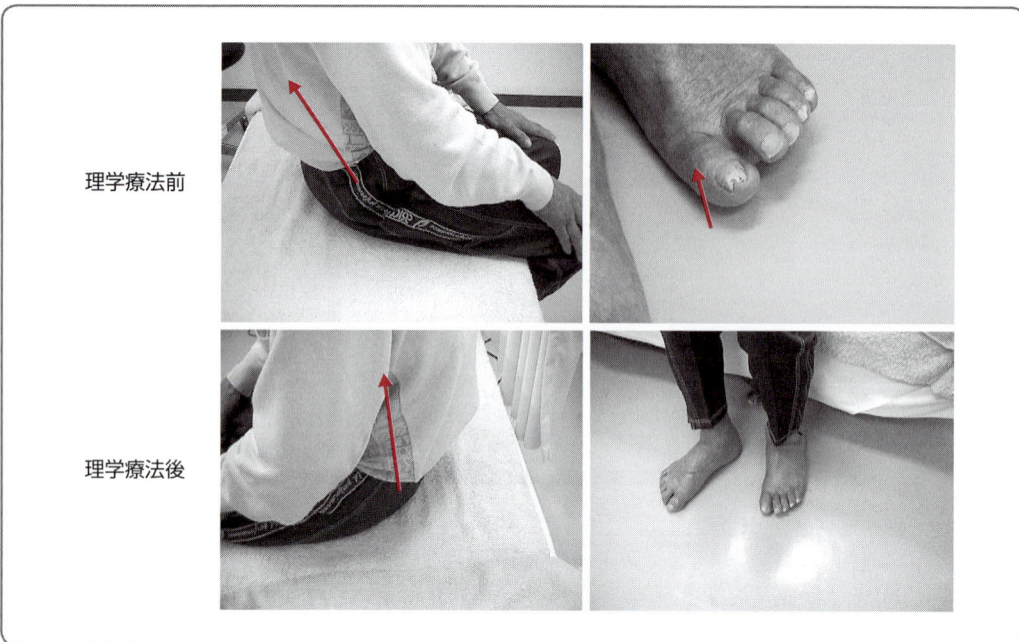

図2　足指の伸展が座位姿勢に与える影響

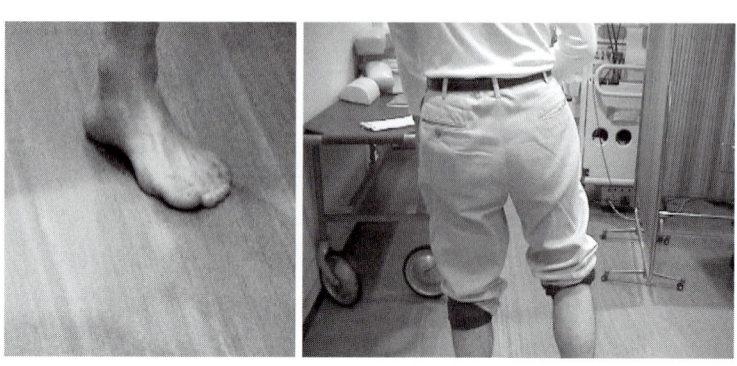

図3　非麻痺側立脚中期での足部回外が歩容に与える影響
（脳出血，右片麻痺）

　ハムストリングは持続的筋伸張による筋緊張の軽減を行った．その後に，股関節屈曲ROM練習を行った．しかし，この理学療法後にも座位の安定性は改善しなかった．そこで，足底感覚の感覚再教育訓練を行った．最初は，タオルのようなやわらかいものでの刺激を実施したが感覚機能の改善にはつながらなかった．そこで，ご本人，そしてご家族にご理解いただき，硬めの歯ブラシで足底への刺激を行うと，足底感覚の改善とともに足指の過度の伸展が消失した結果，座位姿勢も安定した（図2下段）．このように足底の感覚障害が座位姿勢という正常動作を困難にさせる原因となった一症例であった．
　次に，左脳出血（右片麻痺）で非麻痺側下肢における足底の感覚障害が歩行を不安定にさせた患者を紹介する．歩行の特徴として右（麻痺側）遊脚期に身体の左外側傾斜で身体重心は正常よりも左側に移動し，バランスを保たせるために右股関節外転を認めた（図3

右).この右遊脚期に支持脚である身体の左外側傾斜の要因は,左下肢の立脚期に足部回外であった(図3左).この現象を簡単に述べると,非麻痺側である左下肢が足部回外することで,麻痺側である右下肢は大きく股関節を外転して歩行できると考えた.そこで,足底感覚を評価すると足部内側部での感覚が軽度鈍麻であった.この感覚障害は,非麻痺側でもあるために二次的障害によるものである.理学療法は,足底感覚を再教育し,安定した立脚期をつくることを目的とした.その結果,非麻痺側立脚期の安定とともに,麻痺側下肢の骨盤および下肢を含めた異常動作が改善した.

最後に,疼痛を認める脳卒中患者について考える.理学療法に難渋するものとして,視床痛がある.本当に視床痛であれば,適切な理学療法としては,種々の感覚刺激を与えることで感覚入力に慣れさせることである.軽度の感覚入力から始め,痛みとして感じる感覚閾値を上げることが大切である.しかし,筆者が脳卒中片麻痺患者の理学療法から感じるのは,痛みの原因がアライメント異常によるものが多いということである.要するに,不良なアライメントのまま運動した際の痛みが出現すると考察できる.このことからも動作を分析できる視点が重要であるといえる.

深部感覚障害は随意運動にどのように影響するか？

深部感覚は,骨膜・筋・腱・関節・靱帯に対する刺激またはその運動から起こる感覚であり,手足の相対的な位置(位置覚)や運動の方向(運動覚)がわかる運動感覚,音叉を骨に近い皮膚上にあてると感じる振動覚,骨膜・筋・腱などに強い圧迫や刺激が加わって生じる痛みの痛覚(深部痛覚)に分類できる[2].

深部感覚が障害されると随意運動に障害を認めることはよく知られている.例えば,脳卒中片麻痺患者では膝関節の位置覚が障害されると歩行時,立脚期に膝過伸展で支持することになる.また,障害の程度が重度であれば姿勢保持すら困難になる.このように,深部感覚障害においても,脳への異常な深部感覚入力が異常な運動出力を作り出すことになり運動も異常になることがわかる.

深部感覚障害を有する患者の運動療法では,患者自身による視覚のフィードバックを用いることによって,正しい感覚入力を脳に与えることが正常運動を導き出すうえで大切になる.筆者[1]は深部感覚障害を有する脳卒中片麻痺患者に対する運動療法は,患者自身の意識化で行うことが大切であるということを裏づける研究結果を報告した.深部感覚障害(重度鈍麻)を有している脳卒中片麻痺患者1例(右片麻痺,ブルンストローム・ステージは上肢Ⅴ,手指Ⅲ,アシュワース・スケールは肘関節・手関節・手指屈筋で2)および感覚機能が正常である1例(左片麻痺,ブルンストローム・ステージは上肢,手指ともにⅤ,アシュワース・スケールは肘関節・手関節・手指屈筋で1)の2例を対象にして,麻痺側示指の他動的運動前後における麻痺側正中神経刺激の体性感覚誘発電位(somatosensory evoked potentials：SEP)から体性感覚機能を検討した.患者には他動運動時に2つの課

題を与えた．1つは，他動運動の状態を患者自身が視覚で確認する(意識下)ことと，もう1つは他動運動の状態を視覚で確認せずに，運動に意識を与えない状態(無意識下)にすることである．

　結果は，感覚障害を有する患者では，意識下，無意識下ともに運動前と比較して運動中，運動後のSEP波形振幅は低下した．意識下では無意識下と比較して，SEP振幅の低下の程度は少なかった．感覚障害のない患者では，意識下，無意識下ともに運動前と比較して運動中の波形振幅は低下するが，運動後は運動前と同様に回復した．通常，健常者で同様の検討を行うと運動中にSEP振幅は低下するが，運動後には回復する．運動中のSEP振幅の低下はゲイティング現象といわれ，運動することにより固有受容器からの多くの感覚神経が興奮するが，上位中枢での処理能力に上限があるために，SEP振幅は低下する．しかし，運動後には低下したSEP振幅が回復するのが正常な反応である．ところが，感覚障害を有する脳卒中片麻痺患者が無意識下に他動運動を続けることは，運動中だけでなく運動後もSEP振幅の低下を認めることがわかった．要するに，感覚障害を有する脳卒中片麻痺患者の麻痺側上肢に対する他動運動時には，意識下で行わせることが重要であり，無意識下で運動させることはかえって体性感覚機能の悪化につながることがわかったのである．

　深部感覚障害を有する患者への理学療法の基本的な考え方については以下のとおりである[3]．異常動作の要因として深部感覚障害とともに関節可動域制限や筋緊張異常，その他の感覚障害を伴う場合，治療ではそれぞれの関係を考慮する必要がある．深部感覚障害を考慮して治療を進める前に，事前に二次的障害(皮膚・筋の短縮やこれに伴う関節可動域制限)に対する問題を改善しておく必要がある．さらに筋緊張異常が問題となり，深部感覚に影響を与え問題となっているならば，正常な筋緊張を伴う運動を誘発し，繰り返し学習することが深部感覚障害の改善につながる．要するに，深部感覚障害に対する理学療法の基本は正常運動・動作を通して感覚をフィードバックすることにある．

　臨床において深部感覚障害が問題となるケースとして，脳卒中片麻痺患者で，歩行の麻痺側立脚期において膝関節に過伸展を認める場合がある．このとき患者に膝がどうなっているか尋ねてもわからず，見ないとわからないことがある．改善策としては，治療のきっかけとして視覚によるフィードバックを適宜行うことが重要になる．次に視覚的なフィードバックなしで，下肢の状態を感じてもらい，感覚のフィードバックを行う．深部感覚障害に対するアプローチの糸口として視覚(意識下)を利用し，徐々に視覚の代償がなくても膝の状態を感じ取れるかを確認する．歩行動作は自律的，自動的な動作であるため，無意識下で膝のコントロールができることを目標にすることが望ましい．

> **Advice** 動作分析がうまくなるためには，動作を正しい運動学的な用語で説明できることが大切である．最初は脳卒中患者の動作を真似することから始めよう．その真似した動作の特徴を運動学の用語で表現しよう．動作障害を運動障害だけで考えるのではなく，感覚障害からも積極的に考えるようにしよう．

▶若手理学療法士へひとこと◀

感覚障害へのアプローチは，動作分析，姿勢観察が重要になる．その動作の特徴を運動―感覚の両面より考えることが重要である．また感覚障害の原因は一次的障害だけでなく，二次的障害によるものも多い．

●文献

1) 鈴木俊明，谷 万喜子，鍋田理恵，他：正常動作の神経機構．関西理学．2：1-9, 2002
2) 後藤 淳：中枢神経系の機能解剖―感覚入力系―．関西理学．5：11-21, 2005
3) 大沼俊博，渡邊裕文：深部感覚障害を有する患者への理学療法評価と理学療法の考え方．関西理学．6：39-42, 2006

2 脳卒中の場合

2）上肢運動の場合

竹林　崇，道免和久

> 多くの臨床家は脳卒中後の上肢機能の回復は難渋する場合が多いと考えていた．加えて，感覚障害を呈する上肢運動麻痺はさらに難渋する印象を持たれている．しかし，先人たちの科学的に検証した知見を根拠として，適切なアプローチを行うことで失われた運動・感覚・知覚・認知機能は回復する．

感覚障害とは？

一般的に感覚と呼ばれているものは，視覚，聴覚，味覚，嗅覚，内臓感覚，そして平衡感覚を除いたものとされている[1]．また，先に示した4感覚に次ぐ，第5の感覚として，日本の生理学では体性感覚を指している．体性感覚の定義は，最も狭義の身体感覚に相当し，「身体の表層組織（皮膚や粘膜）や，深部組織（筋，腱，骨膜，関節囊，靱帯）にある受容器が刺激されて生じる感覚」とされている[2]．体性感覚とは，表層組織の皮膚感覚と深部組織の固有感覚からなる．

> **メモ　感覚，知覚，認知の違い**
>
> 入力された刺激に対する脳の情報処理は，低次なものから高次のものへ，感覚・知覚・認知といったように分けて考えられる[3]．まず，感覚とは感覚器が刺激によって生じる意識であり，より低次なものと分類される．次に，知覚は感覚よりもより高次の働きで，情報の統合的な判断内容を持っている．しかしながら，必ずしも階層性により区別されているものではなく，感覚と認知を同義として扱い，知覚として表現されることも多い．さらに，認知とは，知覚された事項を認識する，さらに高次な働きとなる[4]．たとえるならば，「りんご」を持った際に，手や上肢に存在するさまざまな受容器が反応し，機械的な電気信号が求心性に生じる．これが感覚の過程である．次に，それぞれの受容器の特性に応じた質を割付け，統合することで「赤い」，「球体」，「軽い/重い」といった質的判断が生じる．これが，知覚過程である．さらに，それらの情報に多くの思考や記憶による処理が加わり，「食べ物」，「果物」，「おいしい/まずい」，「りんご」といった判断が生じる．これが認知過程である．本項では，上記の階層に従って「感覚」，「知覚」，「認知」という言葉を選択して説明する．

感覚・知覚・認知障害の頻度と生活に与える影響

脳卒中後の対象者の生活に影響を与える因子として，感覚障害が挙げられる．Kimら[5]

は，脳卒中後の対象者の66％に皮膚感覚の障害が，27％に固有感覚の障害が認められると報告している．さらに，Tysonら[6]は，初発脳卒中患者102名に対して実施した前向き横断研究の結果，「皮膚感覚の障害は固有感覚の障害よりも有意に多かったこと」，「感覚の識別の問題は，探索の障害よりも有意に多かったこと」，「皮膚感覚の障害は上肢よりも下肢にて有意に多かったこと」，「固有感覚の障害は上下肢間で発症率に差がなかったこと」，「上下肢ともに近位および遠位間で発症率に差がなかったこと」，「感覚障害のすべてのモダリティが日常生活活動（ADL）の自立や移動能力の回復に有意に関連したこと」などを述べている．このことからも，感覚障害に対するアプローチは対象者の生活および人生の質を向上する意味でも非常に大切な事項と考えられている．

障害部位による感覚・知覚・認知障害が上肢機能に与える影響

1989年，Pauseら[7]は，頭頂葉の障害における運動感覚障害の特徴について言及している．彼らによると，「前頭頂葉の損傷では，単純な体性感覚障害は重度であるがパフォーマンスの障害は軽度」，「後頭頂葉の損傷では，単純な体性感覚障害は軽微だが，総合触覚認知および習熟作業のパフォーマンスが重度障害される」，「前・後頭頂葉の損傷は，すべての感覚運動系において重篤な障害」を呈したと分類している．先行研究における感覚とは知覚の部分も含むことが多々ある．この知見からもわかるように，入力情報である感覚・知覚・認知と出力情報である運動は切っても切り離せない．

手の運動と感覚・知覚・認知

運動と感覚・知覚・認知を考えるうえで，遠心性コピーは重要なキーワードとなる．視覚における運動において，von Holstら[8]は眼筋に送られる眼球運動の指令コピーが無意識の情報処理で，網膜からくる情報からノイズを差し引いて知覚中枢に送る現象をモデルによって説明している．酒井[9]は，この現象における抑制反応を「遠心性コピー」と考えている．

実際の手操作の発現において，遠心性コピーがどのように働くかというと，酒井[9]は以下のモデルを提唱している．手操作発現時，感覚情報としての尾側頭頂間溝領域（caudal intraparietal sulcus area：CIPS）から視覚情報が入力され，前側頭頂間溝領域（anterior intraparietal：AIP）で対象の形や傾きを識別し視覚優位型ニューロンに情報を送る．その後，視覚・運動型ニューロンを経由し，腹側運動前野の手領域（F5）にシグナルが送られる．これをトリガーとし，一次運動野（F1）にて運動発令が起こる．同時に，背腹側路で頭頂葉にかえっている遠心性コピーを運動優位型ニューロンが受けて，視覚・運動型ニューロンへ渡し，そこで対象と操作する手の形を照合する仕組みである（図1）[10]．ここでいうAIPにおける「対象の形に合わせて手を作る」機能が，プレシェイピングと呼ば

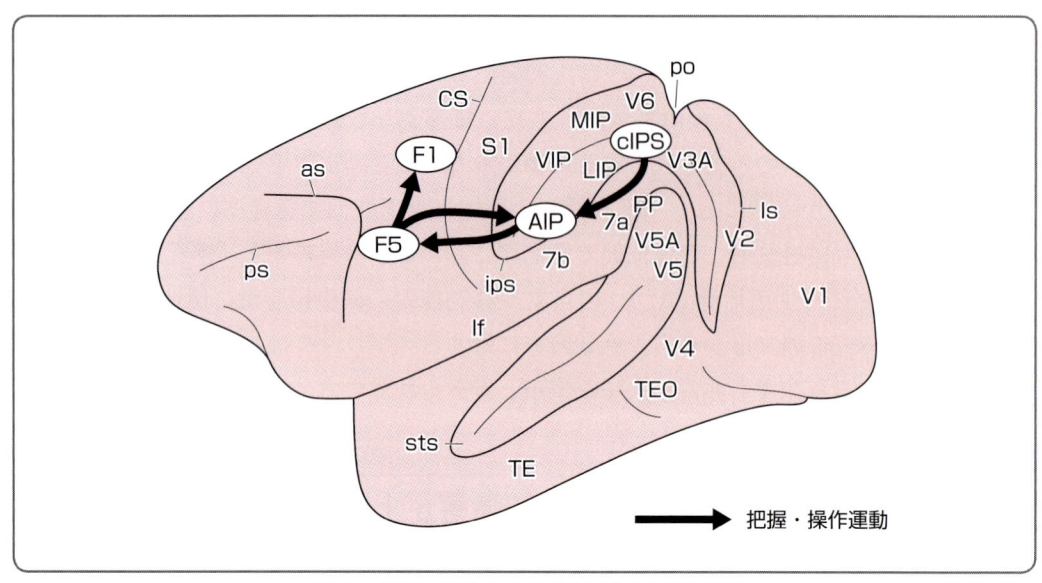

図1 把握・操作にかかわるダイナミクス

as：弓状溝，AIP：前側頭頂間溝領域，cIPS：尾側頭頂間溝領域，cs：中心溝，F1：一次運動野，F5：腹側運動前野の手領域，ips：頭頂間溝，lf：外側溝，LIP：頭頂間溝外側領域，ls：月状溝，MIP：頭頂間溝内側領域，po：頭頂後頭溝，PP：頭頂葉後部，ps：主溝，sts：上側頭溝，VIP：腹側頭頂間溝領域，V1-6：一次，二次，三次，四次，五次，六次視覚野，TE：下側頭葉皮質，TEO：側頭葉皮質後部
「Sakata H, Taira M, Kusunoki M, et al：The TINS Lecture. The parietal association cortex in depth perception and visual control of hand action. Trend Neurosci. 20 (8)：356, 1997」より引用

れている．

　また，操作時と異なる手の運動には，リーチも存在する．眼と手の協調性といわれるように，サッケードにより標的に視線を向ける際，頭頂間溝外側領域（lateral intraparietal：LIP）を用い，次に標的に手をリーチする際にセレクションを頭頂間内側領域（medial intraparietal：MIP）を用いて実施し，その後にAIPを用いて手の操作を実施する．つまり，これら運動と知覚を統合する頭頂連合野は体性感覚と視覚野，運動野の近くに存在することから，感覚・知覚・認知障害に対するアプローチにおいては，出力（運動）と入力（感覚・知覚・認知）を表裏一体であると筆者は考えている．

手の感覚・知覚・認知障害改善のメカニズム

　Recanzoneら[11]は，触覚の弁別課題における脳の可塑性変化を観察した（図2）[11]．他動的な触覚運動のみでは，一次感覚野における可塑性変化は起こらず，運動や刺激に対する注意といった能動的関与が必要であると述べた（図2）[11]．これらの知見も，感覚・知覚・認知に対するアプローチにおける上記の考えを補助するものである．

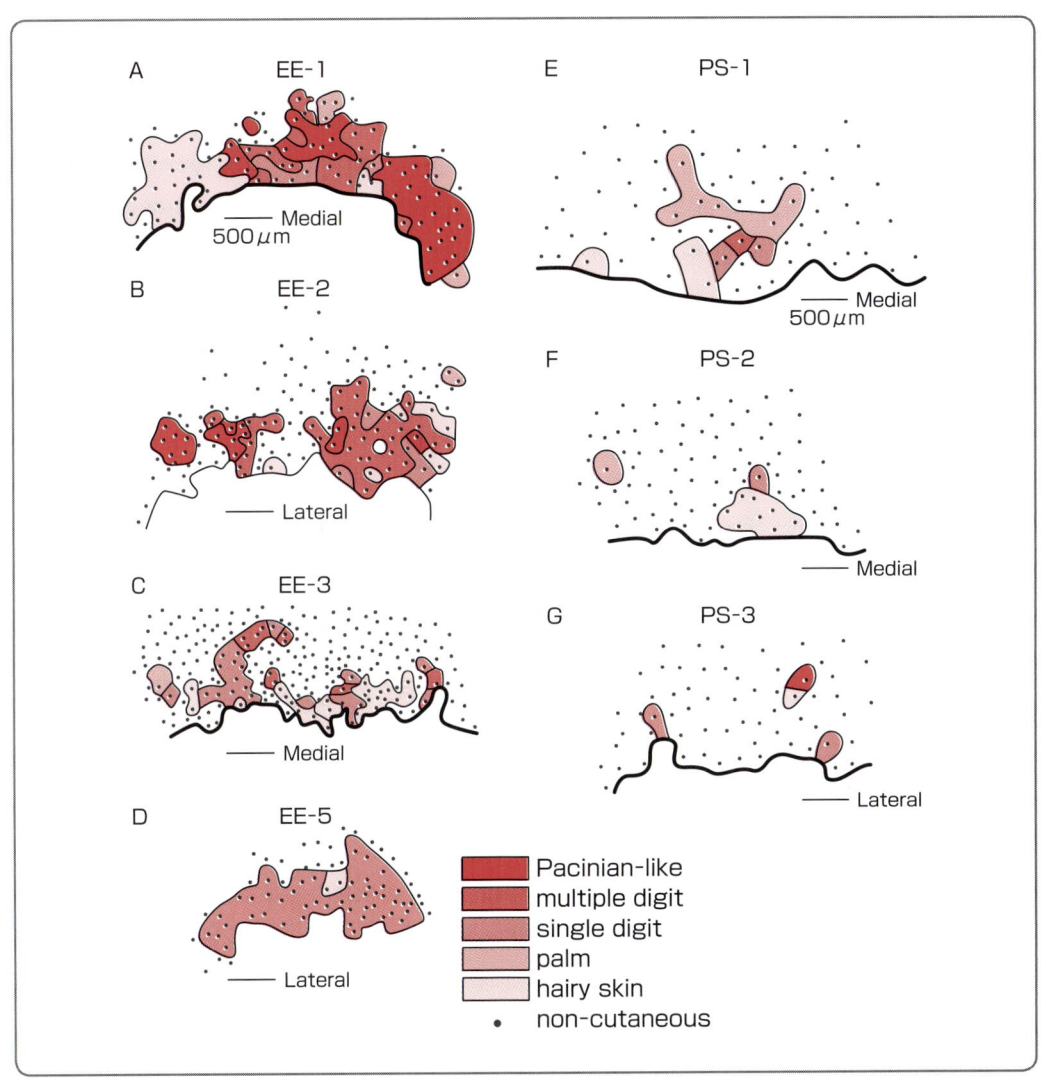

図2 主体的に弁別課題を実施したサルと他動的に感覚入力を実施されたサルの訓練後の脳領域の違い
太い線は3a-b野の境目を示し，小さなドットは極小電極刺激部位．A～Dは主体的に弁別課題を実施したサル，E～Gが他動的に感覚入力を実施されたサルの3a野を示している．主体的に弁別課題を実施したサルのほうが，対象群に比べて，訓練後明らかにさまざまな刺激に対し反応する領域が増加している．
「Recanzone GH, Merzenich MM, Jenkins WM：Frequency discrimination training engaging a restricted skin surface results in an emergence of a cutaneous response zone in cortical area 3a. J Neurophysiol. 67(5)：1060-1061, 1992」より引用

感覚・知覚・認知障害における上肢へのアプローチの参考となる基礎研究

　感覚入力情報を遮断する実験は，1895年にMottら[12]が脊髄の後根遮断を実施したのが最も古いものといわれている．彼らはサルの後根を遮断した上肢（遮断手）を実験的に作成し，約3ヵ月間観察したところ，該当する領域の上下肢の運動は実質的に消失し，把握を含めた手指，母指の分離運動が困難であったと報告している．

他の研究者では，Twitchellら[13]が，C2～T4の後根遮断を実施すると該当領域の筋緊張も低下したと報告した．しかしながら，彼らは遮断手をずっと使わないわけではなく，防御反応や興奮時には遮断手で行動を起こすことを発見した．つまり，彼らは後根遮断後より時間が経過すれば，肩・肘といった特に近位部の運動は回復したと報告している．

　さらに，Taubら[14]は，遮断手における他の感覚刺激を手がかりにした学習を観察するために，体性感覚と視覚刺激を遮断したうえで，他の代償的な感覚刺激を提示することで学習が進むことを報告した．さらに，彼らは非遮断手を拘束した状態で，研究室内で遮断手を用いた生活を強制することで，遮断手の生活における機能および使用頻度も向上すると報告した．

　これらの知見からBossom[15]は，固有感覚の欠如は視覚および聴覚などの他の感覚情報によって代償できる可能性や課題における間接的な戦術，例えば，他の感覚障害が軽度な部位を代償的に使用し，自分の行使している出力の程度を推し量るなどの学習といった可能性を示唆した．

感覚・知覚・認知障害のアプローチの参考となる臨床研究

　上記の基礎研究などを基盤に，近年はヒトに対する臨床研究も増えており，末梢神経障害によって，ヒトでも基礎研究と同様の現象が起こることはすでに報告されている[16]．

　近年，脳卒中後の感覚障害に対する知見の積み重ねにより，多様なアプローチが施行されている．Carey[17]は，知覚学習，神経の可塑性，体性感覚のシステム理論より考案した感覚機能に対するアプローチの原則を記している（表1）[17]．これらの定義のもとで，過去の研究は，麻痺手の感覚機能に焦点を当てた研究と感覚・知覚を含むパフォーマンスに焦点を当てた研究に分別できる．

　感覚機能に注力した比較的機能志向的な研究としては，急性期の患者を対象にした研究では，Yozbatiranら[18]の電気刺激療法（経皮的末梢神経電気刺激：transcutaneous electrical nerve stimulation：TENS）を実施した群と通常訓練を比べ，電気刺激療法群のほうに有意な固有感覚の改善を認めたと報告している．また，慢性期の患者を対象にした研究では，Chenら[19]の温冷刺激療法がある．1日30分の温冷刺激療法を6週間実施した場合，通常訓練群に比べ有意に皮膚感覚の向上を認めたと報告している．さらに，回復期～慢性期の脳卒中後の患者に対して，Careyら[20]は，自発的に，10時間の系列だった触覚の弁別課題，上肢の位置覚課題，物体認知課題の3つを実施した群と，同時間のさまざまな触感・形・大きさ・重さ・硬さ・温度の物体を無作為に他動的に把持させる課題を実施した群を比較した場合，前者の群において，有意な感覚機能の改善を認めたと報告している（厳密には知覚・認知機能も含まれる）．

　一方，より知覚・認知学習を含めたパフォーマンスに焦点を当てた課題志向的研究としては，学習に必要な感覚機能とは別にパフォーマンスの学習変化を提示している．Miller

表1 知覚学習，神経可塑性，体性感覚のシステム理論からみた感覚・知覚・認知機能に対するアプローチ原則

アプローチの原則	知覚学習	神経の可塑性	生理学
特定の刺激を反復	特定の刺激に対する感覚・知覚を学習	感覚領野の使用（課題）依存的な修正	システム内での処理特異性
探索的注意	学習において重要な注意機能	神経可塑性の調節	感覚処理の要素
視覚遮断		体性感覚システムの強制使用	視覚を排除
動機付け・意味性を帯びた課題	注意と学習と成功体験を結合	神経系の意味性に対する反応	
予測的施行（イメージ）		直接的な刺激と同様の領野の活動	感覚入力時と同様の処理
探索方法や正確性（動作の）要約についてフィードバック	外在的・要約のフィードバックは学習を促進	新たな神経ネットワークの強化	
感覚の調節 感覚モダリティ内および複合感覚	知覚の向上	感覚モダリティを超えた新たな可塑性	システム内に存在していた神経ネットワーク間の結合
感覚の差の区別に対する段階付け（易→難）	感覚モダリティ内および複合感覚の学習に必要	段階的な挑戦システム	
集中練習	パフォーマンスの向上と保持	強制使用 競争的使用	
刺激の多様性 間欠的なフィードバック アプローチの原則を提示	アプローチの効果の汎化		

「Carey LM：Loss of somatic sensation. Textbook of Neural Repair and Rehabilitaiton. Vol Ⅱ. Medical Neurorehabilitation. 2nd Ed., Selzer M, Clarke S, Cohen L, et al,（eds.）, pp298-311, Cambridge Univ. Press, Cambridge, 2014」より引用，著者訳

ら[21,22]は，急性期において，感覚障害を伴う麻痺手に課題志向型アプローチを実施した場合，通常のリハビリテーションに比べ，有意な感覚・運動機能の向上を認めたと報告している．これらのように，機能およびパフォーマンスに焦点を当てた感覚・知覚障害に対するアプローチは多数実施されている．

上記の3研究[19,21,22]（Chen 2005, Miller 2000/2001）は，麻痺手の感覚機能と同時に測定したパフォーマンスも対照群に比べ有意に改善しており，感覚・知覚と運動の相互作用を鑑みることができる．しかしながら，Yozbatiranら[18]の報告のように，パフォーマンスを伴わない機能に焦点を当てた方法では，運動と感覚の解離を報告しているものもあり，知覚・認知的な学習という観点を鑑みると機能に焦点を当てた方法とパフォーマンスに焦点を当てた方法のどちらがより効果的な方法かは明確でない．さらに，感覚障害に対する方法のエビデンスについて，Doyleら[23]は無作為化比較試験が増えてきているものの，そのエビデンスを確立するまでには至っておらず，感覚に対する研究のさらなる必要性を説いている．

感覚・知覚・認知障害とパフォーマンスの関連

　運動と身体認知には大きな関係がある．その身体認知と感覚障害について，Gandeviaら[24]は，母指に麻酔を実施した間に，身体のサイズをサンプルから選ぶ，もしくは自己描写を実施させたところ，実際のサイズよりも過大な身体認識を示すと報告した．この論文が示すように，感覚・知覚障害と身体認知の障害は非常に深いものである．

　慢性期の脳卒中患者では軽微な麻痺であったとしても，感覚障害を有した場合，障害側の麻痺手の生活における使用頻度は非常に低下する印象がある．麻痺手が不使用に陥り，感覚障害があるうえに，末梢からの感覚刺激が知覚・認知されない状況が長年続いた場合，感覚・知覚・認知に携わる神経細胞の不動に対する廃用（負の学習）は進むことが予想される．複数の研究者は，体性感覚の障害は，長期間の入院期間と日常生活活動における過剰な依存傾向と関連性があると報告しており[25]，上記の予想もあながち見当違いではないと思われる．

　Meyerら[26]は，2点識別覚と体性感覚誘発電位（somatosensory evoked potentials：SEP）は麻痺手のパフォーマンスの改善を予測する因子であると報告している．さらに，固有感覚障害は上肢における活動の知覚と社会的な不使用と有意な相関があったと示唆を与えている．これらから，感覚障害は活動における知覚や不使用と深い関係にあることがわかる．これらから，パフォーマンスの向上を単純に出力だけではなく，入出力の変化と捉える必要がある．その解釈の中で，感覚（sensory）と知覚（perception），認知（cognition）をできるだけ分別して考察することが重要である．

重度の感覚・知覚・認知障害を呈した患者に対する課題志向型アプローチの実際

　筆者らは，臨床上の評価において，感覚障害は脱失から重度鈍麻を呈している対象者に，課題志向型アプローチを実施する中で，感覚評価にほとんど変化を認めないが，上肢機能およびパフォーマンスは明らかに向上する患者を確認している．もちろん，パフォーマンスには出力の要素が大きく含まれているが，入力の要素（特に，知覚の要素）も皆無ではない．こうした症例を通して，感覚障害を考える．

　本症例では，1日5時間10日間，CI療法（constraint induced movement therapy）を実施した．治療における脳卒中後の麻痺手のパフォーマンスの変化を上肢機能検査（fugl-meyer assessment：FMA-UE），wolf motor function testのパフォーマンスタイム（performance time of the wolf motor function test：WMFT-PT）と functional ability scale（FAS），action research arm test（ARAT）で，日常生活における麻痺手の使用頻度および主観的な使用感については，motor activity logのamount of use（MAL-AOU）と quality of movement（MAL-QOM）を用いた．加えて，感覚障害の尺度として，表在覚（皮膚

感覚)の評価として，semmes-weinstein monofilament(SWM)を手掌・手背・母指に，長軸方向への5cm間の筆刺激を上腕・前腕・手掌・手背に実施した．また，深部感覚(固有感覚)の評価として，総合評価であるstroke impairment assessment set(SIAS)，母指探し試験，fugl-meyer assessmentの感覚評価(FMA-S)を使用した．quality of life(QOL)について，健康関連QOL(SF-36)を用いた．これらの評価を練習前後に実施した．

症例

医学的情報

年齢：56歳．性別：男性．診断名：視床出血．障害名：右片麻痺．現病歴：発症から2年3ヵ月の脳出血の患者．急性期病院，回復期リハビリテーション病院を経て退院し，約1年前から自宅にて復職を視野に入れてすごしている．既往歴：特筆すべきものなし．認知機能：Mini Mental State Examination；30/30点．Frontal Assessment Battery；17/18点(運動系列の逡巡が認められた．)

上肢機能

FMA-UE；51/66点，WMFT-PT；94.7/120秒，WMFT-FAS；3.0点．ARAT；36/57点，MAL-AOU；1.27点，MAL-QOM；1.63/2.77点．

感覚・知覚・認知障害

SWM：手掌脱失，手背脱失，母指脱失．長軸方向への5cmの筆刺激(障害側/健側)：上腕5/10，前腕3/10，手掌・手背1/10．SIAS：脱失．母指探し試験：3度．FMA-S：2/24点．

1) アプローチ

本研究のプロトコルは，先行研究の報告を参考に実施した[27,28]．課題指向型アプローチは，最初に行動契約(behavioral contract)により，実現したい目標を10項目聴取したうえで，日常生活において麻痺手を積極的に使用することに同意を得た．

その後，担当作業療法士が対象者の麻痺手の問題点を評価し，その問題点を解決するための課題を1日10〜15項目程度(お手玉移動，コーン移動，コインつまみ，ネジの操作など)考案し実施した．また，課題は対象者の麻痺手の機能に合わせて徐々に難易度を向上させた(難易度調整の例：課題を行う位置を低い場所から高い場所へ，身体から近い場所から遠い場所へ変更する，スピードを求める，重さや負荷量を漸増する，移動する物品の数を漸増する)．

また，感覚・知覚・認知障害に対する難易度調整としては，課題実施当初は，視覚による代償を加えつつ，対象者の正面・正中に物品を設置し，パフォーマンスの向上に合わせ，より粗大な課題の中で視覚外での操作の割合を徐々に増加させた．

さらに，5項目程度実際の日常生活動作に近い練習を実施させた．transfer packageは，筆者らが修正したもの[28]を用い，練習で獲得した麻痺手の機能を日常生活に反映するために，対象者に以下の①〜③を実施させた．

表2 練習前後の上肢機能と感覚機能

	練習前	練習後
上肢機能		
FMA-UE	51	57
WMFT-PT	94.78	37.66
WMFT-FAS	3	3.4
ARAT	36	41
MAL-AOU	1.27	3
MAL-QOM	1.63	2.77
感覚機能		
SWM		
手掌	脱失	脱失
手背	脱失	脱失
母指	脱失	脱失
長軸方向への5cmの筆刺激		
上腕	5/10	5/10
前腕	3/10	3/10
手掌	1/10	1/10
手背	1/10	1/10
SIAS	脱失	脱失
FMA-S	2	2
母指探し試験	3度	3度

①毎日，日常生活において麻痺手を使用した場面を日記または口頭で作業療法士に伝えさせた．

②行動契約で決定した練習目標以外にも，日常生活において麻痺手を使用する場面を1日10項目ずつ指定し，日常生活で麻痺手を使用させた．

③日常生活で実際に麻痺手を使用できるように，現在の麻痺手の機能に合わせた自助具の工夫や動作方法を指導し，補助的な手段を用いて麻痺手の使用頻度を増加させた．

2) 結　果

麻痺手の表在および深部感覚に著明な変化は認めなかったが，上肢のパフォーマンスと生活での麻痺手の使用頻度および主体的な使用感，QOLに大きな変化を認めた（表2）．

3) 考　察

今回，視床出血後重度に上肢麻痺および重度の感覚障害を呈した患者に，麻痺手にて運動感覚課題を実施するCI療法を実施し，上肢機能の改善を認めた．しかしながら，一般的な検査における感覚・知覚・認知障害に大きな変化を認めなかった．過去の研究では，前述したように，CI療法のような運動感覚ではなく，系統だった感覚認知課題（弁別課題）などを集中的に実施し成果をあげているものがある[20,29]．これらを鑑みると評価における

感覚・知覚・認知障害を改善させるには，実課題を用いる課題志向型アプローチよりも，感覚障害に焦点を当てた弁別課題を用いた練習のほうが効率的かもしれない．

　しかしながら，本症例においては，実課題を用いた課題志向型アプローチを通して，上肢のパフォーマンスも向上している．特に，FMAやMALにおいては，臨床上意味のある最低限の変化（minimum clinical important difference）を超えた変化をみせており，意味のある改善があったものと推察できる．つまり，一般的な感覚評価では大きな変化は認めないが，上肢のパフォーマンスは明らかに改善しており，麻痺の改善といった運動出力の改善はもちろん明らかだが，その改善に求心性の過程である「感覚・知覚・認知」が向上した可能性ももちろん考えられる．

　さらに，興味深い点は，静的なセッティングでの感覚評価では本人の自覚的な変化は感じられないものの，実生活の麻痺手使用における主体的な使用感を示すMAL-QOMといった動的なセッティングでの評価が明らかに改善していることが挙げられる．こちらにおいても，麻痺の改善は当然大きな因子であるものの，主体的な使用感の改善は感覚・知覚・認知のいずれかのレベルでの変化を示唆しているのかもしれない．しかしながら，特異的な弁別課題においても，主体的行動に伴う感覚入力が重要なことは明らかであり，本症例のように実動作に近い課題志向型アプローチにおける主体的なアウトプットに伴うインプットの連関こそが，生活場面で活かされる感覚・知覚・認知の階層において，よりよい影響をもたらす可能性が示唆された．

　今回，臨床的な評価を主に使用した．臨床的な評価は患者の主観に頼るものがほとんどであり，シングルケーススタディでは，患者のモニタリングの変化などにより，治療前後での評価が困難であると思われる．加えて，課題志向型アプローチというさまざまなバリエーションの物品を意識，非意識下で制御する課題を集中的に行ったにもかかわらず，弁別評価（二点識別覚など）を採択していなかった．この点も踏まえ，SEPなどのより客観的な指標や多種の感覚・知覚・認知評価によるより詳細な研究が必要と思われた．

▶若手理学療法士へひとこと◀

　筆者らは作業療法士であるため，系統だった理学療法アプローチを語れるわけではない．しかし，本テーマの基盤となるneuroscienceを基盤としたアプローチには理学療法との共通点も散見されることが考えられ，本項が読者の治療の一助となることを期待する．

Further Reading

岩村吉晃：タッチ，医学書院，2001
▶ 感覚・知覚・認知障害に関する歴史をひもとき，臨床のアプローチの参考となる名書.
酒井英夫：頭頂葉，医学書院，2006
▶ 感覚・知覚・認知障害を含めた運動制御にかかわる現象・メカニズムに言及した名書.

● 文献

1) 梅須八三：身体感覚．心理学辞典 15版，pp351-352，平凡社，東京，1975
2) 岩村吉晃：タッチの感覚，タッチ，pp1-23，医学書院，東京，2001
3) 樋渡涓二：視覚情報．視聴覚情報概論，樋渡涓二（編），pp3-6，昭晃堂，東京，1987
4) 樋口貴広，森岡 周：知覚・認知と身体運動の不可分性，身体運動学，pp2-8，三輪書店，東京，2008
5) Kim JS, Choi-Kwon S：Discriminative sensory dysfunction after unilaterall stroke. Stroke. 27：677-682, 1996
6) Tyson SF, Hanley M, Chillala J, et al：Sensory loss in hospital-admitted people with stroke：characteristics, associated factors and relationship with function. Neurorehabil Neural Repair. 22(2)：166-172, 2008
7) Pause M, Kunesch E, Binkofski F, et al：Sensorimotor disturbances in patients with lesions of the parietal cortex. Brain. 112(Pt6)：1599-1625, 1989
8) von Holst E, Mittelstaedt H：Das Reafferenzprinzip. Wechselwirkungen zwischen Zentralnervensystem und Peripherie. Naturwissenschaften. 37(20)：464-476, 1950
9) 酒井英夫：頭頂葉の特徴とその進化，頭頂葉，pp2-21，医学書院，東京，2006
10) Sakata H, Taira M, Kusunoki M, et al：The TINS Lecture. The parietal association cortex in depth perception and visual control of hand action. Trends Neurosci. 20(8)：350-357, 1997
11) Recanzone GH, Merzenich MM, Jenkins WM：Frequency discrimination training engaging a restricted skin surface results in an emergence of a cutaneous response zone in cortical area 3a. J Neurophysiol. 67(5)：1057-1070, 1992
12) Mott FW, Sherrington CS：Experiments upon the influence of sensory nerves upon movement and nutrian of the limbs. Proc Royal Soc B Biol Sci. 57：481-488, 1894
13) Twitchell TE：Sensory factors in purposive movement. J Neurophysiol. 17(3)：239-252, 1954
14) Taub E, Ellman SJ, Berman AJ：Deafferentation in monkeys；Effect on conditioned grasp response. Science. 151(3710)：593-594, 1966
15) Bossom J：Movement without proprioception. Brain Res. 71(2-3)：285-296, 1974
16) Rothwell JC, Traub MM, Day BL, et al：Manual motor performance in a deaferented man. Brain. 105(Pt3)：515-542, 1982
17) Carey LM：Loss of somatic sensation. Textbook of Nueural Repair and Rehabilitaiton. Vol Ⅱ. Medical Neurorehabilitation. 2nd Ed., Selzer M, Clarke S, Cohen L, et al,(eds.), pp298-311, Cambridge Uni Press, Cambridge, 2014
18) Yozbatiran N, Donmez B, Kayak N, et al：Electrical stimulateon of wrist and fingers for

sensory and functional recovery in acute hemiplegia. Clin Rehabil. 20(1)：4-11, 2006
19) Chen JC, Liang CC, Shaw FZ：Facilitation of sensory and motor recovery by themal intervention for the hemiplegic upper limb in acute stroke patients. a single-blind randomized clinical trial. Stroke. 36(12)：2665-2669, 2005
20) Carey L, Macdonell R, Matyas TA：SENSe：study of the effectiveness of neurorehabilitation on sensation：a randomized controlled trial. Neurorehabil and Neural Repair. 25(4)：304-313, 2011
21) Miller KJ, Galea M, Kilbreath S：Early task-related upper limb training is effective following stroke. Stroke. 31(11)：2816, 2000
22) Miller KJ, Galea MP, Kibreath S, et al：Early intensive task-specific sensory and motor training of the upper limb after acute stroke. a pilot study. Neurological Rehablitation：247-251, 2002
23) Doyle S, Bennett S, Fasoli SE, et al：Intervention for sensory impairment in the upper limb after stroke. Cochrane Database Syst Rev. 2010 ; 6. Pub2
24) Gandevia SC, Phegan CM：Perceptual distortions of the human body image produced by local anaesthesia, pain and cutaneous stimulation. J Physiol. 514(Pt2)：609-616, 1999
25) Sommerfeld DK, von Arbin MH：The impact of somatosensory function on activity performance and length of hospital stay in geriatric patients with stroke. Clin Rehabil. 18(2)：149-155, 2004
26) Meyer S, Karttunen AH, Thijs V, et al：How do somatosensory deficits in the arm and hand relate to upper limb impairment, activity, and participation problems after stroke? A systematic review. Phys Ther. 94(9)：1220-1231, 2014
27) Morris DM, Taub E, Mark VW：Constraint-induced movement therapy：characterizing the intervention protocol. Eura Medicophys. 42(3)：257-268, 2006
28) Takebayashi T, Koyama T, Amano S, et al：A 6-month follow-up after constraint-induced movement therapy with and without transfer package for patients with hemiparesis after stroke：a pilot quasi-randomized controlled trial. Clin Rehabil. 27(5)：418-426, 2013
29) Smania N, Montagnana B, Faccioli S, et al：Rehabilitation of somatic sensation and related deficit of motor control in patients with pure sensory stroke. Arch Phys Med Rehabil. 84(11)：1692-1702, 2003

③小脳失調の場合

青山敏之

　小脳は，運動の学習と学習によって得られた身体と環境の動的な特性に関する情報（内部モデル）の蓄積に中心的な役割を果たすことで，高速（フィードフォワード制御）かつ協調的，適応的な運動の実現に貢献している．そのため，小脳の障害は時間的遅れのあるフィードバック制御に依存した非協調的な運動（運動失調）を招く．よって，運動機能の再学習には変化した身体特性に見合った新たな内部モデルを獲得する必要がある．その過程で感覚入力は運動の誤差情報を伝達するという重要な役割を担う．本項では，理学療法に応用すべき感覚入力の原則や小脳疾患の運動遂行やその学習の特徴に関する重要な知見を踏まえて，小脳性の運動失調に対する感覚入力のポイントについて説明する．

外的な刺激量＝知覚ではない

　われわれには視覚，聴覚，触覚，運動感覚など数多くの感覚が存在する．しかし，身体と環境との相互作用で生じる感覚すべてが知覚されることはない．例えば，ある物事に集中しているとき，周囲の雑音は耳に入りにくい．このように，感覚入力は同じ物理的な刺激であっても注意や覚醒，予測といった働きによって修飾される．つまり，人間は多種多様な感覚情報を必要性に合わせて取捨選択できる能力を有し，それこそが感覚入力を理学療法に応用するための基盤になるといえる．われわれ理学療法士が感覚入力と称して行っているプログラムは，対象者の運動遂行や運動学習にとって有用な情報になり得ているかを考える必要がある．

> **Advice**　覚醒や注意などは感覚入力の調節や知覚に重要であることから，対象者が適切な覚醒水準でいかに能動的に運動療法に取り組むかは，感覚入力の第一歩になる．少なくとも対象者がベッドに寝かされて何をされているかよくわかっていない受動的な状態では有益な感覚入力にはなりにくいことを理解しよう．

どこに注意を向ける？ 運動と注意の関係

　感覚入力の観点から運動における注意の方向性は重要である．そのために，まずは課題遂行に必要とされる感覚情報の想定が不可欠である．ここでは，よく用いられるブリッジ運動を例に説明する．この運動を素早く繰り返し反復するだけでは，感覚入力に基づくフィードバックが用いられることはほとんどない．同じ運動でも，閉眼で下肢と骨盤が動揺しないよう保持する，という課題を与えた場合はどうだろうか？　床面との摩擦や荷重の分布を把握するための足底感覚や股関節，体幹の運動感覚などによって即座に下肢・骨盤の動揺を知覚できなければ，動揺を制動するための新たな運動指令を発生することはできない．つまり，課題によって注意すべき対象が制約される．

POINT
設定した運動課題を遂行する過程で感覚入力が運動で生じた誤差（この例では動揺）の修正に用いられたかどうかが重要である．そのため，目的とする感覚に注意を払い，その感覚を利用しないと遂行できないような課題設定がポイントになる．

Advice
運動課題の設定は運動学的要素だけでなく，運動の誤差情報の知覚と修正の観点からも工夫しよう．たとえ，単関節運動であっても，課題の与え方，例えば，重さの違いを識別させたり，特定の位置で保持させたりすることによっては単なる筋力強化運動から感覚運動連関の強化を促せる可能性がある．

フィードバックすべき感覚モダリティとは？

● 小脳疾患に対する視覚フィードバック（feedback：FB）の有効性

　運動遂行に必要な感覚情報のうち，とりわけ視覚，体性感覚の重要性は高い．Beppuら[1]は，脊髄小脳変性症（spinocerebellar degeneration：SCD）患者の肘関節での目標追従運動における視覚FBの効果を検討し，視覚FBがないほうが軌跡の動揺が少なかったと報告している．また，Dayら[2]はSCD患者のリーチング動作において，視覚FBがある条件では最終的な到達位置の正確性が向上したものの，到達位置直前での振戦（terminal tremor）が増大するという結果を示した（図1）[2]．これらの結果は視覚FBに基づく時間的遅れを伴う誤差修正が運動失調症状を強める可能性を示すものである．さらに，SCD患者においてこのような目標位置付近での誤差修正自体が運動学習に貢献していないとする報告[3]もあるなど，上肢運動において視覚FBは小脳疾患患者の運動学習に必ずしも効果的ではない可能性がある．

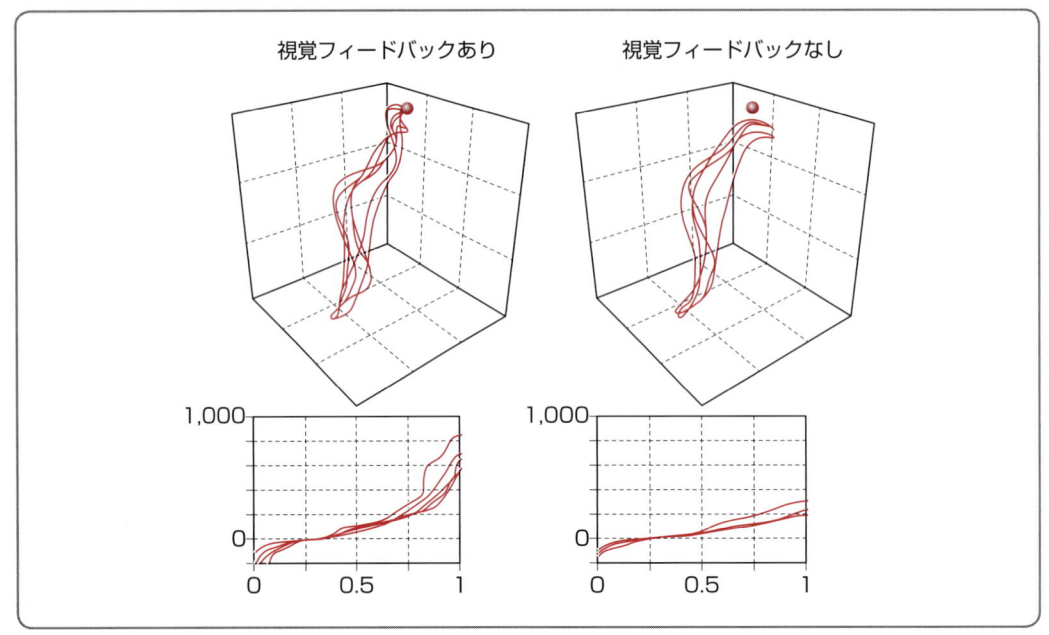

図1 視覚フィードバックの有無によるリーチング動作の相違
リーチング時の運動軌道（上段）は視覚フィードバックあり（左）で最終位置の正確性が向上するが，その周囲での動揺が大きくなる．下段は目標物周囲での運動方向の変化回数（縦軸）を表し，リーチング時の相対的な時間（横軸）のうち後1/4（目標物周辺）で特に運動方向の変化回数が増えている．
「Day BL, Thompson PD, Harding AE, et al：Influence of vision on upper limb reaching movements in patients with cerebellar ataxia. Brain. 121（Pt 2）：365, 1998」より引用，著者訳

● 視覚FBと聴覚（体性感覚）FBによる相違（健常者を対象とした研究）

　感覚モダリティによる運動学習効果の相違として，Ronsseら[4]の報告では，健常者を対象に難易度の高い両手の協調運動課題（両手の位相差をつけた手関節屈伸運動）において運動のタイミングに関する視覚FBまたは聴覚FBを与え続けた群（視覚群，聴覚群）での学習効果を比較した．4日間の練習により，視覚群では聴覚群と比較して高い学習効果すなわち，絶対誤差の減少が得られた．しかし，その効果は視覚FBがない状況下には反映せず，パフォーマンスは極端に低下した．一方，聴覚群ではFBがなくてもパフォーマンスが維持された．筆者らは同時に取得したfMRIによる脳活動の結果も踏まえて，視覚群では運動遂行に対する視覚FBへの依存が最後まで持続したこと，聴覚群では次第に体性感覚FBに基づく内的な制御あるいはフィードフォワード制御に移行できたと述べている．つまり，運動学習の効果は同じ情報（この研究ではタイミング）であっても，**提供される感覚モダリティによって相違がある**といえる．

POINT

視覚FBによってその場での運動パフォーマンスは改善しても，視覚FBがない状況で極端にパフォーマンスが低下することはよく経験される．過剰な視覚FBによって確立された学習は視覚情報がない運動に反映しにくいことを理解しよう．

図2 運動の種類による運動感覚の相違
対照群では自動運動によりウェーバー比が有意に低下（運動感覚の感度の向上）するが，SCD患者では低下しない．＊：p＜0.05，＊＊：p＜0.005
「Bhanpuri NH, Okamura AM, Bastian AJ：Predictive modeling by the cerebellum improves proprioception. J Neurosci. 33（36）：14304, 2013」より引用，著者訳

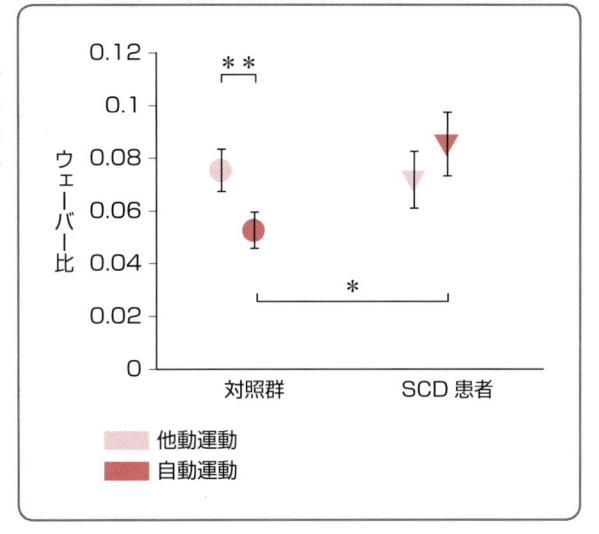

> **Advice** 日常生活動作では，視覚による身体運動のモニタリングを必ずしも利用できるとは限らないため，いかに自身の体性感覚情報に基づいた運動学習を進められるかが重要である．

小脳疾患による運動感覚障害？　予測と感覚の密接な関係

運動遂行や運動学習に重要な体性感覚情報のうち，**運動感覚**は主要な役割を担っている．Bhanpuriら[5]は，他動運動時と自動運動時の**運動感覚**について健常者とSCD患者で比較した．その結果，健常者とSCD患者の他動運動時の感覚閾値に相違はなかった．一方で，健常者に存在した自動運動時の感覚閾値の低下（運動感覚の先鋭化）が，SCD患者では消失していた（図2）[5]．これらの結果より，筆者らは健常者の自動運動の際には，運動指令の遠心性コピーに伴う感覚の予測（順モデル，メモ参照）が，自身の四肢の位置の推定に貢献したと考察している．一方で，SCD患者ではこの順モデルのプロセスにかかわる機能が低下していると捉えることができる．**小脳疾患の運動学習の困難さは運動感覚機能の低下，つまり運動の誤差情報の知覚の不正確さが一因にあるかもしれない．**

メモ　遠心性コピーと順モデル

遠心性コピーとは，運動遂行時の運動指令のコピーが他の脳領域に伝達されることである．小脳ではこの遠心性コピーの情報を受け取り，運動指令によって生じる感覚フィードバックの予測（順モデル）が作成される．運動時には末梢からの感覚フィードバックだけでは時間遅れが大きく存在するため，順モデルの利用により現在の四肢の状態が推定され，運動遂行や学習に役立つと考えられている．

> **POINT**
> 運動失調患者における運動感覚機能の低下は末梢からの感覚入力のプロセスで生じる問題ではなく，運動遂行によって生じる感覚の予測のプロセスの障害によって生じると考えられている．運動失調患者の症状は，このような運動感覚の知覚に関する問題も含んでいることを覚えておこう．

何で判断する？　適切な運動難易度設定

　運動失調患者ではどの程度の誤差が生じる運動課題の設定が適切なのであろうか？ Criscimagnaら[6]による研究では，SCD患者に対するリーチングの反復練習課題においてgradual条件（外乱負荷量を回数ごとに徐々に増やしていく方法）とabrupt条件（gradual条件の最終的な負荷量を一定に与え続ける方法）とでその適応の過程を比較した．重度の運動失調患者ではabrupt条件において運動学習（誤差量の低下）が生じにくかった．一方，対照群や軽度の運動失調患者ではabrupt条件で当初重度群と同等の大きな誤差がみられても次第に減少し，最終的に両条件間の差はみられなかった（図3）[6]．この結果は重度の運動失調患者では大きな誤差が生じるような運動課題を継続しても，運動学習が成立しにくいこと，軽度の運動失調患者の場合，当初大きな誤差がみられるような課題でも次第に誤差が減少する可能性があることを示している．

> **Advice**　重度の運動失調患者では誤差の大きい課題からの運動学習は困難である．誤差が生じにくい簡単な難易度の運動課題を段階的に設定することが重要といえる．軽度の運動失調患者の場合は，当初大きな誤差がみられても，即時的に課題の難易度の適切さを判断するのではなく，ある程度の経過でパフォーマンスの改善度によって判断しよう．

有効？　弊害？　介助・誘導と運動の誤差情報

　運動によって生じる誤差に基づき運動を修正するプロセスは，小脳を中心とした神経回路で実現されると考えられている．感覚入力に基づいた運動の誤差情報が小脳に伝達されることが前提にある．それでは運動療法場面における介助や誘導は誤差情報に対してどのような影響を与えるだろうか？

● 歩行時の介助・誘導場面

　運動失調によりときおりバランスを崩す患者の歩行練習の場面を想定する．当然ながら介助・誘導を加えたほうがその場で得られるパフォーマンス（安定性，速度，歩容など）

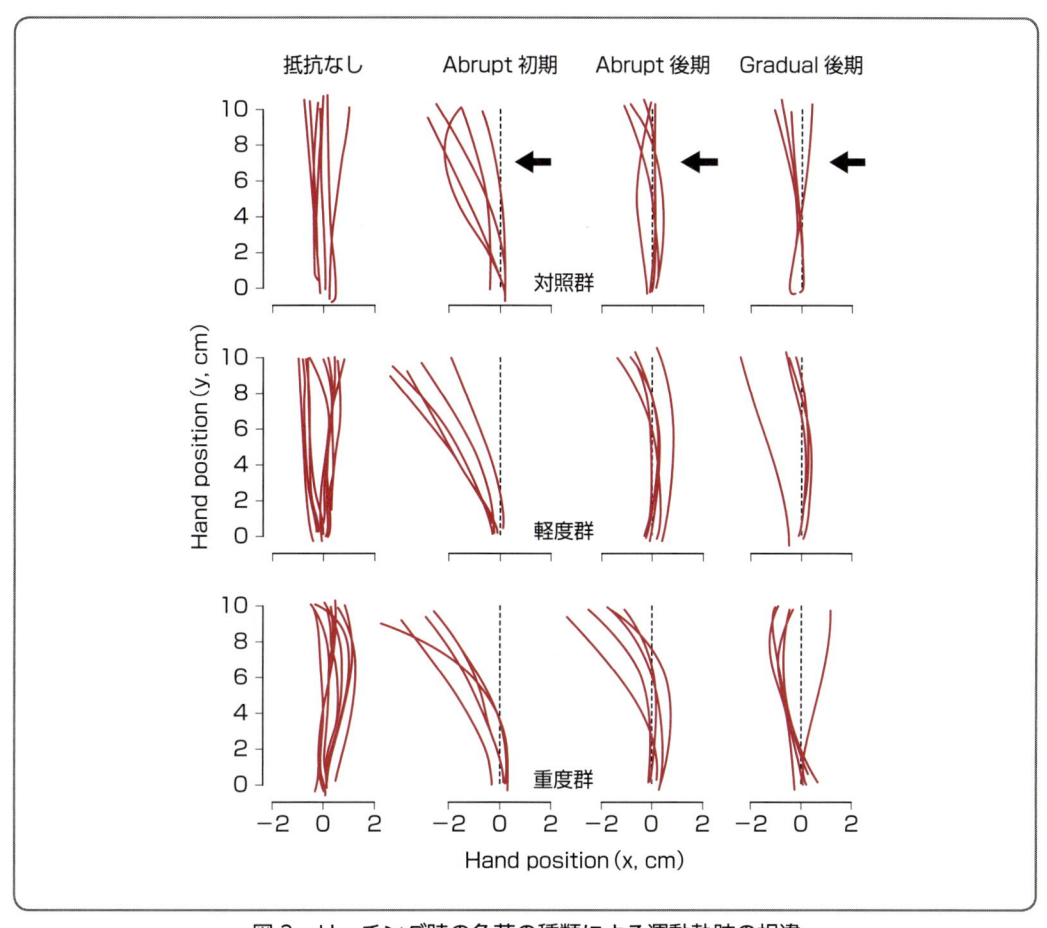

図3　リーチング時の負荷の種類による運動軌跡の相違
対照群や軽度群ではAbrupt条件（初期から高い負荷量）であっても最終的に誤差が軽減している．重度群ではAbrupt条件では最後まで適応が難しいが，Gradual条件ではある程度適応している様子が観察できる．
「Criscimagna-Hemminger SE, Bastian AJ, Shadmehr R：Size of error affects cerebellar contributions to motor learning. J Neurophysiol. 103（4）：2277, 2010」より引用，著者訳

は高まる．しかし，バランスを崩すような誤った運動指令が出力されていても，介助や誘導により結果としてフィードバックされる運動は正しいと判断される．つまり，誤った運動指令が正しいと判断され学習が進行していくリスクを含むことを念頭におく必要があるだろう．どのような運動指令がどのようなバランスの崩れを生じるかを学習する機会は必ず必要であり，それはバランスを崩す経験を通してしか得られないといえる．

● ブリッジ運動での介助場面

前述のブリッジ運動の例では，理学療法士が対象者の下肢が動揺しないよう固定するような場面がよくみられる．この場合，足底が滑ったり，膝が側方へ倒れるような運動指令を出力しても対象者に運動の誤差情報が付与されることはない．よって，対象者がこの運動遂行に適切な運動指令を学習することができない．視覚フィードバックの有無，上肢の位置，殿部の挙上角度，膝の屈曲角度，足底の接地位置，対象肢と反対側の位置関係，床

面の素材，靴下着用の有無など難易度設定すべき条件は多様に存在する．目的とする動作が遂行できないからすぐに介助するのではなく，このような条件を対象者の状態に合わせて適切に設定することがまずは優先されるべきである．

> **Advice** 見かけ上の運動の正否やフォームだけにとらわれて不要な介助・誘導をすることなく，対象者が本来習得すべきスキルを学習するために有用な誤差情報を提供できる運動課題を設定しよう．エラーが生じる頻度や目的によって（例えば課題の導入段階や著しく効率が悪い場合など）介助や誘導が必要な場面は当然あるが，理学療法士が行う介助や誘導によって，対象者が学習すべき重要な機会を奪っていないか考えてみよう．

失調なのに固い？　運動失調と同時収縮の関係

小脳疾患では外乱に対する対応や歩行時に同時収縮が生じやすく，その程度は症状の重症度と正の相関がある[7,8]．この同時収縮は運動失調によって制御困難となった身体の運動自由度を低下させるための代償的な戦略と考えられている．一方で，外乱に対して柔軟に関節角度を変化させ，身体重心を保つ能力（図4）[8]や，運動効率の低下を招く．一般的にこのような非効率的な代償運動は避けられる傾向にあるが実際にはどのように対応すべきであろうか？

感覚入力の観点から同時収縮は全身的な筋紡錘の感度を高め，関節運動や身体重心移動のエラー知覚に寄与する可能性がある．また，健常者であっても運動学習初期では同時収縮が強く次第に軽減する傾向にある[9]．よって，練習開始直後の段階では同時収縮（不必要な筋活動）が強い動作を避ける必要はないであろう．一方で，過剰な同時収縮が継続する場合には，装具や補助具を使用する，あるいは課題やその難易度，環境を変更するなどの対応が必要といえる．

> **POINT**
> 制御すべき運動自由度が多いほど，目的運動を実現するための筋骨格系の動員パターンの組み合わせ，あるいはそれをモニタリングするための感覚入力への注意需要は飛躍的に増大し，同時収縮の戦略を取りやすくなる．制御すべき運動自由度を見極めたうえで，装具の使用や運動課題等によりその規定を行うことがポイントになる．

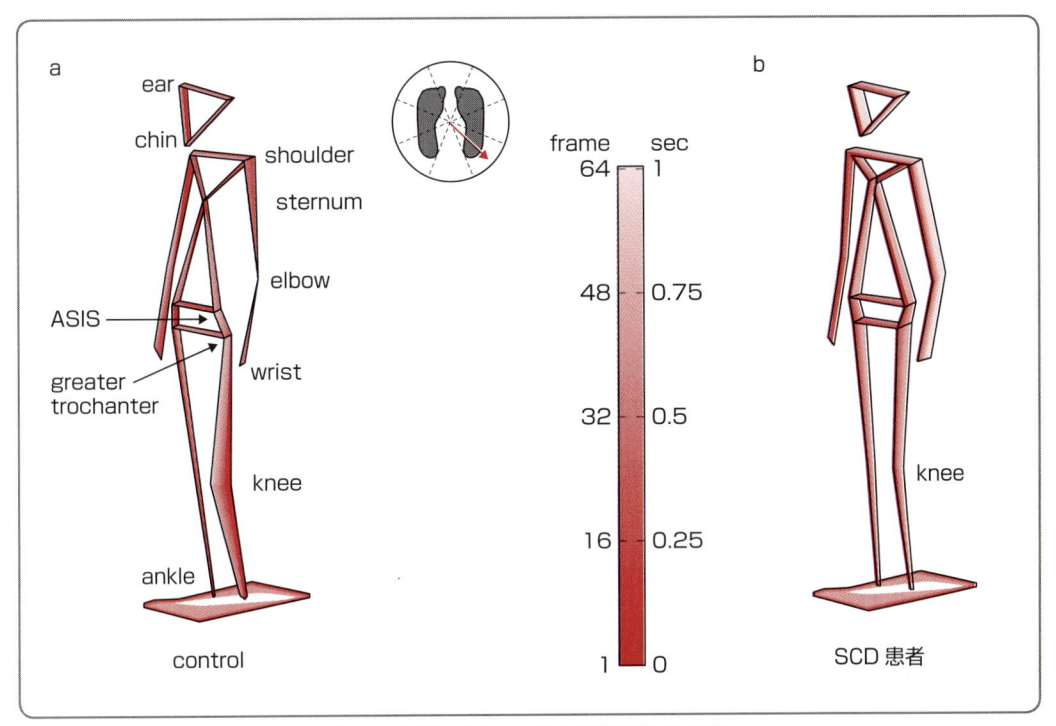

図4 外乱に対する反応の運動学的相違

この図は床面の右後方への傾斜に伴うcontrolとSCD患者の反応の相違を示しており，外乱発生からの時間経過に伴う床面の傾斜とその反応（アライメント変化）が色の濃淡（開始時が濃い色で次第に薄くなるように表示）として表現されている．control（a）は外乱に対して，上側に移動した左膝関節を屈曲させることにより，骨盤より上位の偏位を抑えているのに対して，SCD患者は同時収縮の影響と考えられる左膝関節の屈曲不足により，その偏位が大きく生じていることが特徴的である．

「Küng UM, Horlings CG, Honegger F, et al：Postural instability in cerebellar ataxia：correlations of knee, arm and trunk movements to center of mass velocity. Neuroscience. 159（1）：393, 2009」より引用

Advice 同時収縮による制御戦略から相反的な筋活動による戦略へと移行していく過程では，同時収縮により抑制されていた運動失調の出現により運動パフォーマンスが一時的に低下する可能性がある[10]．そのため，運動パフォーマンスの結果のみでなく，その質的な変化にも着目しよう．

小脳失調に対する二重課題は有効か？

近年，二重課題を用いた運動療法の有効性が報告されているが，小脳疾患ではどうであろうか？ Bastianら[11]は新規に学習する上肢運動課題（8字を描かせる課題）を一定期間練習後，聴覚的な注意課題を追加する二重課題を行った．その結果，対照群では二重課題による干渉作用はなかったものの，SCD患者では上肢運動課題のパフォーマンス低下が強くみられた（図5）[11]．この結果はSCD患者では新規に獲得した上肢運動課題の遂行に

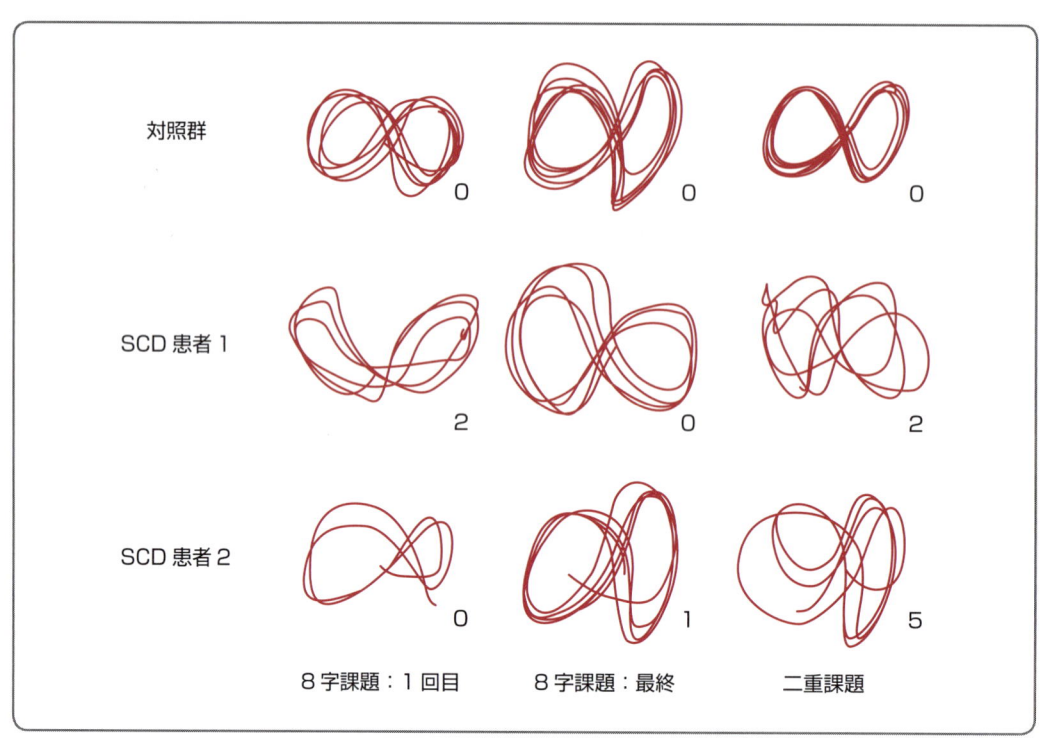

図5 二重課題による運動パフォーマンスの変化
対照群は二重課題でも運動パフォーマンスの低下はみられないのに対して，SCD患者では二重課題による干渉が強く認められる．右下の数字はエラー数を示している．
「Lang CE, Bastian AJ：Cerebellar Damage Impairs Automaticity of a Recently Practiced Movement. J Neurophysiol. 87（3）：1340, 2002」より引用，著者訳

感覚系のモニタリングのための注意が必要であったこと，つまり運動が自動化されなかったことを意味する．残念ながら，小脳疾患に対する二重課題での練習効果を示す報告はないが，少なくとも**運動の自動化の評価として二重課題は有用である**．

POINT

これまで感覚入力を積極的に利用して運動を修正・学習する方法を解説したが，最終的には，自身の感覚入力に対する注意を払わない状態でも円滑に動作を遂行できる能力が求められる．特に小脳は注意機能においても重要な役割を担っているため，二重課題のような評価・課題を検討する価値は高いと考えられる．

ロボティックデバイスを用いた感覚入力とは？

脳梗塞による右上肢運動失調を呈した患者に対して，ロボティックデバイス（アフィオ社製，図6）を用いて運動の誤差情報の与え方に着目した方法を紹介する[10]．練習方法はパソコンのモニタ上を移動する仮想の目標物に対して，グリップ部の位置を水平面上で連

図6 ロボティックデバイス
パソコンのモニタ上に目標物と自身の手の位置がフィードバックされる．手で把持したグリップ部に対してはデバイスより任意の抵抗が与えられるとともに，その位置情報が記録される．
「青山敏之，金子文成，澤田辰徳，他：ロボティックデバイスによる脳梗塞症例の上肢運動失調評価とその回復過程．理学療法学．41（7）：449, 2014」より引用

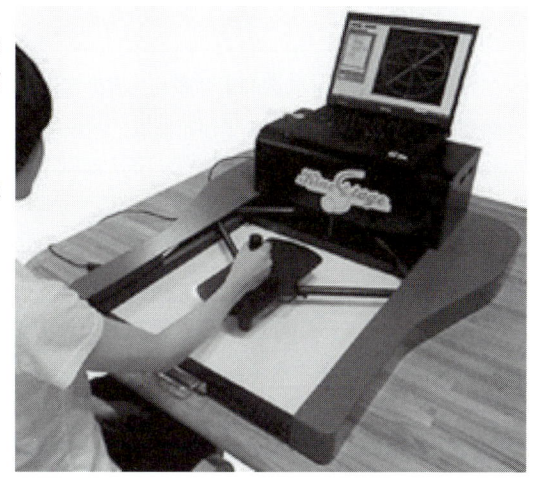

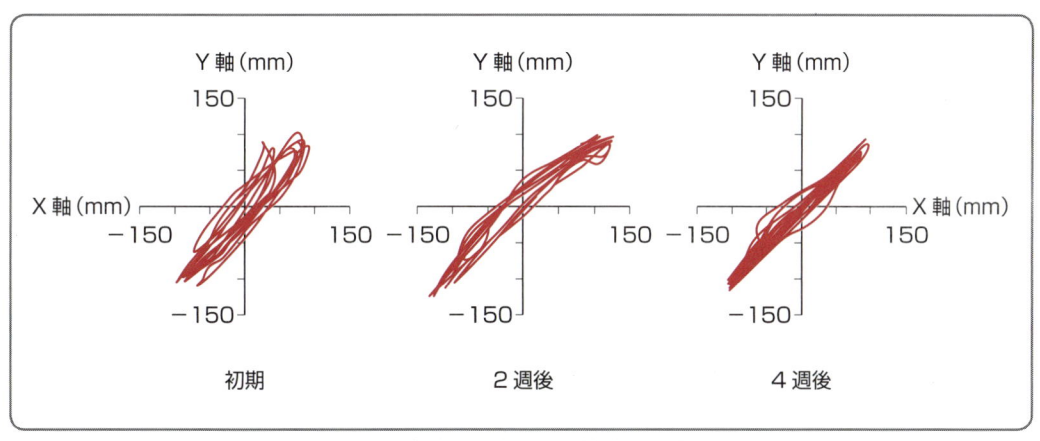

図7 目標追従運動時の運動軌跡の経時的変化
目標追従運動時の運動軌跡が経時的に収束している様子が観察できる．
「青山敏之，金子文成，澤田辰徳，他：ロボティックデバイスによる脳梗塞症例の上肢運動失調評価とその回復過程．理学療法学．41（7）：450, 2014」より引用

続的に追従させる目標追従課題であった．この運動の実施中，速度依存的な抵抗負荷様式である粘性抵抗負荷が付与された．これは，運動失調特有の急速な運動軌道の逸脱が出現した際に，抵抗が強まることにより，体性感覚情報を介したフィードバックが高まることを意味する．つまり，この運動課題では運動によって生じた誤差情報が視覚と体性感覚によって提示されることにより，両者の統合を促せる可能性がある．

運動軌跡の経時的な変化を示した図7[10]では，軌跡のばらつきが収束している様子が観察される．この方法のみで得られた効果かは不明であるが，感覚入力による誤差修正のプロセスの迅速化，あるいはこの運動課題に必要なフィードフォワード制御の学習が反映された結果であるといえる．

POINT

ロボティックデバイスの利用は運動失調の定量的評価につながるとともに，患者に合わせた詳細な難易度設定に基づく感覚入力が可能なことから練習としての有用性も期待される．

▶若手理学療法士へひとこと◀

本項では，小脳疾患の運動やその学習の特徴，あるいは感覚入力の原理に関する先行研究を踏まえて，小脳疾患に対する感覚入力のポイントについて示した．対象者が運動の誤差情報を能動的に知覚し，修正できるような適切な難易度の課題，環境を設定することが最大のポイントになる．誌面の都合上，小脳疾患の理解のために重要な解剖学や生理学，近年のトピックとなっている小脳の学習モデル・高次脳機能などについては十分に触れることはできなかった．さらなる理解のために以下のような文献を参照していただければと思う．

Further Reading

Wolpert DM, Diedrichsen J, Flanagan JR：Principles of sensorimotor learning. Nature Reviews Neuroscience, 12：739-751, 2011
▶ 運動学習に関連する感覚情報の抽出の特徴や，学習モデルなどについての近年の報告をまとめた総説である．

三苫　博：小脳症候の病態生理．臨床神経，49：401-406, 2009
▶ 小脳疾患の病態についてわかりやすく解説した総説である．

●—文献

1) Beppu H, Suda M, Tanaka R：Analysis of cerebellar motor disorders by visually guided elbow tracking movement. Brain. 107 (Pt3), 787-809, 1984
2) Day BL, Thompson PD, Harding AE, et al：Influence of vision on upper limb reaching movements in patients with cerebellar ataxia. Brain. 121 (Pt 2)：357-372, 1998
3) Tseng YW, Diedrichsen J, Krakauer JW, et al：Sensory prediction errors drive cerebellum-dependent adaptation of reaching. J Neurophysiol. 98 (1)：54-62, 2007
4) Ronsse R, Puttemans V, Coxon JP, et al：Motor learning with augmented feedback：modality-dependent behavioral and neural consequences. Cerebral Cortex. 21 (6)：1283-1294, 2011
5) Bhanpuri NH, Okamura AM, Bastian AJ：Predictive modeling by the cerebellum improves proprioception. J Neurosci. 33 (36)：14301-14306, 2013
6) Criscimagna-Hemminger SE, Bastian AJ, Shadmehr R：Size of error affects cerebellar contributions to motor learning. J Neurophysiol. 103 (4)：2275-2284, 2010
7) Mari S, Serrao M, Casali C, et al：Lower limb antagonist muscle co-activation and its relationship with gait parameters in cerebellar ataxia. Cerebellum. 13 (2)：226-236, 2014

8) Küng UM, Horlings CG, Honegger F, et al：Postural instability in cerebellar ataxia：correlations of knee, arm and trunk movements to center of mass velocity. Neuroscience. 159 (1)：390-404, 2009
9) Gribble PL, Mullin LI, Cothros N, et al：Role of cocontraction in arm movement accuracy. J Neurophysiol. 89(5)：2396-2405, 2003
10) 青山敏之，金子文成，澤田辰徳，他：ロボティックデバイスによる脳梗塞症例の上肢運動失調評価とその回復過程．理学療法学．41(7)：447-454, 2014
11) Lang CE, Bastian AJ：Cerebellar Damage Impairs Automaticity of a Recently Practiced Movement. J Neurophysiol. 87(3)：1336-1347, 2002

MEMO

ミニレクチャー

私はこうしている 2
中枢神経疾患の筋緊張に対して

鈴木俊明

1. はじめに

　代表的な中枢神経疾患である脳血管障害患者の代表的な症状に片麻痺がある．片麻痺は，読者の皆さんも周知のとおり，運動障害だけでなく感覚障害もみられる．障害部位の特異性により症状の特性はあるが，基本的には運動障害と感覚障害が関連して動作の問題点を作り出すわけである．理学療法士であるわれわれは運動障害には強い関心を抱き，関節可動域の低下，筋緊張異常などの問題点から理学療法を展開することは容易である．しかし，動作の問題点を感覚障害の観点から評価し，運動障害との関連も考えて理学療法を展開できている理学療法士はどの程度いるであろうか？

　今回，筆者が実際に経験した麻痺側手指筋に筋緊張亢進を高度に認めた脳血管障害片麻痺患者に感覚へのアプローチが有効であった患者を紹介する．

2. 感覚とは[1,2]

　感覚とは単純な要素的刺激を主観的に認める働きをいい，種類（modality）の区別がある．また，これには質（quality）・強さ（intensity）の違いがある．感覚を表現するときに，知覚・認知という用語を混在して用いる場合があるが，生理学的には，感覚は各感覚受容器から大脳皮質の第一次感覚皮質領域に投射されるまでの過程，知覚は第一次感覚皮質領域から第二次感覚皮質領域への連結が起こる過程，認知とは第二次感覚皮質領域からさらに第三次連合野において統合される過程を指す（図1）[3]．具体的には，知覚とは過去の学習・体験を通して感覚の種類・その質や程度・時間的経過などを認める働きをいい，認知とはいくつかの知覚から知覚されたものを判断し理解する働きをいう．感覚と知覚は同じ表現として用いられることも多い．第一次感覚皮質領域では，刺激が入ってきたことはわかるがそれが何であるかは理解できない．刺激は，それらを適合刺激とするそれぞれの感覚受容器に受け入れられ，感覚神経を経て上位ニューロンに伝えられ，感覚として変換される．

3. 中枢神経疾患の筋緊張の正常化には感覚のアプローチが必要である

　筆者の教え子の理学療法士が担当している患者を，筆者自身が理学療法評価，理学療法を実施し，担当理学療法士に指導する機会がある．今回担当させていただいた脳卒中片麻痺患者は，麻痺側手関節と手指が高度に屈曲しており，廃用手のレベルであった．担当理学療法士は，高度に亢進している手関節屈筋群，手指屈筋群の筋緊張の改善を目的に持続的筋伸張を積極的に行っていた．しかし，理学療法実施時および実施後にも患者は高度の疼痛を訴えていた．また，持続的筋伸張を行っているにもかかわらず，筋緊張は亢進の程

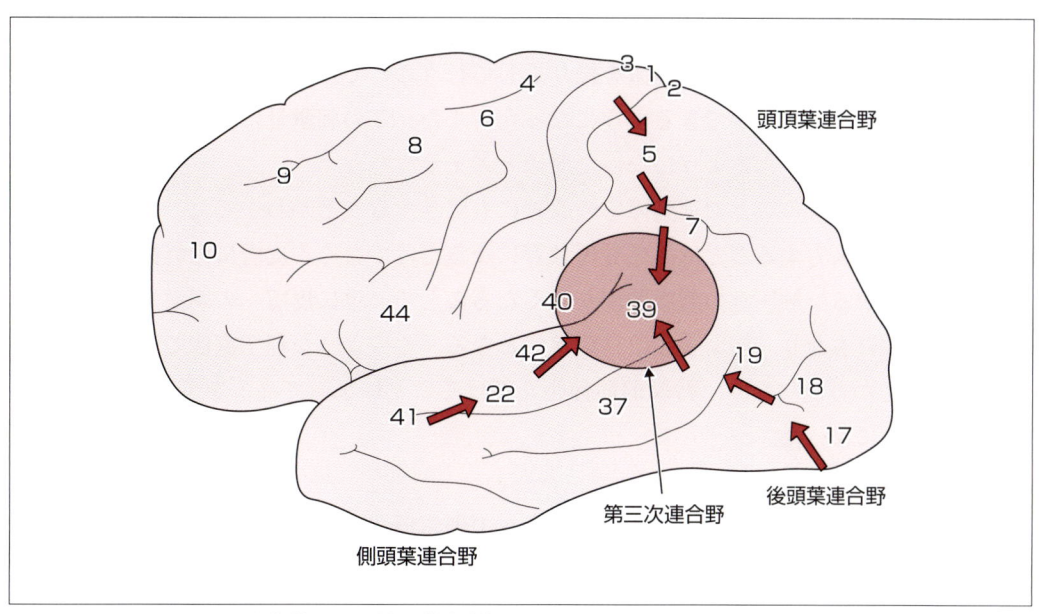

図1 大脳皮質の一次性知覚皮質領域と第二次，第三次連合野に至る経路

一次性知覚皮質（3野，1野，2野，17野，41野）は，図の矢印の方向に第二次（5野，7野，18野，19野），第三次連合野に連絡している．第三次連合野は，角回や縁上回の部分に位置すると考えられる（矢印のぶつかる部分はおのおのの感覚情報が交錯しており，おのおのの情報をより適切に高次のレベルへと統合していると考えられる）．

- 一次性体性知覚性皮質……第3，1，2野
- 一次性視覚性皮質…………第17野
- 一次性聴覚性皮質…………第41野
- 一次性前庭感覚皮質………中心後回の下部分の頭の体性知覚領域の後方（推測）
- 体性知覚性連合野……第5野　第7野
- 視覚性連合野…………第18野　第19野
- 聴覚性連合野…………第42野　第22野

「鈴木俊明，後藤 淳，他 監修：感覚障害に対する運動療法．神経疾患の評価と理学療法 第4刷改訂版，関西理学療法学会（編），p441，アイペック，東京，2015」より改変して引用

度を増加させていた．

　疼痛の訴え方が「突然であること」，「その痛みが出現する後も継続していること」から重度の感覚障害を疑った．そこで，筆者が手掌の触覚検査を実施すると脱失であった．次に，触圧覚刺激を加えると，一定の強度まではまったく反応はなかったが，ある一定以上の刺激強度で疼痛を訴えていた．

　本症例の運動障害と感覚障害を考えると，次のように考察できる．手関節屈筋群，手指屈筋群の筋緊張が高度に亢進することで，手関節・手指の屈曲により手掌の感覚入力が困難な状態になる．そのため，触覚の感覚閾値が上昇し，触覚脱失になっている状態であると考えることができる．しかし，触圧覚刺激を加えると，触圧覚刺激の感覚閾値が超えたときに患者には急に感覚刺激が入力したと判断するために痛み刺激として認知したと考えられる．

　持続的筋伸張による高度の痛みは，筋伸張時痛という認知が筋緊張をさらに亢進させたと考えられた．そこで，軽度の触圧覚刺激を手掌部位に加えた．刺激強度は麻痺側手指屈筋群の筋緊張が亢進しない程度とした．次に，触圧覚刺激が感じることが可能になるまで繰り返し，ある程度の感覚が認知できるようになった段階で，感覚刺激と同時に持続的筋

MINI LECTURE

伸張を実施した．この理学療法の結果，筋緊張の改善とそれに伴う随意運動の改善を認めた．本症例から，軽度な触圧覚刺激を繰り返して行うことで，感覚閾値を下げることができ，刺激量に応じた順応ができるようになった．また，この刺激量に応じた順応が筋伸張を容易に行うことができるようになった原因と考えた．

　感覚機能が改善することで運動障害の改善にも関与することがわかった．軽度の触圧覚刺激を持続的に入力することは，感覚再教育になるだけでなく，皮膚には軽擦による皮膚伸張にもつながる．触圧覚の刺激強度が強くなることで，単に皮膚への刺激だけでなく筋への伸張刺激にもなり，筋緊張の改善の準備となる．このような理学療法で手関節や手指を動かすことが可能になり，持続的筋伸張を続けることによって痛みを感じることなく，動かせるようになった．

4. まとめ

　中枢神経疾患の筋緊張が亢進している患者への理学療法は，単に筋へのアプローチだけでなく，感覚障害へのアプローチも併用する必要がある．

●文献

1) 後藤　淳：中枢神経系の機能解剖—感覚入力系—．関西理学．5：11-21, 2005
2) 後藤　淳：感覚入力における姿勢変化．関西理学．10：5-14, 2010
3) 鈴木俊明, 後藤　淳, 他 監修：感覚障害に対する運動療法．神経疾患の評価と理学療法　第4刷改訂版, 関西理学療法学会（編）, pp426-463, アイペック, 東京, 2015

4 運動器疾患の場合

1) 下肢運動器疾患の場合

加藤 浩

> 下肢荷重関節における運動制御は，主として①神経系（感覚神経・運動神経）の要素，②筋骨格系の要素，そして③認知系の3つの要素の相互作用によって機能する．特に，筋に注目した場合，外部入力情報に対する応答として収縮が生じる．つまり，感覚入力を考慮しない筋力トレーニングは，運動器再生（ADLの向上）にはつながらない．

はじめに～運動器とは何か？～

本項では下肢運動器疾患の感覚入力に着目した理学療法戦略について解説する．まず，運動器とは具体的にどのような組織から構成（定義）されているか皆さんはご存じだろうか？ **運動器とは，筋肉，腱，靱帯，骨，関節，神経（運動・感覚），脈管系などの身体運動にかかわるいろいろな組織・器官の総称**であり，これら構成要素の機能的連合によって運動と身体活動を担うものと定義されている[1]．ここで注目していただきたいのが，"神経"という言葉が定義に含まれていることである．運動器疾患に対する理学療法というとチューブや重錘負荷を用いた筋力増強や，関節可動域練習といったイメージが大きい．しかし，それだけ（筋骨格系のみに注目したアプローチ）では真の運動器の再生（ADLの改善）にはつながらない．なぜなら，関節運動を行うのは筋であり，その筋を収縮させるのは脳からの指令（運動神経）であり，その指令判断の材料の1つとなるのが，感覚系からの外部入力情報だからである．つまり，運動器再生には，筋骨格に加え，神経（感覚入力）への配慮が不可欠であり，理学療法士は，感覚入力の重要性を今一度，再考する必要がある．そこで本項では下肢運動器疾患に対する感覚入力と筋出力制御特性について解説していく．

> **メモ 運動器と筋骨格系の違い**
>
> 教科書によっては同意語として扱われている場合もあるが，ここでは敢えて区別しておきたい．筋骨格系（musculoskeletal system）とは，英語表記からみてもわかるように，正に骨，軟骨，関節，筋，靱帯，関節半月板などで構成させるグループの総称である．一方，運動器（locomotive organs）とは，身体運動に関与する「筋骨格系」を中心に，中枢神経系，末梢神経系，さらには筋の収縮に必要な酸素や栄養を運搬するための呼吸循環器系（肺，心臓，血管など）までを包含した概念である．

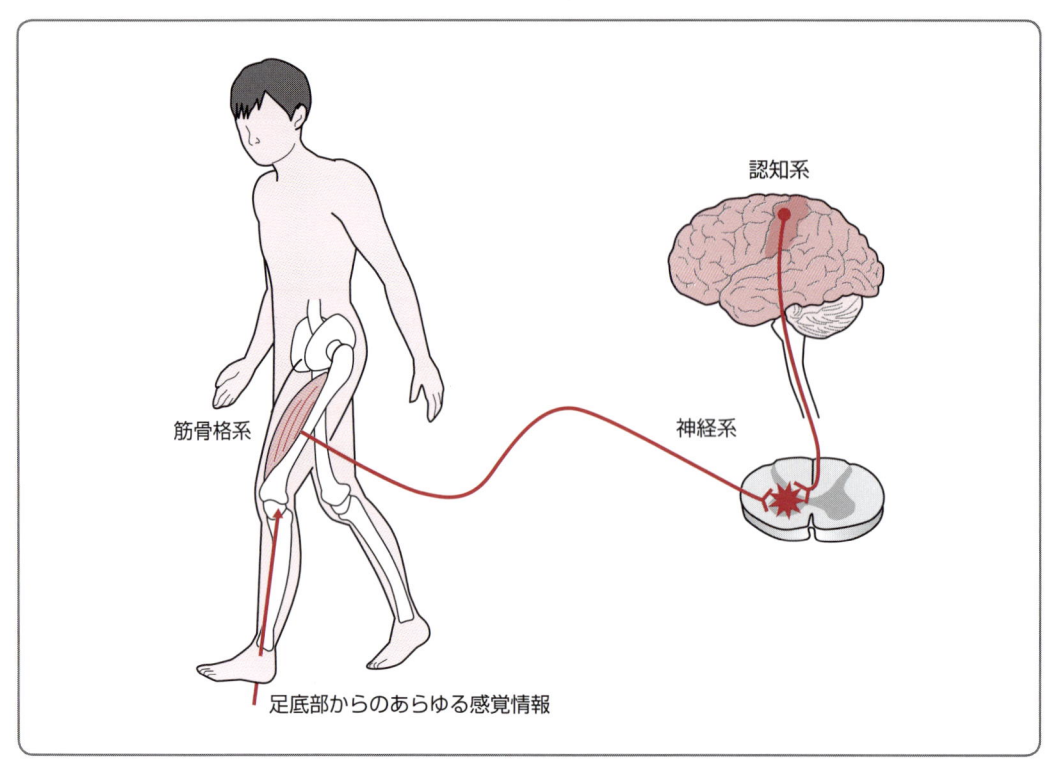

図1 下肢荷重関節における姿勢・運動制御の概念
下肢荷重関節における姿勢・運動制御は，主として①神経系の要素，②筋骨格系の要素，そして，③認知系の3要素の相互作用によって機能する．

POINT

理学療法の最終目標は，破綻した骨・関節を人工関節などで置き換える関節機能再建や，低下した筋力を増強，あるいは制限のある関節可動域を改善するといった「筋骨格系」レベルの改善（機能障害レベルの改善）ではない．ADLで使える「運動器」の再生（能力障害レベルの改善）である．

下肢運動器障害を感覚入力システムの不全として捉える！

　運動制御理論の歴史は，Sherringtonの反射理論に始まり，これまでに多くの理論が提唱され現在に至っている．詳細については成書[2]に譲るとして，この書では運動制御には大きく2つあり，1つは姿勢保持とバランス保持のために適応される運動制御，もう1つは身体の動きに適応される運動制御であると書かれている．換言すれば，前者はいかにその空間内で身体重心（center of gravity：COG）を安定化させるかという課題であり，後者はいかにその空間内からCOGを効率よく移動させるかという課題である．筆者は下肢運動器疾患の姿勢・運動制御を考える場合，主として①神経系〔感覚神経（求心性神経）と

運動神経（遠心性神経）〕の要素，②筋骨格系〔筋，関節構成体（骨，靱帯など）〕の要素，それに③認知系（意識レベル）の要素が加わり，これら三者の相互作用によって機能すると考えている（図1）．例えば，歩くという動作を考えると，下肢荷重関節は，常に足底からの感覚情報を受けて（あるいは予測して）いる．そして，それに対する応答として，各関節レベルで筋張力を時間的・空間的に適切に発揮させ身体全体のバランスを制御している．これに関連して塚本[3]は"歩行"とは，足底の知覚システム，路面状況，歩行周期，身体の各部位の関係，重心の位置，運動によって生じる四肢のモーメントといったような複数の感覚情報，運動情報が統合された運動であり，運動器障害を"知覚システムの病態"として捉える必要性を述べている．また，井原ら[4]は，二足歩行において足部は唯一直接地面に接する部分であり，ここでの情報が下肢の機能的運動連鎖の引き金作用として重要であると述べている．以上のことからすれば，運動器は同時に感覚器でもあり，運動器障害は，感覚と運動連関に内在する障害[3]として捉えることができる．

メモ 不適切な感覚入力は誤った運動制御・運動学習につながる

変形性股関節症などでしばしば認められる異常歩行の1つとして，全足底接地歩行がある．これは，立脚初期に踵接地が不十分となり全足底で接地するものである．この原因の1つとして，荷重時に生じる疼痛（衝撃回避）が考えられる．疼痛性の慢性疾患においてこのような異常歩行が持続することは，足底からの正しい知覚情報を欠落させ，誤った運動制御の形成につながる場合がある．つまり，経時的，経年的に異常動作や代償運動を繰り返すことで，その誤った動作や運動を中枢神経系で再プログラミングされる．すなわち誤った運動学習になる可能性がある．

OKCとCKCの感覚入力（外力負荷）に対する応答の違い

開放運動連鎖（open kinetic chain：OKC）と閉鎖運動連鎖（closed kinetic chain：CKC）の定義についてはメモをご参照いただきたい．ここでは両者の感覚情報の入り方と，それに対する応答（各関節レベルにおける筋出力制御特性）の違いについて膝伸展運動を例に説明しよう．まず，図2aのOKCでは，外力負荷は下腿の長軸方向に対して直角に作用し，運動の支点（膝関節）は固定された回転運動（ヒンジ運動）となる．一方，図2bのCKCでは，外力負荷は下肢の長軸方向に対して足底部からCOGに向けて作用し，外力負荷は下腿に対して直角に作用することはない．さらに，膝関節に隣接する足関節，股関節が同時に動くので，OKCのように運動の支点（膝関節）は固定されない．つまり，CKCでの各関節は非常に不安定な運動環境下にあることを意味している．それゆえ，関節の安定化を図るためCKCではより高度で複雑な筋出力制御が要求される．それでは，筋出力制御の視点からみた場合，OKCとCKCでは具体的にどのような違いがあるのか，次の項でもう少し詳細に説明しよう．

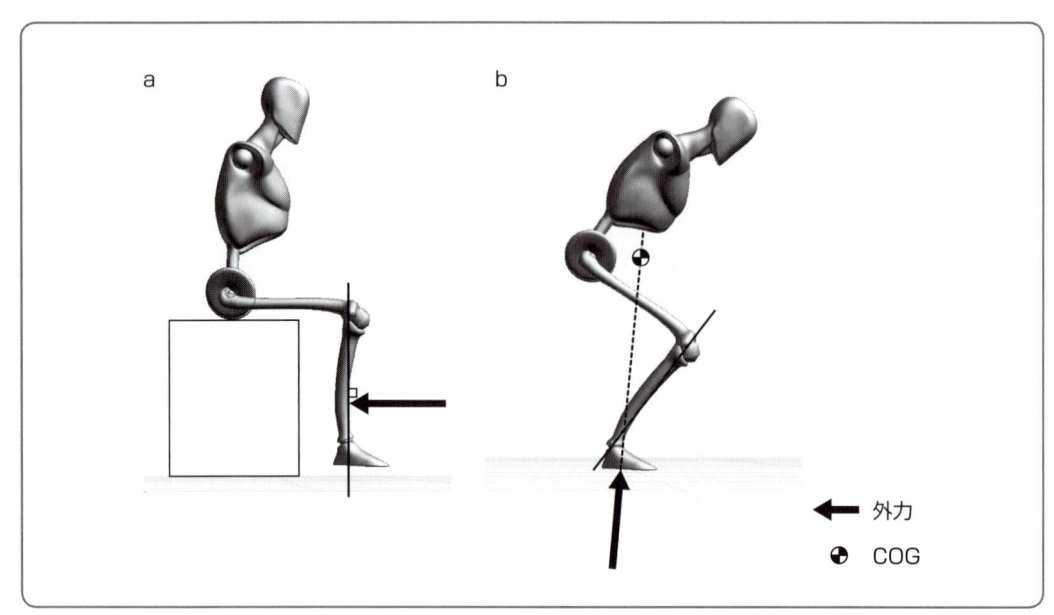

図2 OKCとCKCの外力負荷に対する応答の違い

← 外力
● COG

メモ OKCとCKCについて

Steindler（1955年）は，四肢の最遠位端の関節の動きが固定（制限）されないで，自由に動かせるような場合をOKC，逆に最遠位端の関節の動きが固定（制限）されるような外力負荷が加えられ，自由に動かせないような場合をCKCと定義した．例えば下肢でいうと，OKCではSLRや座位での膝伸展運動，CKCでは椅子からの立ち上がり動作や，荷重位でのスクワットなどが相当する．

POINT

OKCでは運動軸が固定された回転運動が中心となる．一方，CKCでは各関節が同時に運動するため，個々の関節は回転運動であっても，運動軸は固定されない．つまり，CKCでは運動制御のバリエーションが多く，より高度で複雑かつ多様な筋出力制御が求められる．

OKCとCKCにおける筋出力制御特性

一般的にOKCでは，主に動筋の筋活動による運動制御（拮抗筋の働きはほとんど生じない）が特徴であるのに対し，CKCでは，動筋と拮抗筋の同時収縮による制御が特徴とされる．図3aをご覧いただきたい．これはOKCで膝伸展運動（レッグエクステンション）を行ったときの筋活動の様子を示している．動筋である膝伸展筋群〔大腿直筋（rectus femoris muscle：RF），内側広筋（vastus medialis muscle：VM），外側広筋（vastus lateralis muscle：VL）〕の優位な筋活動を示し，拮抗筋である膝屈筋群〔内側ハムストリン

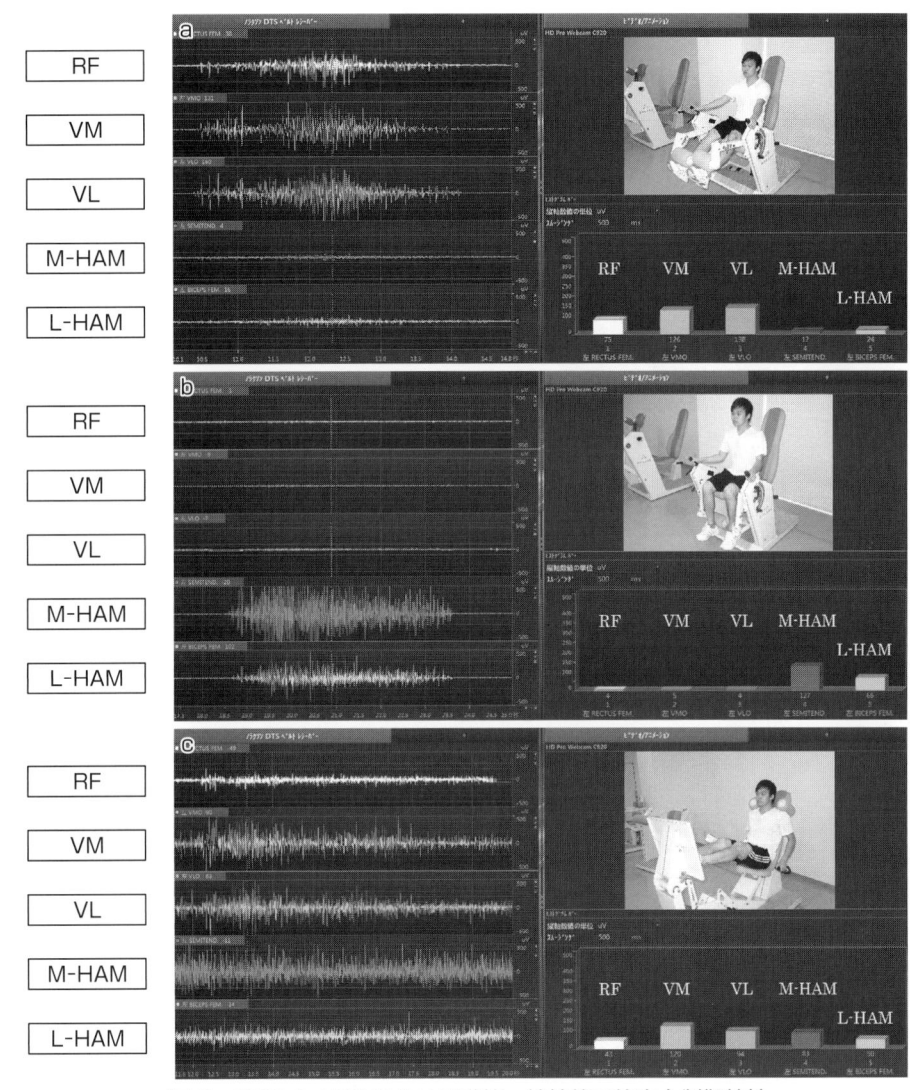

図3 OKCとCKCにおける動筋・拮抗筋の筋出力制御特性
a：OKCでの膝伸展運動，b：OKCでの膝屈曲運動，c：CKCでの脚伸展運動．
RF：大腿直筋，VM：内側広筋，VL：外側広筋，M-HAM：内側ハムストリング，L-HAM：外側ハムストリング．

グ（medial hamstring：M-HAM），外側ハムストリング（lateral hamstring：L-HAM）〕の筋活動はほとんど認められない．同様に，図3bはOKCで膝屈曲運動を行ったときの筋活動の様子を示している．動筋である膝屈曲筋群（M-HAM，L-HAM）の優位な筋活動を示し，拮抗筋である膝伸展筋群（RF，VM，VL）の筋活動はほとんど認められない．これに対し図3cはCKCで脚伸展運動（レッグプレス）を行ったときの筋活動の様子を示している．動筋である膝伸展筋群（VM，VL）と拮抗筋である膝屈曲筋群（M-HAM，L-HAM）の筋活動を示し，いわゆる同時収縮を認める．しかし，注意深く図をみていただくと，脚伸展運動時のRFは，VM，VLと比較すると，その波形の振幅で表わされる筋活

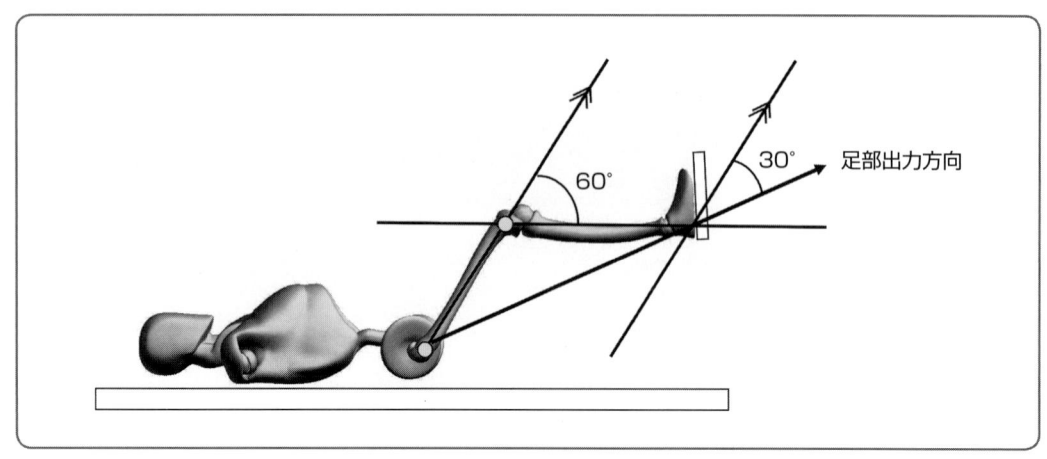

図4 CKCでの脚伸展運動に伴う足部出力方向
当該ポジションにおいて最大筋出力で脚伸展を行うと，足部出力方向（力の作用線）は股関節軸付近を通過するため股関節に作用する関節モーメントは，きわめて小さい値になる．
「河村顕治：下肢閉運動連鎖と開運動連鎖における筋出力パターンの筋電図学的解析．日臨バイオメカ会誌．22：192, 2001」より許諾を得て改変し転載

動がやや小さいことに気づくであろう．その理由について説明する．

　河村ら[5]の研究グループは，等速性運動機器を用いたCKCとOKCでの筋出力および筋電図学的解析の研究を行っている．図4[5]をご覧いただきたい．この研究では膝関節を60°屈曲位，足部は等速性運動機器のフットプレートに固定した状態（CKCの状態）で，最大筋出力で脚伸展を行わせた．当然，この肢位で脚伸展運動（股関節，膝関節の同時伸展運動）を行うためには，股関節・膝関節の伸展モーメントが必要になると予測される．しかし，その結果は，きわめて興味深いものであった．それは足部出力方向（蹴り出し方向）の角度を算出すると，その角度は大腿骨長軸から約30°の方向であり，これは足部と股関節を結ぶ線上に相当すると報告している．つまり，足部出力の方向を考慮すれば，理論上，足部出力の作用線（力の延長線）は股関節中心付近を通過するため，股関節回りに作用する関節モーメントはほとんど生じていないことになる．すなわち，このようなCKC環境下で脚伸展運動をした場合，等速性運動機器で計測される回転力は膝伸展モーメントの力とほぼ等しいと考えられる．しかし，実際に端座位で膝伸展運動（OKCでの運動）をした場合の膝伸展モーメント191.9±43.9Nmと比較すると，CKCでの運動の方が，実に約2倍近い値387.9±72.4Nmを示した．

　この理由の1つとして，河村はCKCでは，大腿直筋，大腿筋膜張筋，腸脛靭帯，ハムストリングなどの二関節筋の作用で股関節周囲筋の筋力が膝伸展モーメントに変換されるものと考察している．また，単関節筋であるVMとVLの筋活動は，CKCとOKCではほぼ等しい結果を示した．しかし，二関節筋である大腿直筋の筋活動は，CKCはOKCに比べ51±23%と低値を示し，同様にハムストリング（内側，外側ハムストリング）もCKCは，OKCに比べ，それぞれ16±12%，24±21%と低値を示したと報告している．また，同グ

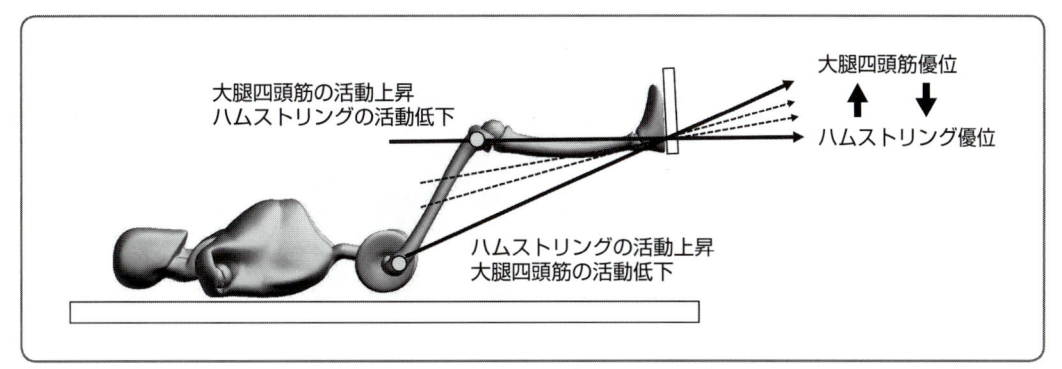

図5 足部出力方向の違いが筋活動に及ぼす影響
足部出力の作用線が股関節軸に近い場合，大腿四頭筋優位の脚伸展運動となる．一方，作用線が膝関節軸に近い場合，ハムストリング優位の脚伸展運動となる．つまり，足部出力の方向により動筋・拮抗筋の同時収縮比率（筋の協調性収縮）は変化する．

ループは別の研究[6]において，座位で体幹を直立位と前傾位で脚伸展運動を行うと，体幹前傾位は体幹垂直位に比べ，大腿四頭筋の筋活動が低下し，逆にハムストリングの筋活動が増加したと報告している．

これらの研究結果を総合すると次の特徴がみえてくる．まず，大腿直筋やハムストリングなどの二関節筋はCKCよりもOKCのほうがより高い筋活動が得られやすい．つまり，二関節筋を単独で鍛える場合，CKCよりもOKCのポジションのほうが効果的であるということである．ただし，ここで鍛えるとの意味は，単純な筋力増強効果のことであり，機能レベルでの改善を意味している．運動器再生の視点からみれば，力が発揮できるからといって，ADLの中で使える筋力であるかどうかは別の話である．次に動筋，拮抗筋の同時収縮の視点からみれば，CKCは有効性の高い筋力トレーニングになり得るといえる．しかし，動筋と拮抗筋の収縮比率（筋協調性収縮）を考慮する場合，足部での出力方向（感覚入力）が重要となる（図5）．

メモ 関節モーメントについて

関節モーメントとは関節周りに働く回転力のことであり，関節中心から外力の作用線まで垂線を下ろしたときのレバーアーム長（距離）と外力の大きさの積により規定される．そして，この外力によるモーメント（外部モーメント）と釣り合うために，等大逆向きのモーメント（内部モーメント）が作用している．外力が関節中心を貫くように作用した場合（レバーアーム長が0の場合），モーメントは0となる．すなわち，回転作用は生じないということになる．

POINT

筋協調性収縮には，外力負荷の「大きさ」に加え，その外力を負荷する「方向」が鍵！

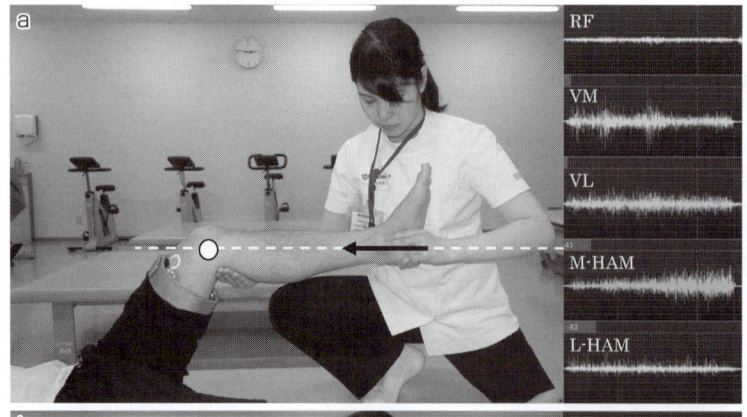

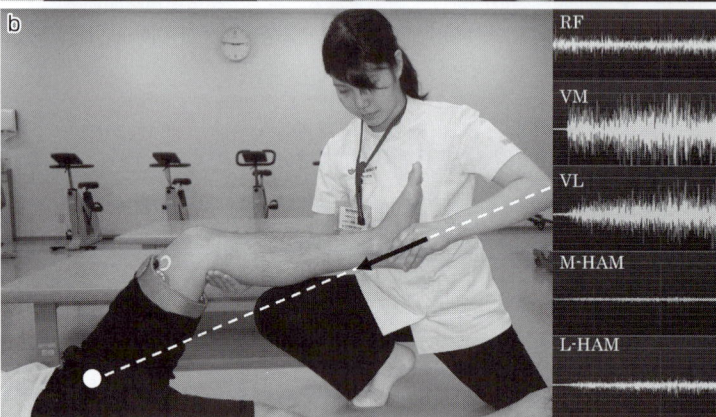

図6 擬似的床反力を利用した筋協調性収縮のトレーニング
理学療法士は患者の踵骨部を把持し擬似的床反力を加える．
a：ハムストリングの活動が優位．
b：大腿四頭筋の活動が優位．
RF：大腿直筋，VM：内側広筋，VL：外側広筋，M-HAM：内側ハムストリング，L-HAM：外側ハムストリング．

感覚入力を駆使した筋協調性収縮のトレーニング

● 臥位で外力負荷の方向を変化させた筋力トレーニング

　ここでは，理学療法戦略についての具体的方法について紹介しよう．前項でも示したように足部の出力方向により動筋と拮抗筋の同時収縮比率は変化する．そのため理学療法士は，患者の足部から外力負荷の大きさと外力を加える方向を考慮しながら筋力トレーニングを行う必要性がある．例えば，脚伸展運動において拮抗筋である膝屈曲筋群を使った運動制御が不十分な患者に対しては，図6aのように踵から膝関節中心へ向かって外力負荷を加えると膝屈曲筋群の活動性を高めた同時収縮が得られる．逆に膝伸展筋群の活動性を高めた同時収縮を得たいのであれば，図6bのような踵から股関節中心へ向かった外力負荷を加えるとよい．さらに，膝伸展筋群の中でも特に二関節筋であるRFの筋活動を選択的に高めたいのであれば，OKCでの膝伸展運動を選択すれば効果的である．このように理学療法士が足部から加える外力は，擬似的床反力と呼ばれる．重力環境下においては，床反力は基本的にCOGに向かって作用するため，立位姿勢では床反力の方向をコントロールするには，患者のCOGを変化させる必要がある．また，床反力（負荷量）の大きさを適宜，大きくしたり小さくしたり調整することは困難である．しかし，理学療法士に

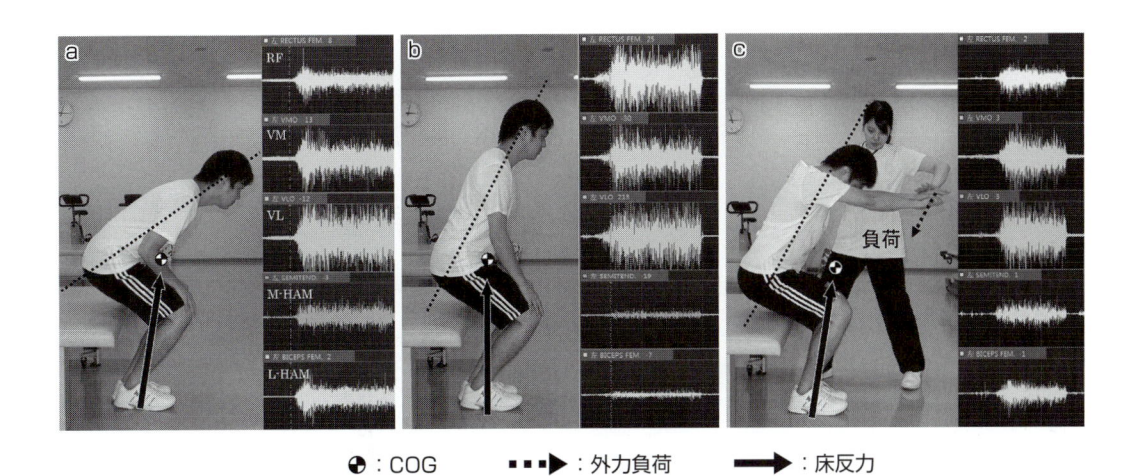

図7 立ち上がり動作を利用した筋協調性収縮のトレーニング
●：COG　┅┅▶：外力負荷　━━▶：床反力

a：体幹を大きく前屈しての立ち上がり．COGの前方移動は大きい．b：体幹を可能な限り直立位にしての立ち上がり．COGの前方移動は小さい．c：体幹を可能な限り直立位にし，かつ，理学療法士が両上肢に負荷を加えながらの立ち上がり．COGの前方移動は大きい．
RF：大腿直筋，VM：内側広筋，VL：外側広筋，M-HAM：内側ハムストリング，L-HAM：外側ハムストリング．

よって作り出される擬似的床反力であれば，負荷量の調整は容易であり，かつ，患者のCOGを変化させることなく（患者の姿勢を変えることなく），擬似的床反力の方向を自在に変化させることができる．下肢運動器疾患において，荷重時の疼痛がある場合，あるいは荷重に対する恐怖心がある場合，さらには，立位姿勢保持能力が低い症例などに対しては有効な理学療法戦略の1つになりうる．

● 立ち上がり動作時の床反力の方向を変化させた筋力トレーニング

次に紹介するのは立ち上がり動作時の床反力の方向を変化させた筋力トレーニングである．図7aは体幹を大きく前屈させCOGを前方に大きく移動させて立ち上がった場合の筋活動を示す．一方，図7bは体幹を極力前屈させないで立ち上がった場合の筋活動を示す．明らかに前者の方がハムストリングの筋活動が大きく高まっているのがおわかりいただけるであろう．前項で紹介した方法は，理学療法士の意思で擬似的床反力の方向を変化させるものである．一方，この立ち上がり動作は患者自身に上半身重心を前方へ大きく移動させることで，床反力の方向を変化させた筋力トレーニングである．臨床場面において，体幹を前傾させない立ち上がり動作を実施するには，患者を肋木の前に座らせ，肘関節を伸展させ，肩の高さ付近の肋木を指で軽く保持するような環境を設定するとよい．次に紹介するのは，体幹を前傾させないでCOGを前方に移動させる方法である．図7cにあるように患者の両手を理学療法士が上から押さえることで上半身重心を前方へ移動させることができる．患者の体幹はそれほど前傾していないが，COGは前方へ移動するため，筋活動は体幹を大きく前屈して立ち上がった場合と似た筋活動パターンを示す．つまり，立ち上がり動作においても，筋協調性収縮には，床反力の方向が重要であるということがわかる．

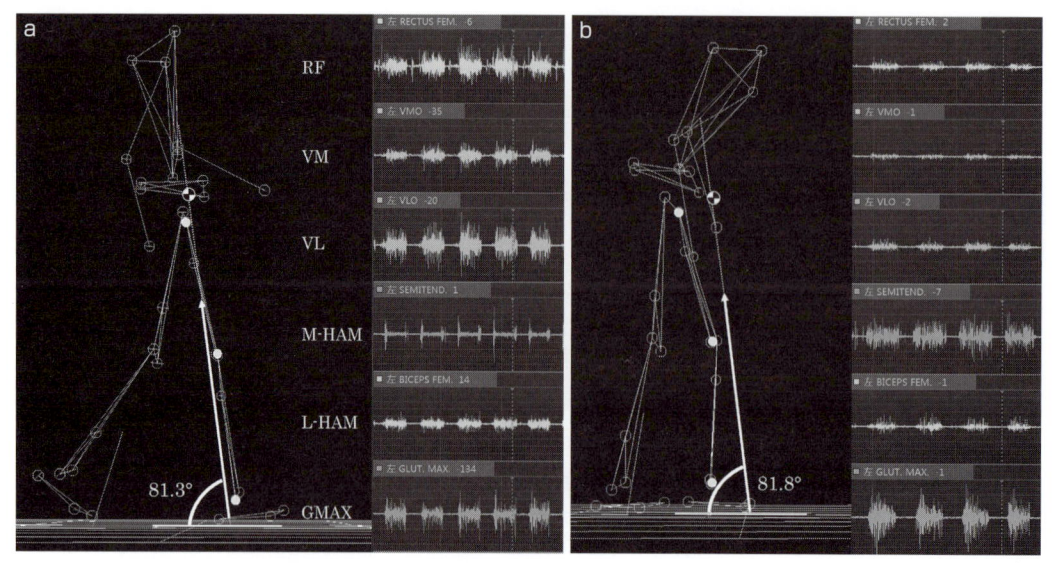

図8 踵接地を意識させた歩行練習
●：COG　　⇒：床反力　　……：床反力作用線

RF：大腿直筋，VM：内側広筋，VL：外側広筋，M-HAM：内側ハムストリング，L-HAM：外側ハムストリング，GMAX：大殿筋．

● 踵接地を意識させた歩行練習

　最後は臨床現場でしばしば認められる異常歩行の1つである爪先接地歩行時の特徴について解説しよう．図8aは正常ベースで，初期接地期に踵接地をしっかりと行った歩行を示している．両脚支持期である荷重応答期（歩行周期2～12%）の矢状面からみた床反力と床面とのなす角度は約81.3°であった．さらに詳細にみてみると床反力作用線は膝関節中心よりも後方，股関節中心よりも前方を通過していることがわかる．そして，このときの膝関節周囲の筋活動の特徴をみてみると，膝伸展筋群（RF，VM，VL）と膝屈筋群（M-HAM，L-HAM）の中でもL-HAMの高い筋活動を示している．膝伸展筋群と膝屈曲筋群の筋活動で比較すると，膝伸展筋群の優位な同時収縮といえる．また，股関節周囲の筋活動の特徴をみてみると，股関節屈筋であるRFと股関節伸展筋である大殿筋（gluteus maximus muscle：GMAX）同時収縮が認められる．これに対して，図8bは初期接地期に体幹が大きく前屈し爪先から接地した歩行を示している．荷重応答期の矢状面から見た床反力と床面とのなす角度は約81.8°であった．この値は正常ベース時の角度とほとんど同じである．しかし，下肢アライメントと床反力作用線の関係は大きく異なる．爪先接地歩行では，床反力作用線は膝関節中心よりも前方，股関節中心に関しては，かなり前方を通過していることがわかる．そして，このときの膝関節周囲の筋活動の特徴をみてみると，膝伸展筋群（RF，VM，VL）の低い筋活動を示し，逆に，膝屈筋群の中でもM-HAMの高い筋活動を示している．膝伸展筋群と膝屈曲筋群の筋活動で比較すると，膝屈曲筋群の優位な同時収縮といえる．これは正常ベースとは明らかに異なる筋出力制御である．また，

股関節周囲の筋活動の特徴をみてみると，股関節屈筋であるRFは低い筋活動を示し，股関節伸展筋群の中でもGMAX，M-HAMの高い筋活動を示している．つまり膝関節，股関節ともに正常ベースと比較し，動筋と拮抗筋の収縮比率が大きく崩れた筋出力制御になっている．以上のことから，**歩行時における筋協調性収縮のトレーニングを実践するためには，床面からみた床反力の作用する角度に加え，その床反力作用線上にいかに足，膝，股関節中心を配列できるかが重要であるといえる．**

メモ 歩行時におけるRFの筋活動について

RFに針電極を挿入し，歩行時の筋活動を計測した研究[7]がある．それによると歩行時のRFはほとんど活動性が認められなかったとしている．表面筋電図では，皮膚表面からRF筋腹部直上に電極を貼付するため，クロストークと呼ばれる近隣からの活動電位の流入の影響は避けられない．図8AにおいてRFの高い筋活動が認められるのは，その影響も含まれていると思われる．

POINT

床反力作用線上に足・膝・股関節中心を直列配列させるためには，踵接地がきわめて重要となる．試しに爪先接地で歩いてみると，荷重応答期に体幹の前屈が生じてくる．つまり，爪先接地歩行は，体幹の前屈と股関節，膝関節の屈曲を引き起こす．もし，足・膝・股関節中心を直列配列させたまま，体幹の前屈なしに爪先接地で歩行すると，床反力と床面とのなす角度は正常ベースと比べ小さくなる．この角度の低下はCOGの前方移動を制動する力の増大を意味しており，歩行動作が困難となる．

POINT

今の臨床現場での歩行練習を振り返ってみよう．スリッパなど踵接地が難しい履き物で来室してくる患者はいないだろうか？　**単に歩くだけの歩行（walk）練習では，筋の協調性収縮のトレーニングにはならない．床反力ベクトルの方向を加味した，踵接地を意識させた歩行（gait）練習が必要である．**しかし，踵接地歩行は踵接地時にそれなりの衝撃力を伴う．そのため指導するにあたり靴（衝撃吸収素材を用いた中敷きなど）などの配慮が必要である．われわれ理学療法士は，"walk"ではなく，"gait"を練習，そして指導する専門職集団でありたい．

> ▶若手理学療法士へひとこと◀
>
> 今回は運動器とは何か？という「定義」からひもといた．何事もそうであるが，応用力を身につけるためには，基礎が大切である．より新しい理学療法の可能性を探究するためには，まずはその言葉の定義をしっかりと理解してから，現状の理学療法を見直してみることが大切なのではないだろうか？

Further Reading

対馬栄輝（編）：筋骨格系理学療法を見直す，文光堂，2011
▶ 筋協調性のとらえかた，運動連鎖下における筋協調性運動など，本項では紹介できなかった内容がより詳しく書かれている．

●―文献

1) 一般財団法人運動器の10年・日本協会 [internet]．http://www.bjd-jp.org/what/index.html [accessed 2015-08-25]
2) Shumway-Cook A, Woollacott MH：モーターコントロール 原著第4版（田中　繁・高橋　明監訳）．医歯薬出版，東京，2013
3) 塚本芳久：第4章　感覚―運動情報の統合〜臨床運動学としての活用．運動の生物学，pp83-107，協同医書出版，東京，2001
4) 井原秀俊，中山彰一：第Ⅱ部　従来の下肢リハビリテーションの反省　8．足部・足指機能の無視．関節トレーニング，pp15-16，協同医書出版，東京，1990
5) 河村顕治：下肢閉運動連鎖と開運動連鎖における筋出力パターンの筋電図学的解析．日臨バイオメカ会誌．22：191-194，2001
6) 岡田育子，河村顕治：体幹および足部固定肢位が下肢閉運動連鎖筋出力様式に及ぼす影響．日臨バイオメカ会誌．23：429-433，2002
7) Barr KM, Miller AL, Chapin KB：Surface electromyography does not accurately reflect rectus femoris activity during gait：impact of speed and crouch on vasti-to-rectus crosstalk. Gait Posture. 32（3）：363-368, 2010

II. このようにしている！ 感覚入力

4 運動器疾患の場合

2) 肩関節疾患の場合

出井彩子

> 肩関節疾患患者に対して理学療法を施行する際，機能評価およびアプローチの対象は肩甲上腕関節のみならず肩甲胸郭関節や体幹機能も含める必要があり，その方法や解釈は多くの成書が示している．一連の評価，治療の際，同時に患者が自身の身体や動きをどのように感じ，どのように動かそうとしているかに注意して実施することが，治療結果を効率的に出す一助となる．

はじめに

評価における感覚入力的視点は機能評価と同時に，**身体に実際に起きている，または患者自身が起こしている現象を患者自身がどう感じているかを探ること**にある．

著しく誤った感覚入力に対する反応としての運動は当然，誤った運動方向となったり適した筋出力やタイミングとならなかったりして，症状を繰り返すことにつながりやすい．治療場面における感覚入力の考え方は，**やろうとしている運動と実際にやっている運動の誤差を小さくしていくために**，視覚や筋の伸張感覚，身体重心位置や荷重感覚に注意させて**誤った入力を修正させながら機能的問題点を改善すること**にある．

評価により感覚入力があまり逸脱していないと判断できる場合は，評価に基づいた機能的問題点を中心とした対応，アプローチを開始することで結果を得やすく，セルフコンディショニングも適切に行いやすい．反対に知覚している身体イメージが実際の現象と著しく逸脱している場合，機能的問題も生じていることが多いが，機能的問題点を主眼においてアプローチしても生活における患者自身の再現性に乏しく，症状の改善が思うようにみられない場合が多い．また，炎症による局所の安静が必要な場合も自身で感じているより頻繁に，または大きく関節を動かしてしまい，炎症の軽減に時間を要することがある．

問診・愁訴

構造的な病態，診断は医師からの処方に記載されているが，障害の原因や障害に至る機能的問題の仮説，予測などを立てるための病歴は，理学療法士が聴取する．同時に自身の症状や経過をどのように捉え，どのように伝えてくるかにも気を配る．

問診の内容は，いつ頃からどのような症状が出ているか，その頃から現在に至るまでど

こかで治療を受けたか（受けた場合どのような治療だったか），また自身でどのような対応をしてきたか，仕事や日中の過ごし方などの生活のスタイル，その時点での愁訴（いつ，どのようなときに症状が出るか）などがある．

一問一答，はっきりと答えられることが望ましいとは限らず，現時点で自身の経過や症状をどのくらい客観的に捉えているかの参考とする．中には症状が出てからの経過，いつどのような治療を受け，その結果どうなったかの病歴などを細かく記載したレポートを持参する患者もいるし，問診の場で初めて経過を振り返る患者もいる．

機能評価，治療場面における取り入れ方

●可動性評価

1）肩関節可動性（肩複合体）

関節可動性は静止立位のまま肩関節挙上，外転，外旋（下垂位），内旋（結帯）の自動運動での可動域測定，その際の疼痛評価を行うが，同時に肩甲骨の動きを確認する．肩複合体としての肩関節は本来，挙上，外転の際には肩甲骨の挙上，外転，上方回旋や内転を伴うとされており，それらの運動を確認する．肩甲上腕関節の可動域は他動的に検査し，疼痛，終末感，抵抗感やその再現性などに注意し，局所の病態や恐怖心を含めた制限因子を推察する．

2）肩甲胸郭関節の可動性

肩甲胸郭関節は肩甲骨が胸郭上に浮遊している機能的関節であり，臨床場面においては角度による検査はあまり実用的ではない．静止立位で自動的な動きを観察したり，側臥位で他動的に挙上，下制，上方回旋，下方回旋，内転，外転などの可動性を確認したりして，胸郭や脊柱に対する肩甲骨の移動距離や左右差で評価する．

臨床的に用いやすい方法としては静止立位で肩甲骨挙上，内転を各々自動運動で指示する．見本を見せるなど，できるだけ指示内容を正確に理解させる．各々の可動性を評価すると同時に代償運動や疼痛の有無，肩甲骨の動きに伴う胸郭の側面，前面の動きを確認する．その際，患者自身が肩甲骨の動かしやすさ，動かしにくさ，特に左右差などをどう感じているかなどを質問し，患者が知覚している状態と実際に観察される現象との相違を確認する．

症状が出ている側の肩甲骨の可動性が悪い場合が多く，肩甲胸郭関節運動での可動性が乏しい方向に応じて代償運動が異なる．肩甲骨挙上の可動性に乏しい場合，頸部の伸展や肩甲上腕関節の内転などで代償することが多い．肩甲骨内転の可動性に乏しい場合，頭部の前方偏位や肩甲骨挙上，肩甲上腕関節の伸展などで代償することがあるため，評価する際に注意する．

3）胸郭の可動性

静止立位のまま体前屈，後屈，側屈，座位で回旋を指示し，胸郭の可動性を評価すると同時に骨盤と胸郭の間，つまり脊柱の動きや体幹筋の伸張性を確認する．

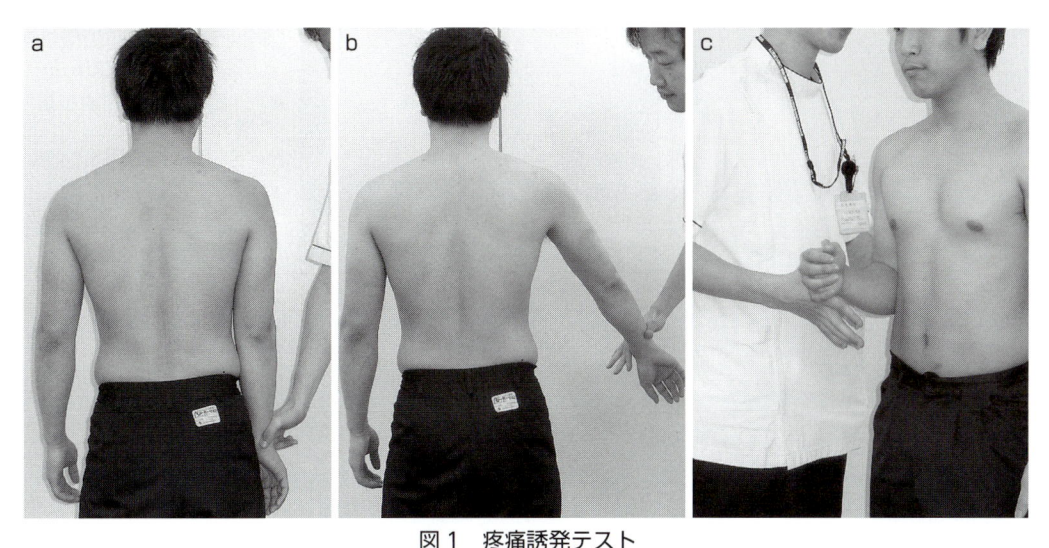

図1 疼痛誘発テスト
a：下垂位外転抵抗運動，b：肩甲骨面上45°外転位抵抗運動，c：下垂位内外旋抵抗運動．

　可動性が悪い場合や代償を伴っている場合に患者自身が動かしにくさを自覚しているか，反対側と差を感じているかを質問し，評価した実際の現象をどのように感じているのかを確認しておく．特に側屈における左右差は患者が感じやすく，評価の際に初めてその差に気づくことも多い．

　胸郭，および体幹の動きの代償として股関節などの下肢の関節から骨盤の動きがみられることもあるため留意する．単に胸郭，体幹の可動性に乏しいために代償が出る場合もあるが，普段の身体重心移動の戦略として下肢や骨盤を優位にしている場合や，体幹，骨盤周囲の機能低下から抗重力位では胸郭の可動性を有効に使えていない場合もあるため，必要に応じて骨盤を固定して評価したり臥位にして評価したりする．

● 筋収縮

1）肩関節（腱板機能：疼痛誘発テスト）

　疼痛誘発テストを山口ら[1]に順じて行う．下垂位および45°外転位，肩甲上腕関節内外旋中間位で外転抵抗運動を，下垂位で内旋，外旋の抵抗運動を行い筋出力，および疼痛を評価する（図1）．続いて肢位や肩甲胸郭関節などの条件を変えることで疼痛，発揮筋力の変化を確認し，病態や機能障害を推測する．

　肩甲胸郭関節の条件を変化させる際は，肩甲骨関節窩が骨頭の求心位となる位置で徒手的に肩甲骨を保持し，発揮される筋力，疼痛の変化を評価する（図2）．肩甲骨を保持することで疼痛や筋力が変化しない場合，症状が強くなる場合には腱板そのものに機能障害があると推測される．逆に筋出力が向上したり疼痛が軽減したりする場合は腱板そのものの機能障害ではなく，肩甲骨を求心位に保つための肩甲胸郭関節の機能低下が原因で腱板機能が障害されていると考えられ，肩甲胸郭関節の機能評価が必要となる．

　このとき，運動方向を指示，理解させた状態で実施し，理学療法士が加えている抵抗に

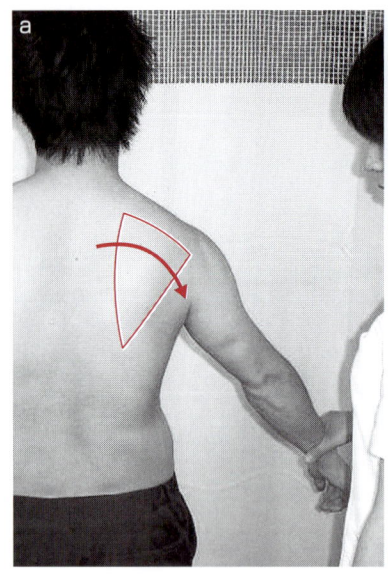

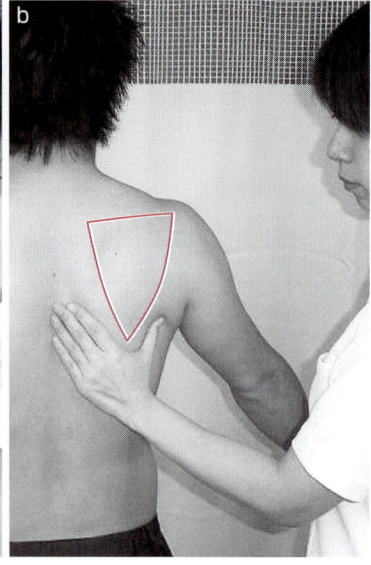

図2 肩甲胸郭関節機能を考慮したテスト
a：外転抵抗運動により肩甲骨が下方回旋
b：下方回旋を徒手的に抑制

抗した方向で運動出力する筋収縮ができているかに注意する．抵抗によって生じる感覚入力とそれに抗して患者が出力する運動の方向が合致しているかどうかを観察し，行おうとしている運動と実際に行っている運動に相違がないか確認する．

よくみられる現象として，外転抵抗運動時に内外旋中間位から外旋し，外転方向に上腕二頭筋優位で動かそうとしたり（図3a），内旋，外旋抵抗運動では肩甲上腕関節伸展や内転，肘関節屈曲や伸展，体幹回旋や側屈などがみられたりする（図3b）．

腱板に対するアプローチでは，関節内の著しい炎症や損傷がある場合は積極的な筋収縮は避けるべきである．腱板収縮機能に直接アプローチをする際，疼痛を有する患者の場合，先に述べた患者自身の運動イメージによって出力する運動方向と，抵抗で感覚入力している運動方向がずれていることが多い．また，腱板断裂や肩関節脱臼に対する手術後の理学療法において，腱板機能を再獲得していく過程でも当初は運動方向が定まらないことがあり，**求心位を保ちながら収縮させるよう，運動方向に注意する**必要がある．このためゴム抵抗による回旋運動などを実施する前に自身の動きを視覚的に確認させ，**動かそうとしている方向と運動出力する方向を一致するように収縮させる**．理学療法士自身は目線が上腕骨長軸に対し垂直になるように位置し，肩甲骨と鎖骨が代償的に動いていないかを触診により確認しながら，正確な回旋方向に誘導したり抵抗を加えたりするように注意する．肩関節は関節包の張力が均一になる肩甲骨面上45°外転位で安定させ，はじめは視覚入力と自動介助運動で誘導し，徐々に抵抗運動とすると運動方向を認識しやすく，数回の収縮のうちに徐々に疼痛が軽減することもある（図4）．内外旋運動に肘関節屈曲，伸展方向の代償運動が入る場合，逆に肘関節屈曲，伸展運動を指示すると肘関節の運動方向もずれていて，肩関節内外旋の代償運動が入ることが多い．腱板収縮運動だけで運動方向を修正しづらい場合，同様に視覚で肘の運動方向を確認させながら修正させ，正確に屈曲，伸展運

図3 よくみられる代償反応
a：外転抵抗運動時上腕骨外旋
b：回旋抵抗運動時肘関節屈曲, 体幹側屈

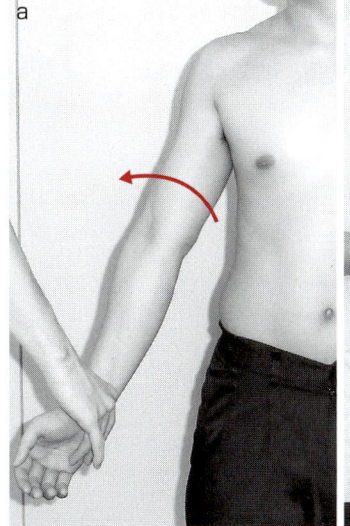

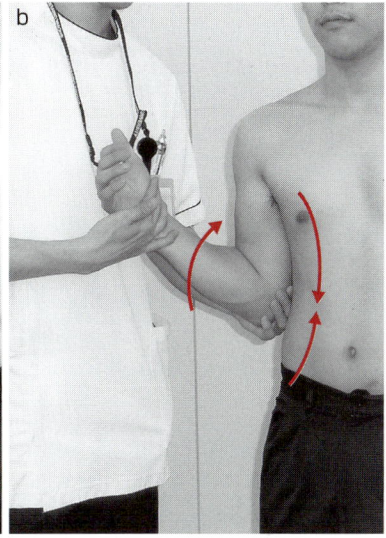

図4 腱板収縮運動：臥位
a：外旋運動時
b：内旋運動時

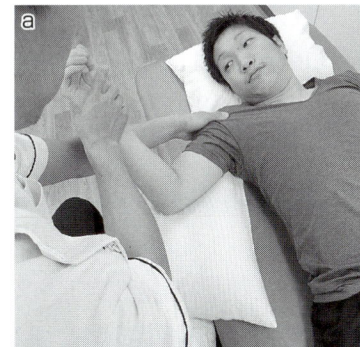

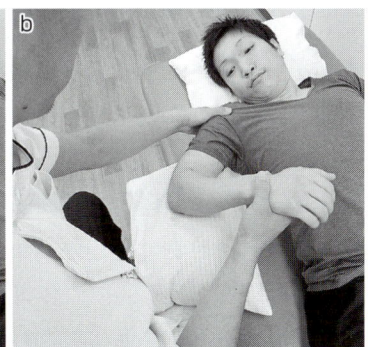

動をできるようにしてから腱板収縮を促すことで運動方向を修正できることがある．

臥位で運動方向を修正した後は座位（**図5**），ゴムバンドなどを使用した抵抗運動などのセルフコンディショニングへ展開することができる．

> **メモ 腱板機能**
>
> 腱板は棘上筋，棘下筋，肩甲下筋，小円筋で構成され，下記の機能がある．
> ①棘上筋は外転，棘下筋と小円筋は外旋，肩甲下筋は内旋の動作筋としての機能
> ②上腕骨頭を関節窩に引き寄せ，三角筋の収縮効率を上げる機能
> ③関節包を補強し，関節を安定させる機能

2）肩甲胸郭関節

肩甲骨周囲筋の徒手筋力検査を実施する．肩甲骨周囲筋の筋力を検査するとともに体幹の伸展や骨盤の回旋による代償の有無を確認する．肩甲骨周囲筋に対して徐々に抵抗を強くしていくと，体幹や骨盤に代償運動を観察されることが多い．このような代償運動が生

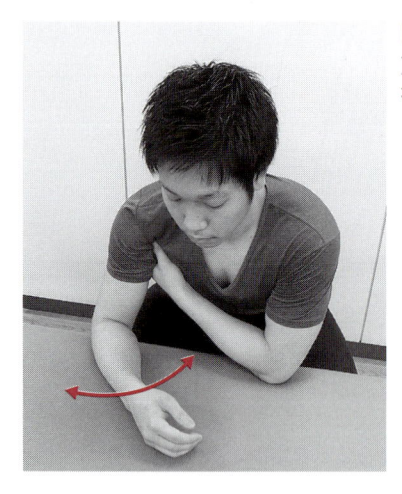

図5 腱板収縮運動：座位
肩甲骨面上45°，外転位で実施．
視覚で運動方向を確認したり，自身で収縮を触知して実施する．

じていることを患者自身が知覚できているかどうかを確認し，現実に起こっている運動と患者が持っている運動イメージとが一致しているかどうかを評価する．体幹や骨盤の代償運動が出る場合，その代償運動が生じないように体幹や骨盤を徒手的に固定し，肩甲骨周囲筋の発揮筋力が向上するようであれば，前述の検査で肩甲胸郭関節の機能に問題があるとなった場合でも，機能的問題は体幹にあると判断できる．

体幹固定により肩甲骨周囲筋の発揮筋力が向上している場合，発揮している筋力の変化を患者自身が自覚できているか確認する．

肩甲骨周囲のみならず，体幹機能から肩甲骨固定性向上を要する場合，体幹と肩甲骨周囲筋を同時に運動させるアプローチが必要となる（図6）．いずれの運動も肩関節，肩甲胸郭関節と同時に体幹の収縮を感じさせて実施する．患者に各々の筋収縮を細かく意識させるというよりは，肩周囲の筋が収縮している，体幹の筋が収縮しているといった程度に知覚させ，理学療法士が僧帽筋や前鋸筋，腹斜筋や腹横筋，腰方形筋などの収縮や関節運動を確認し，各運動で自身が意図し，改善させたい機能につながるような方向や収縮のタイミングを指導する必要がある．臥位から座位，等尺性収縮から関節運動を伴う運動に展開し，**上腕骨に合わせた肩甲骨の運動性や固定性に必要な収縮のタイミング，出力にバリエーションを持たせていくこと**で，対応できる動作や関節可動域を増やしていく．

● 姿　勢

姿勢は一般的に矢状面で身体重心線の通る部位，前額面で左右差を評価する．また臥位，立位，座位などによる肢位姿勢の変化から姿勢に影響を及ぼしている身体機能を推察することができる．生活習慣による影響などは姿勢に現れやすいため，特に姿勢を見られていると意識させず，自然な状態を問診中などに評価することも必要である．また，左右の肩甲骨の高さや体幹の傾きや身体重心位置をどのように感じているかを確認する．

自身の姿勢が悪いと感じている患者は多く，中にはその影響で肩に症状が出ていると感じている患者もいる．しかし自身が考える良い姿勢になるよう指示すると，必ずしも解剖

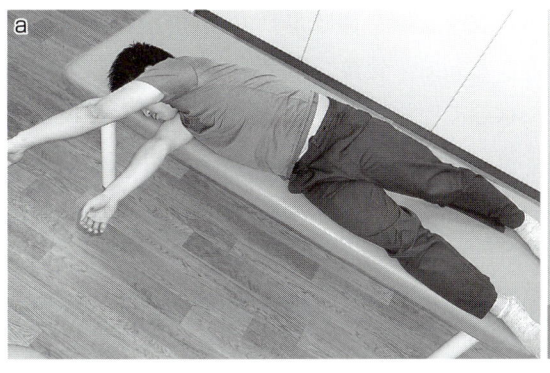

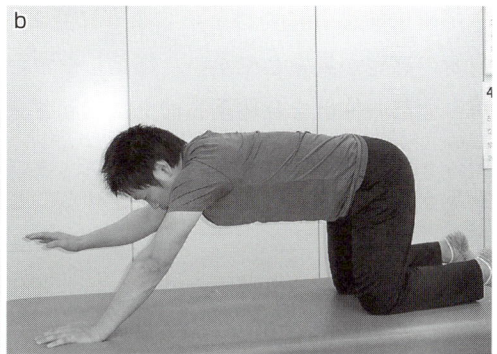

a：体幹回旋：肩甲骨外転を意識して寝返り運動．上腕骨の動きに肩甲骨周囲，体幹の収縮を合わせる．水平内転運動で代償しないように注意する．
b：四這い：左右交互に手を付きながら，手を付く位置に変化をつける．骨盤から頭部までの肢位がかわらないようにする．手の位置に対応した肩甲骨の肢位の保持，肩甲骨の肢位に対応した体幹収縮を意識する．
c：リーチ動作：上腕骨の移動位置に合わせて肩甲骨を動かし，肩甲骨の位置に合わせて体幹が動くようにする．

図6 体幹と肩甲骨の協調運動

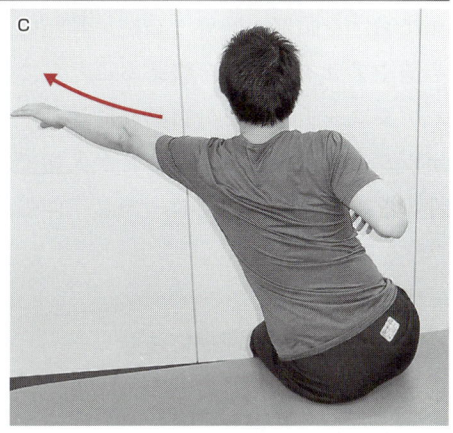

図7 患者自身が感じている「良い姿勢」

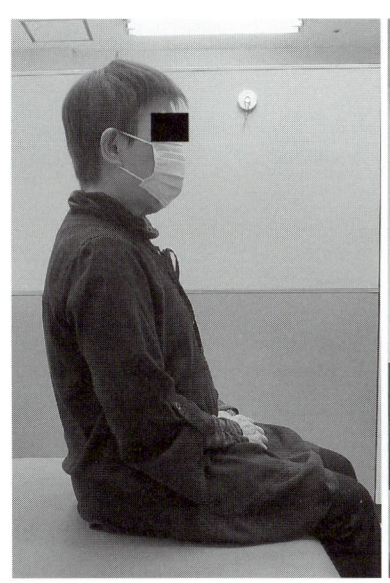

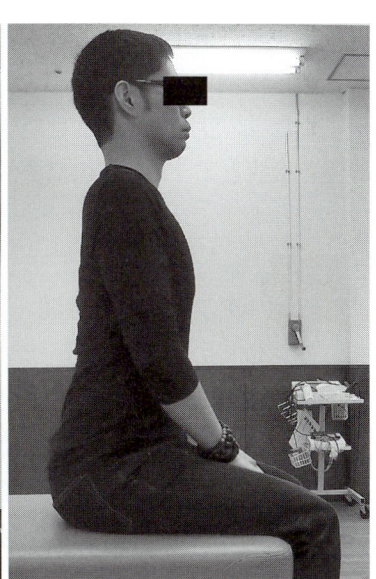

学的に「良い姿勢」にはなっていないことが多く，局所に負担が偏っている姿勢になっていることがある（図7）．このような場合，自身が姿勢に注意したとしても機能的な問題につながってしまう．またセルフコンディショニングを実施する際にも適切に可動性や運動性を獲得しづらくなるため，自身による基本肢位の獲得は重要である．

端座位で患者に姿勢を正すように意識させると「背中を伸ばす」つもりで腰背部に患者自身の感覚が集中しやすい．修正しやすい方法として，骨盤，体幹，特に腹側の収縮，胸郭，頭部の位置を身体重心線上に位置させた状態で座面の身体重心位置に感覚を意識させる．また静的な身体重心位置だけでなく，骨盤，胸郭，頭部の位置による身体重心位置や荷重がかかる方向の変化を感じさせることにより自身で基本肢位を取りやすくなることがある．

　臥位においては患者の意識で姿勢や身体重心線を整えるのは困難なことが多い．理学療法士が客観的に背臥位矢状面における頭部，胸郭，骨盤の位置関係（高さ），側臥位前額面における頭部，胸郭，脊柱，骨盤のアライメントを観察し，タオルなどを使って身体重心線やアライメントを整えることができる．

　アプローチとしての自動介助運動や自動運動を行う際，局所に負担の偏らないスタートポジションから実施することが大切であり，この姿勢で機能評価に基づいた可動性や運動性の改善を目的にアプローチし，伸張感覚や筋収縮の感覚を確認させる．

> **Advice　防御的収縮に注意**
>
> 　姿勢観察や触診から肩甲骨周囲の筋緊張を推察できる．「力を抜けない」などの自覚をしている場合もあるが，疼痛に対する不安や恐怖心による防御的収縮，拮抗する筋の柔軟性低下や筋緊張に抗するため，防御的に緊張を高めている場合もある．そのため，安易に緊張を落とすための直接的なアプローチをすると，新たな症状を引き起こしたり，症状を悪化させたりするため，注意が必要である．そのような場合，障害に至る仮説とアプローチの変更が必要なサインだと理学療法士自身が捉えるべきである．

> **Advice　アプローチの展開**
>
> 　知覚している身体イメージが実際の現象と逸脱している場合，アプローチの際に複合的な注意を要する課題，肢位は身体イメージと現象の相違を縮めるのに不向きである．動的な関節運動や抗重力位からではなく，アライメントを整えた臥位において深呼吸により吸気の際に胸郭が膨らむ，呼気のときに腹筋群が収縮して胸郭が閉じるなど，限られた動きや収縮に注意を集中しやすい課題から始めることが望ましい．その際，胸郭が動けるだけの腹部の柔軟性をあらかじめ徒手療法などで獲得させたり，吸気の際に背側に緊張が入るなどの代償運動を伴わないで実施させたりするなどの指導が必要である．また，少しずつレベルアップをする際には臥位で動的な運動，端座位などの抗重力位で深呼吸など，獲得できたセルフイメージに課題を一つずつ加え，新たな課題に感覚を集中できるようにする．末梢の課題よりかは体幹，胸郭などのより中枢側への注意が早期に修正されるほうが，その後の動作獲得への展開に結びつきや

すいことが多いが，手指や手関節，肘関節の感覚入力や運動軸を修正することで肩関節の症状が改善する場合もある．患者によって獲得しやすい感覚入力方法は異なるため，認知しやすい課題を見つけ，周囲への複合的な課題，改善させたい動作へ展開させることが望ましい．

> **Advice　効果判定時の感覚入力の評価**
>
> 　初回の評価，アプローチにより可動性や運動性などを改善させた後，初回の最後に肩甲骨や胸郭の可動性評価で行った動きを再度指示し，評価時の動きとアプローチ後の動きに変化を感じられるか確認し，患者が身体イメージをどのように知覚しているのか評価する．変化を感じられる場合，セルフチェックやセルフコンディショニングを適切に行いやすい．

おわりに

　アプローチは身体イメージを知覚することに注意させて実施するが，**最終的には患者が動作中に意識的に感覚に注意をしなくても日常生活や，患者が必要とするパフォーマンスを獲得することが目的**であり，知覚と実際の現象の相違を小さくし，徐々に複合運動として学習させることでより効率的に動作を獲得できる．感覚入力と実際の現象の相違を修正していくことは，治療終了後も患者自身が生活習慣や身体の癖，傾向を理解したり，自身の身体がどのような状態であるかに気づいたり，対応しようとしたりする助けになり得ると考える．

> **▶若手理学療法士へひとこと◀**
>
> 　肩関節疾患に対する評価，治療法に関する著書や文献は多く，理学療法士が症状を改善させるために各検査，評価から機能的問題点を導き出すことが必要なのは当然である．しかし評価の際，評価に基づき導かれた機能的問題点に対してアプローチする際，また思うような結果を出せないときに，何かおかしいな，と理学療法士自身が感じることが，患者の知覚している身体イメージを理解するきっかけとなる．

Further Reading

山口光圀:上肢からみた動きと理学療法の展開.結果の出せる整形外科理学療法,山口光圀・福井　勉・入谷　誠(著),pp1-73,メジカルビュー社,2009
▶ 肩関節の機能解剖,検査・評価法,その結果解釈,また,一般的な検査方法以外の視点がまとめられ,機能的状態から障害に至る仮説を考えるための参考となる本である.

● 文献

1) 山口光圀:疼痛誘発(愁訴誘発)テスト.結果の出せる整形外科理学療法,山口光圀・福井　勉・入谷　誠(著),pp42-47,メジカルビュー社,東京,2009

MEMO

ミニレクチャー

私はこうしている 3
感覚入力における注意すべき要点

大工谷新一

1. 動作学習過程

　図1，2は，膝前十字靱帯再建術後のスポーツ選手の理学療法評価として実施した誘発筋電図検査の結果を，非術側（図1）と術側（図2）の各々について術後期間ごとに並べたものである[1]．誘発筋電図検査を簡単に説明すると，腹臥位で足関節底屈の軽い等尺性収縮を行わせ，収縮中に膝窩部で脛骨神経に電気刺激を加え，ヒラメ筋から筋電図を記録するものである．筋収縮中に強い電気刺激を支配神経に加えると，持続的な筋活動が休止し，筋から記録されるM波や脊髄由来のF波が記録されたのちに一定期間を経て，筋活動由来の放電が再開する．術側（図2）の術後2ヵ月から4ヵ月では，F波出現後に非術側（図1）では認められない波形が記録されている（図2中のLLRで示す範囲にみられる波形）．これは，長潜時反射（long-latency reflex：LLR）様の波形であり，その起源は下肢では諸説あるものの，脳幹より上位の中枢を由来とするものと考えられている．つまり，術側では腹臥位で軽く足関節底屈を保持することであっても，脳幹より上位の中枢神経機能の興奮性が増大しているということを示す所見である．

　術後理学療法プログラムは，術後8週間でジョギング，術後3ヵ月で方向変換動作，術後4ヵ月では全力疾走，その後にコンタクト動作がそれぞれ許可され，術後6ヵ月での競技復帰となっているため，LLR様の波形が記録されたのは動作獲得過程において，膝のアライメントの修正や足の運び方などの獲得が困難で，口頭指示やデモンストレーションを用いた集中的な指導を要した時期である．つまり，図2の誘発筋電図検査所見は，口頭指示などにより動作を指導して学習させている時期には，脳幹より上位の中枢神経機能の興奮性が増大していたことを示すものである．

2. 動作の自動化（無意識化）

　一般に，動作中の身体各部位の運動には，意識下に行われるものと無意識下に行われるものがある．無意識下での運動としては，例えば，座位や立位での側方への体重移動，あるいは歩行や走行での方向変換や急激なストップにおける体幹の運動や下肢の各関節の協調的運動がある．これらは，いわゆる反射や立ち直り反応として理解され，その責任中枢は脊髄と中脳レベルであると解釈できる．随意運動中にみられる無意識下の運動を口頭指示などにより意識させて行うと，運動野など中脳レベルより高次の神経機能により制御される可能性が考えられる．この状態を示す一例が図2に示す脳幹より上位の中枢神経機能の興奮性が増大している状況であると考えられる．運動制御により高次の中枢神経機能が関与することは，運動の発現を遅延させ，その結果として動作中の関節運動の協調性にお

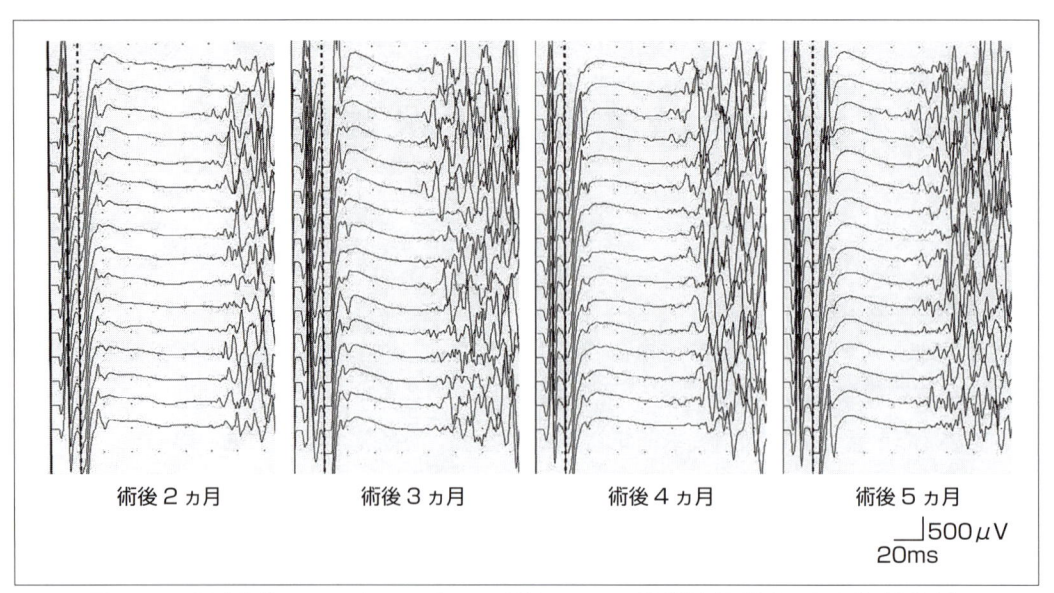

図1 ACL再建術後のリハビリテーション過程における誘発筋電図検査所見変化（非術側）

「Daikuya S, Ono A, Suzuki T, et al : Silent period and H reflex from soleus muscle as an index in a neuromuscular function after reconstruction of anterior cruciate ligament. Electromyogr Clin Neurophysiol. 49(4) : 181, 2009」より引用

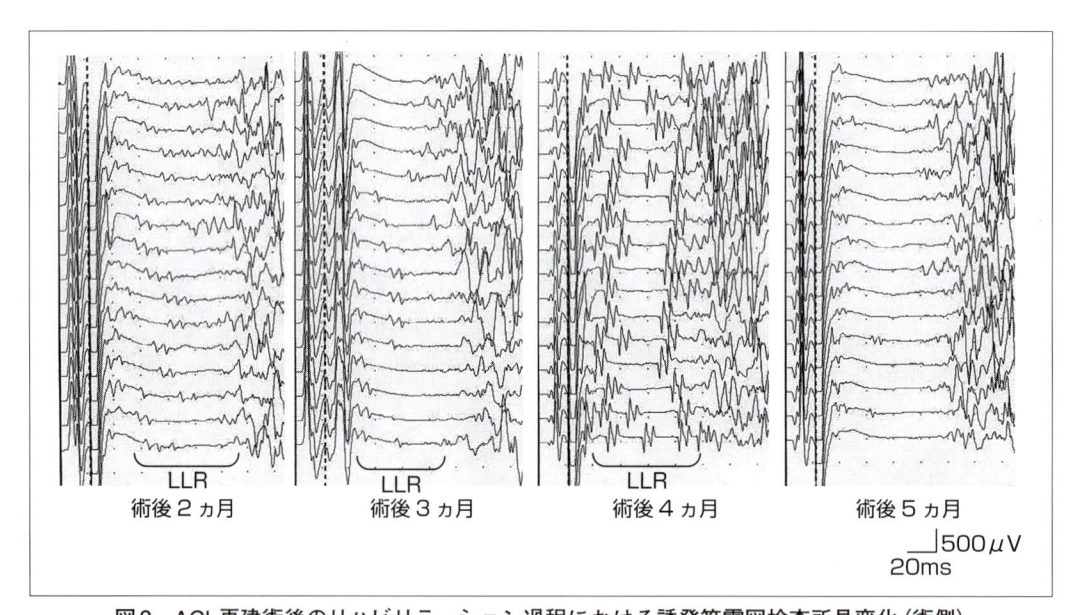

図2 ACL再建術後のリハビリテーション過程における誘発筋電図検査所見変化（術側）

「Daikuya S, Ono A, Suzuki T, et al : Silent period and H reflex from soleus muscle as an index in a neuromuscular function after reconstruction of anterior cruciate ligament. Electromyogr Clin Neurophysiol. 49(4) : 181, 2009」より引用

ける時間的要素と空間的要素[2〜5]の双方に影響を及ぼす．

3. 動作の無意識化を目的とした感覚入力における注意すべき要点

　動作の無意識化は，文字どおり意識させない状況で動作中の関節運動を制御させなければならない．換言すると，口頭指示や視覚的フィードバックを用いないで感覚を入力して

図3　割り箸を用いた感覚入力

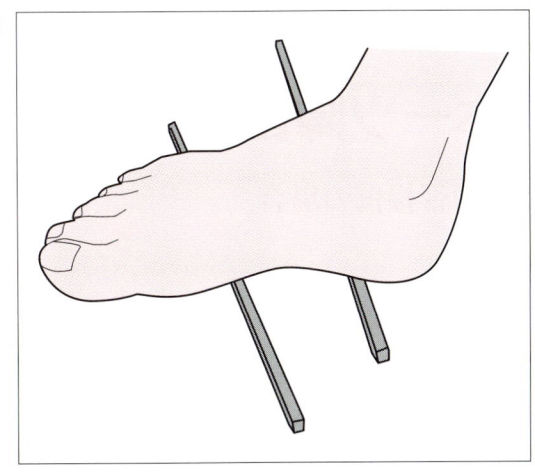

いくことが必要となる．例えば，脳血管障害や運動器疾患などで歩行時の足底からの感覚入力を利用して姿勢・運動を制御させる際に，意識的に感覚を探索させるのではなく，感覚が入力されやすい状況を作る方法として，棒状のもの（割り箸で可）を足底部のMP関節部や踵球部に設置して，皮膚の創傷に注意しながら支持性向上練習（荷重練習）をさせることがある（図3）．あるいは，足底部への温熱刺激が禁忌でない場合には，ホットパックなどで足底部に温熱刺激を加えることで，感覚受容器を賦活化することもある．また，視覚，聴覚という特殊感覚は他の感覚よりも優位であるので，それらを遮断することも考慮される．具体的には，口頭指示を多用しないことに加えて，目隠しなどで視覚を遮断した状態で目的動作を遂行させることも有用である．特にスポーツ選手における下肢や体幹を良好なアライメントで保持させる場合や，急な外乱でのリスクを減少させるための対応については，目隠しをしたスクワット動作やランジ動作を数十分間反復させ，途中でリスクに配慮しながら身体各部位に外乱刺激を加え，その外乱に抗させながら動作を反復させるという方法が奏効することが多い．

●―文献

1) Daikuya S, Ono A, Suzuki T, et al：Silent period and H reflex from soleus muscle as an index in a neuromuscular function after reconstruction of anterior cruciate ligament. Electromyogr Clin Neurophysiol. 49(4)：177-186, 2009
2) 南山堂：医学大辞典 第17版，p441，南山堂，東京，1990
3) 奈良　勲監修，内山　靖編集：理学療法学事典，p211，医学書院，東京，2006
4) Hasson CJ, Caldwell GE, van Emmerik RE：Change in muscle and joint coordination in learning to direct forces. Hum Mov Sci. 27(4)：590-609, 2008
5) 大工谷新一：複数関節における運動協調性の確認．アスリートのリハビリテーションとリコンディショニング 上巻 外傷学総論/検査・測定と評価，福林　徹・小林寛和（監修），小林寛和（編），pp86-91，文光堂，東京，2010

Ⅱ．このようにしている！ 感覚入力

5 スポーツ障害の予防

1）膝関節靭帯損傷の場合

小笠原一生

> ここではスポーツ外傷の中でもポピュラーかつ重篤な前十字靭帯（anterior cruciate ligament：ACL）損傷を例に挙げ，この外傷が発症するメカニズムとその予防戦略について，「感覚」の観点から解説する．ACL損傷は多様な要素が複雑に影響しながら生じる外傷であるため，関連する感覚要因も膨大になるが，ここでは個別的な詳細を避け，ACL損傷を大きく3つの観点（物理・統計学的，神経生理学的，認知学的観点）から眺め，その予防について論ずる．キーワードは，足部接地パターン（足裏のどの部分でインパクトを迎えるか？），ACL損傷の時間，インパクトに備えた予測的かつ意識下な姿勢制御，である．

膝関節靭帯とACL損傷

　膝関節は大腿骨と脛骨から構成される荷重関節である．大腿骨は，内側顆と外側顆で脛骨に接し，その関節面は球状を成す．一方の脛骨側は脛骨プラトーと呼ばれる平坦な形状をしており，大腿骨内側顆に対応する内側の脛骨プラトーはやや凹状で大腿骨内側顆の球面に一定の接合性を持つが，大腿骨外側顆に対応する外側プラトーはやや凸状でかつ後方に傾斜しており，大腿骨との接合性が低い．この骨性の安定性の低さは，膝関節の可動域の広さに貢献するものの，スポーツ外傷の多さにも影響している．膝に安定性を与える組織は，4本の主要な靭帯（内側側副靭帯，外側側副靭帯，ACL，後十字靭帯）と，膝関節をまたぐ周囲筋である．内側側副靭帯と外側側副靭帯は主に前額面における主要な安定化機構として機能する．ACLと後十字靭帯は大腿骨—脛骨間の矢状面上のtranslation（偏位）を制限するとともに，糸のように撚り合わさったその走行から，水平面における下腿の回旋も制限する．

　このようにこれら4本の靭帯は膝を可動域外へ強制する外力に対して関節の安定性を確保するとともに，大腿骨—脛骨間の運動を矢状面における回転と滑りに拘束し，骨間の運動をガイドする役割を果たしている．膝の運動に関与する筋は，大腿四頭筋に代表される伸筋群と，それに拮抗するハムストリングがある．また膝窩筋や腓腹筋も膝の運動に影響を及ぼす．これらの筋が収縮することにより，膝は"靭帯が提供するガイド内において"屈曲/伸展と若干の回旋を生じる．上記は，関節運動を起こすアクチュエーターとしての筋機能であるが，これに加えて筋は，拮抗筋の共縮の程度を制御することによって関節ス

ティフネスを高め，関節安定性を動的に高める機能も有する[1]．例えば荷重に抗して関節角度を保ったり，ジャンプ着地時に予備的に緊張して着地衝撃に備えたり，あるいは膝を可動域外へ強制する外力方向に抗して選択的に筋緊張を高めて関節を保護したりといった役割を果たす[2]．この機能は，いわば動的でコントローラブルな関節安定化機構であり，その背景にはきわめて精緻な神経筋制御機構が存在することはいうまでもない．

膝靱帯損傷はスポーツ外傷の中でも頻繁に生じるものである．とりわけ内側側副靱帯損傷およびACL損傷はその他の膝靱帯損傷に比べて頻度が高い．しかしながら，両者の発生機序はまったく異なる．内側側副靱帯は例えば膝にタックルを受けることで直接的に外反強制される接触型損傷が多い一方で，ACL損傷はジャンプ着地などの足部と床とのインパクト時において，膝に直接的な接触がなく生じる非接触型損傷が多い．これを交通事故にたとえると，内側側副靱帯損傷は運転中や信号待ち中に相手の車が勝手にぶつかってきて事故に至るケースであるが，ACL損傷は走行中に生じた何らかの制御エラー，例えば目標物の見誤りやハンドルミスが引き金となり事故に至るケースといえる．内側側副靱帯損傷が停車中でも生じるのに対し，ACL損傷は走行中に起こることが多いのがキーポイントである．

ACL損傷は，スポーツ外傷の中でも重篤な部類の外傷であり，スポーツ復帰においては多くの場合は外科的な再建手術が必要となるばかりか，長期にわたるアスレティックリハビリテーションを経る必要がある．また，若年期のACL損傷が将来的な退行性関節症の発症を早めるという報告もある[3]．

ミクロ的にみたACL損傷は，インパクト時の床反力（外力）が膝靱帯の力学許容を超えて外反や内旋といった可動域外への偏位を強制した物理現象に過ぎない．しかしその背景には，選手が見積もった床反力（方向，大きさ，作用のタイミング）と実際とのミスマッチが存在すると考えられる．"外力に対する見積りの誤り"は，例えば視覚では床との距離の目測や接近速度の計算，平衡感覚では空間内における姿勢モニタリング，体性感覚では全身の運動方向やその速度および体幹—下肢の運動学的関係など，多岐にわたる感覚入力の統合過程で生じうると考えられる．その誤った見積りに基づく体幹・下肢の姿勢生成や下肢筋群の予備緊張は，外力の方向に関節軸を合わせたり，タイミングよく関節を固めたりすることには貢献せず，ACL損傷のリスクを上げることにつながる．

アスリートは，ハイエネルギーかつ高速なスポーツ局面にて戦略的優位を奪うため，認知的活動（戦術戦略を考えたり，相手の動きを読んだり）と精緻な身体制御を並行的に行う必要があり，これらの処理プロセスをエラーなくこなすのがいかに難しい制御であるか想像できよう．この制御エラーを特定し減らすことが，ACL損傷を予防するための妥当な戦略であると考えられる．よって，ACL損傷の発生機序とその予防戦略を感覚の観点から捉える意義はきわめて大きい．

ACL損傷を引き起こす外力と足部接地パターン

　近年，ACL損傷を引き起こす機序として有力視されるのが，内旋＋外反＋高軸圧の複合的な外力である．ACLは内旋および外反を制限するため，これらの外力が過度であった場合，靱帯の破綻をきたす．また，過度な軸圧は，大腿骨外側顆を，脛骨プラトーのslopeに沿って後方へ滑らせ，逸脱させようとする．また，このとき，大腿骨内側顆は凹状の内側脛骨プラトーにとどまろうとするため，脛骨は大腿骨に対して内旋と前方引き出しが複合し，ACLの伸張ストレスを高める．このように内旋＋外反＋高軸圧の複合外力はACLへのストレスを特異的に高めるものである．この複合外力がACLのストレスを増大させることは主に屍体膝を用いたin vitro研究で明らかとなってきた[4～6]．しかしながらスポーツ場面においてどのような条件で，この複合外力が生じるかは明らかとなっていない．これを明らかにするため，筆者らは以下のような実験を行った[7]．

　まず，下腿および足部からなる剛体モデルの運動方程式に基づき，床反力によって脛骨近位に作用する外的なモーメントの作用方向が外反かつ内旋となる条件を同定した．その結果，床反力の作用点が前足部にあるよりも後足部にある場合のほうが外反かつ内旋を生じさせる頻度が高くなることが予想された．次に，女子ハンドボール選手25名を対象にカッティング動作時の足のつき方（前足部での接地か，後足部での接地か）によってモデルでの想定が正しいかを実験的に検証した．その結果を図1に示す．25名の被験者を通じて512試技を実施した．床反力最大時に床反力の作用点が前足部内側にあった試技が311試技あり，そのうち12試技（3.8％）が内旋＋外反が複合していた．また，床反力の作用点が前足部外側にあった19試技では，1試技のみ内旋＋外反が複合した．一方で，床反力の作用点が後足部内側にあった試技が171試技あり，うち112試技（65.5％）が内旋＋外反が複合し，後足部外側は11試技と，数そのものは少ないものの，9試技に内旋＋外反の複合がみられた．明らかに床反力作用点が後足部にあった場合の方が内旋＋外反が複合する頻度が高かった．さらには後足部で接地した試技では，インパクト時に足関節の衝撃緩衝能が機能せず，大腿骨─脛骨間の関節力を高める結果となった．この実験の意義は2点あり，1点目は内旋＋外反＋高軸圧が複合する条件を物理的に同定したことであり，2点目は後足部インパクトが，内旋＋外反＋高軸圧を高頻度に複合させることを統計的に示した点である．

　以上は下腿─足部モデルに注目した局所的な議論であるが，インパクト時に前足部と後足部のどちらが選択されるかは，全身運動の中で，足部─下腿─体幹部のキネマティックな拘束が影響する．例えば，体幹が後傾した状態で着地や減速をする場合，おのずと下腿は床面に対して後傾する．この下腿の後傾が小さい場合は，足関節を底屈することで，前足部で床面を捉えることが可能であろうが，後傾が大きく足関節が最大限底屈しても前足部で床との間に十分な摩擦を生じさせられなくなった場合，ヒトは後足部を使って床との間に十分な摩擦を生じさせ，減速を試みるであろう．あるいは，カッティング時に身体重

図1 足部接地部位別の膝内旋＋外反の複合頻度

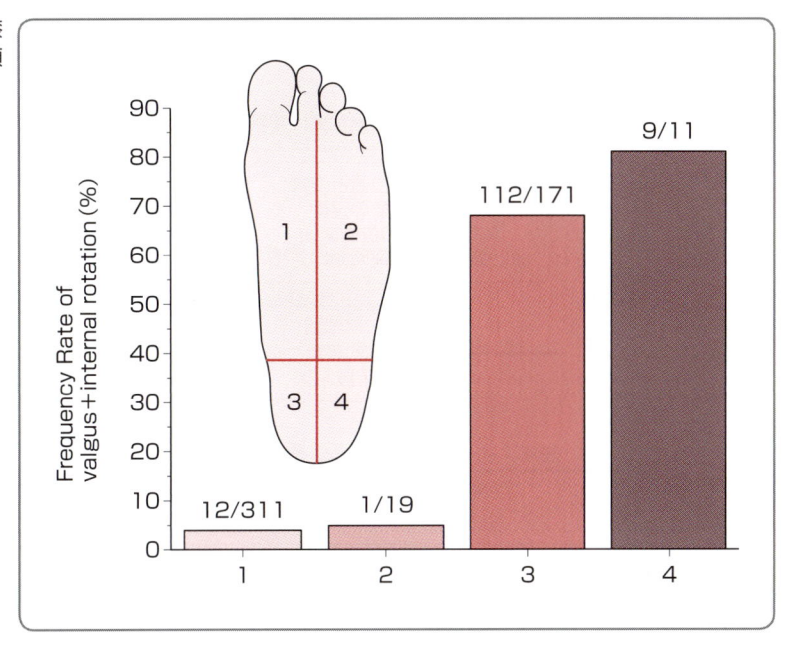

心から離れた位置にカッティング足を着く場合も，床面に対する下腿の傾斜が大きくなり，同様に後足部でのインパクトが選ばれるようになると考えられる[8]．ビデオ解析を始めとするACL損傷のメカニズムに関する報告では，体幹が後傾していたとするものが存在するが，後足部インパクトとACL損傷の関連についてはBodenら[9]など多くの報告がある．膝に内旋＋外反＋高軸圧を複合させないためには，局所的には後足部から床に突き刺すようなインパクトはしないことと，全身的には，後方や側方への体幹のバランスロス，体軸から遠いところへのカッティング脚の接地を避けることが重要である．

メモ ACL損傷のメカニズムは1つではない

上記の内旋＋外反＋高軸圧のように，多くの症例に当てはまる共通的なメカニズムがある一方で，厳密には10のケガがあれば10のメカニズムがあると捉えた方がよい．特定のパターンに絞り込みたい気持ちはときとして先入観となり，その選手の個別性を見落とす懸念がある．理学療法においてはその選手がなぜACL損傷をしてしまったのか，内因性要因の貢献が大きいのか，それとも選手がコントロールできない外環境の要因が強かったのか？　その選手の運動特性を深く観察するとともに，もしビデオ映像が入手できたら，メカニズムについて丹念に考察されることをおすすめする．

ACL損傷の時間と予測

読者の中には"突き指"を経験された方がおられると思われる．ここで想像してほしいのだが，例えば示指の先端に当たったボールが示指の関節をあらぬ方向へ強制し始めたと

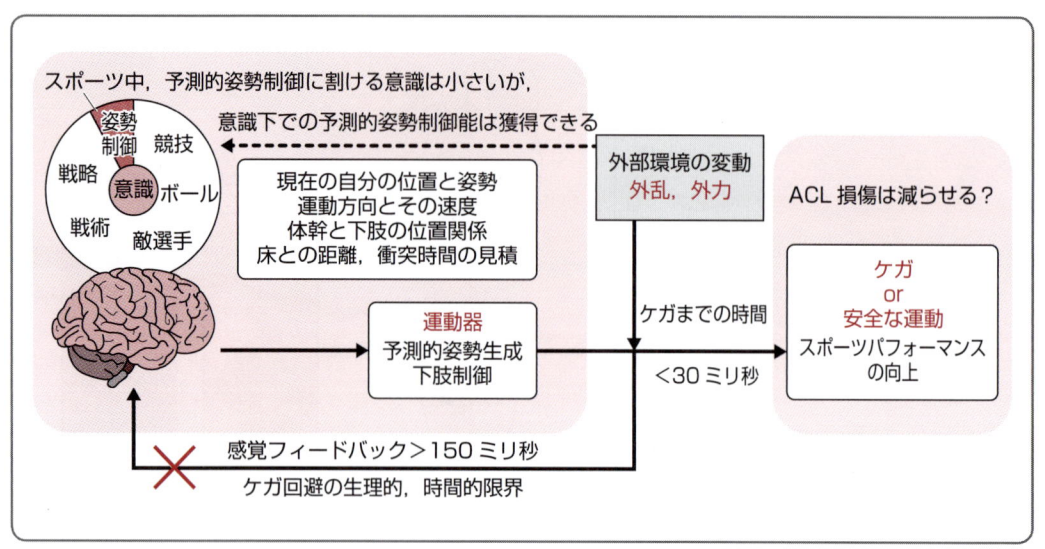

図2　スポーツ外傷予防のための予測的姿勢制御

き，これはまずい！　と気づいてとっさに腕を引き，突き指を回避することは可能であろうか？　よほどボールの速度が遅い場合は回避できるかもしれないが，多くの場合，指が可動域外へ強制され終わったあとに疼痛を知覚し，突き指が起きたのだと気づくだろう．先述したとおり，ACL損傷はジャンプ着地やカッティングといった高速運動の中で生じる．よってACL損傷もこの突き指のたとえと同じく，ひとたび靱帯損傷が生じ始めたら，随意的な回避は難しいスポーツ外傷といえる．

　ACL損傷のメカニズム研究で最も注目される事項の一つに，ACLはいつ破断したかというものがある．Krosshaugら[10]はバスケットボールで生じた39例のACL損傷映像から，接地後17〜50ミリ秒の区間で靱帯損傷が生じたと推察している．また，Kogaら[11]は10例の映像解析を通じて接地後40ミリ秒付近で膝に過大な外反＋内旋変位が生じたとしている．筆者らは実際のACL損傷時のビデオ映像から膝に作用した外反モーメントを推定する研究において，接地後25ミリ秒で約300Nmを超える外反モーメントのピークが出現することを確認した[12]．ビデオ映像では接地後2コマ（約66ミリ秒）の時点で膝の脱臼が確認できたことから，接地から66ミリ秒以内での急激な外反モーメントの増大によってACLが破断したことが推察された．これらの結果はいずれも，ACL損傷がインパクト後きわめて短い期間に生じ始めたことを示すとともに，ひとたび生じ始めたACL損傷はたとえ反射であっても回避することは時間的に間に合わないことを示している．すなわち，ヒトが持つ神経筋機能の時間的限界を超えているのである．

　このような特性を持つスポーツ外傷を予防するためには，どのような戦略が妥当なのであろうか．それは，膝にストレスを生まない着地肢位あるいは全身姿勢を予測的に生成し，インパクトに備えるという"予測的姿勢制御"を獲得することであると予想される（図2）．

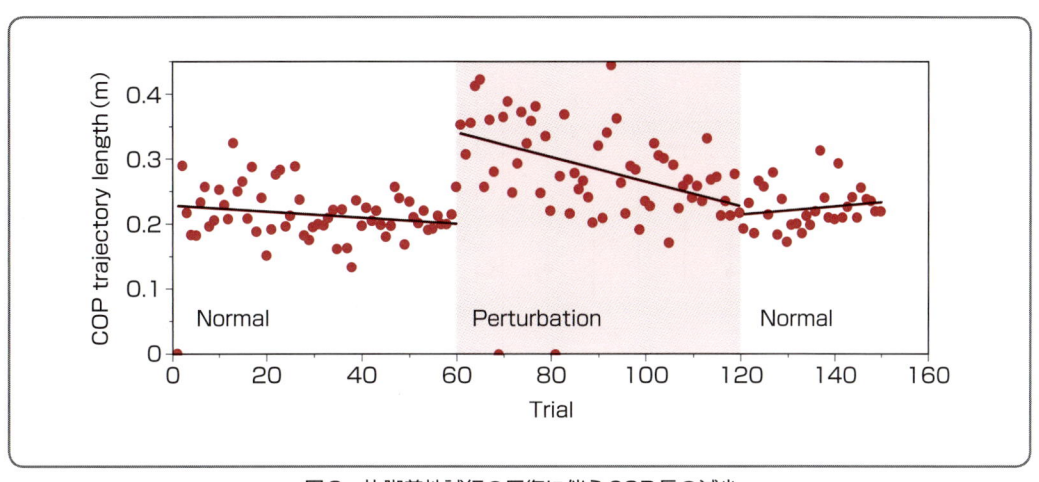

図3　片脚着地試行の反復に伴うCOP長の減少

アスリートの注意と予測的姿勢制御

　ACL損傷は，ひとたび生じ始めたら随意的な回避は難しい．これを防ぐためには，足部のインパクトを見越した予測的姿勢制御により膝にストレスを生まないことが重要であると考えられる．しかし，実際の競技場面では，選手の意識の中心は当然ながら競技に向けられる．つまり，戦術戦略やボールの行方，相手選手の対処に注意が割かれ，ACL損傷を予防するための予測的な姿勢制御にはほとんど注意が向けられないのが現実だろう．よって，アスリートが具備すべき予測的姿勢制御は意識下で行わなければ意味がない．果たして予測的かつ意識下な姿勢制御はトレーニングによって学習できるものなのだろうか？　筆者らはこの疑問に対して，以下のような実験を行った[13]．

　20名の女子運動選手を対象に20cmの台から前方へ設置した床反力計上に片脚着地をさせ，その後5秒間静止立位を保持させた．床反力計上にはレーザーポインタでターゲットが示され，被験者にはターゲット上に正確に着地をするよう求めた．被験者の注意を着地後の姿勢保持から逸らすため，被験者が着地を開始した直後にターゲットの位置をランダムに最大20cmジャンプする外乱条件を設けた．被験者には，もしターゲットがジャンプしたら，ジャンプ後のターゲット上に最大努力で着地位置を修正するよう求めた．予測的な姿勢制御の成否を評価する指標として接地後100ミリ秒までの足圧中心軌跡長（COP長）を計測した．プロトコルは，まずターゲットがジャンプしない条件（ノーマル条件）を60回行った後，ターゲットジャンプが含まれる条件（外乱条件）を60回行い，最後にノーマル条件を30回行った．結果として，ノーマル条件では試行を繰り返すに従って徐々にCOP長が減少し，姿勢動揺の少ない安定した着地が獲得されたことが示された（図3）．ターゲットジャンプが含まれる外乱条件が始まった61回目以降は，急激にCOP長が増大し姿勢制御の成績が悪化したが，やはり試行の繰り返しとともにCOP長が右肩下がりに

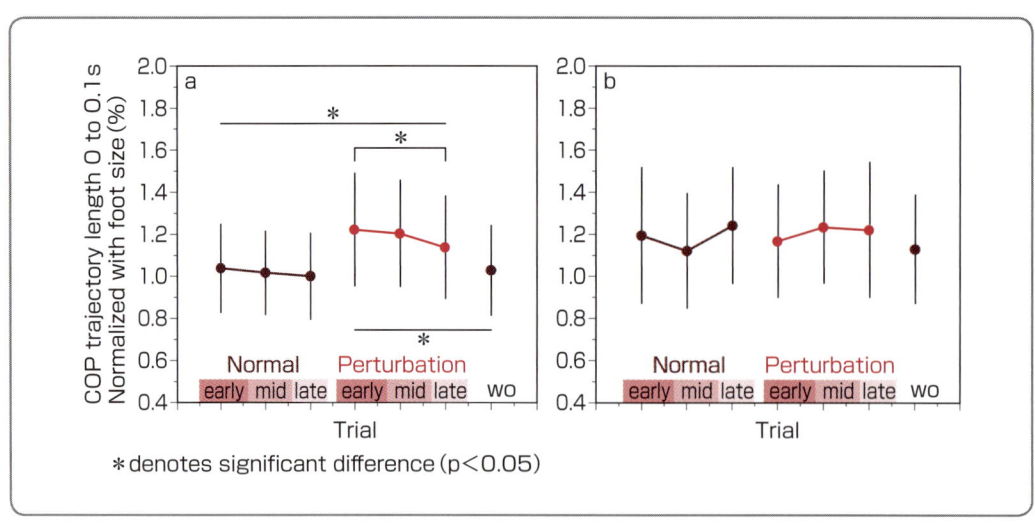

図4 片脚着地試行の反復によりCOP長が減少した例(a)と減少しなかった例(b)

減少し，最終的にはノーマル条件と同程度のCOP長に落ち着いた(図3)．このことは，注意の大半が姿勢保持よりもターゲット追従に割かれる状況下でも，着地を反復することで安定的な着地を獲得できたことを示し，予測的かつ意識下な姿勢制御はトレーニングによって短期的に学習できることを示唆するものと考える．しかし，この学習の程度には個人差があり，中にはまったく学習が進まない者も存在した(図4)．

この研究から得られる現場への示唆としては，予測的かつ意識下な姿勢制御能の獲得を狙ったトレーニングとして認知タスクと姿勢平衡保持タスクをかけあわせたデュアルタスクトレーニングが提案できる．例として，バランスディスク上で片脚立位を保持しつつ，複雑なパスキャッチを繰り返したり，あるいは相手選手との接触を伴う手押し相撲を行ったりといったトレーニングである．要点は姿勢保持に意識を向けさせない状態を作り上げたうえで，姿勢制御能を高める枠組みであり，工夫次第でさまざまなバリエーションのトレーニングが設定できる．このあたりは現場の理学療法士，アスレティックトレーナーの腕の見せどころではなかろうか．

なお，デュアルタスクトレーニングによって獲得される姿勢制御能はどれほど持続するのか，一定の効果を得るためのトレーニング期間，強度，頻度はどれほどか，そして，デュアルタスクトレーニングがACL損傷の発生を抑制できるか，こういった点については今後のさらなる研究が必要である．

> **Advice**　日頃の動きをみていてACL損傷のリスクが感じられる選手がいる．その特徴は，
> 1) 下肢筋力が明らかに低く靱帯性のストップで関節安定性を保つ選手
> 2) 着地後に膝が前額面上でぐらぐらと動揺してしまう選手
> 3) 同じく，着地後に体幹が不安定な選手
> 4) 硬い着地を好み，軟らかな着地ができない選手
> 以上は明らかに関節負担を高める動作特性であるが，その他に，
> 5) 常に一生懸命な"頑張る"選手
>
> のようなパーソナリティも特徴となる．このような選手は特に中高生の女子選手に多く，身を守るよりも競技パフォーマンスや指導者からの評価が優先される傾向にある．動きの特徴のみならず，その選手のパーソナリティもよく観察することが重要である．

おわりに

　トレーニングによるACL損傷予防の研究は歴史が長く，欧米を中心に大規模なコホート研究が存在する[14～16]．それらのトレーニングはいずれも損傷数の減少に一定の効果をもたらしている．しかしながら依然としてACL損傷の総数は減っておらず[17,18]，これら従来のアプローチが，本当に妥当なものであったのかは検討の余地があると考える．

　妥当な予防戦略は，ACL損傷の発生メカニズムの十分な理解に基づく．これまで述べたように，発生メカニズムの理解には，物理・統計学的観点（足部—床インタラクションと内旋＋外反＋高軸圧の複合頻度），神経生理学的観点（随意的回避は時間的に間に合わない），認知学的観点（予測的かつ意識下な姿勢制御），といったさまざまな方向からACL損傷の本質を眺める必要があり，中でもヒトの感覚制御と外界との力学的インタラクションの理解は必須といえる．これらを統合的に解決する糸口を見つけることが妥当かつ効果的な予防戦略の確立につながると考えられる．

▶若手理学療法士へひとこと◀

　ACL損傷のみならず，スポーツ外傷のメカニズムを理解するには，その現象をさまざまな切り口から観察する必要がある．そのため，バイオメカニクスや統計的概念，心理認知の理解は，一見臨床から遠のくようであるが，実は強力な武器となる．どのようなストレスで靱帯が切れるのだろう？　それはどれほどの頻度で起こるのだろう？　そしてスポーツという特殊環境がヒトの認知や感覚に及ぼす影響は何なのだろう？　これらを丁寧に考えていくことが，スポーツ外傷予防への妥当な一歩である．

Further Reading

Understanding and preventing noncontact ACL injuries, Timothy E. Hewett, Sandra J. Shultz, and Letha Y. Griffin, (eds.), Human Kinetics, 2007
▶ 非接触型ACL損傷のメカニズムと予防について，筋神経生理学，バイオメカニクス，ホルモン動態など，多岐にわたる観点から解説された書籍である．

●─文献

1) Buchanan TS, Kim AW, Lloyd DG：Selective muscle activation following rapid varus/valgus perturbations at the knee. Med Sci Sports Exerc. 28(7)：870-876, 1996
2) Besier TF, Lloyd DG, Ackland TR：Muscle activation strategies at the knee during running and cutting maneuvers. Med Sci Sports Exerc. 35(1)：119-127, 2003
3) Lohmander LS, Ostenberg A, Englund M, et al：High prevalence of knee osteoarthritis, pain, and functional limitations in female soccer players twelve years after anterior cruciate ligament injury. Arthritis Rheum. 50(10)：3145-3152, 2004
4) Meyer EG, Haut RC：Anterior cruciate ligament injury induced by internal tibial torsion or tibiofemoral compression. J Biomech. 41(16)：3377-3383, 2008
5) Shin CS, Chaudhari AM, Andriacchi TP：Valgus plus internal rotation moments increase anterior cruciate ligament strain more than either alone. Med Sci Sports Exerc. 43(8)：1484-1491, 2011
6) Yeow CH, Lee PVS, Goh JCH：Direct contribution of axial impact compressive load to anterior tibial load during simulated ski landing impact. J Biomech. 43(2)：242-247, 2010
7) Ogasawara I, Koyanagi Y, Nakata K：Rearfoot Impact More Frequently Induces Knee Valgus and Internal Rotational Combined Loading in Side-Cut Task. Med Sci Sports Exerc. 46(5)：S316, 2014
8) Dempsey AR, Lloyd DG, Elliott BC, et al：The effect of technique change on knee loads during sidestep cutting. Med Sci Sports Exerc. 39(10)：1765-1773, 2007
9) Boden BP, Torg JS, Knowles SB, et al：Video Analysis of Anterior Cruciate Ligament Injury：Abnormalities in Hip and Ankle Kinematics. Am J Sports Medicine. 37(2)：252-259, 2009
10) Krosshaug T, Nakamae A, Boden BP, et al：Mechanisms of anterior cruciate ligament injury in basketball：video analysis of 39 cases. Am J Sports Med. 35(3)：359-367, 2007
11) Koga H, Nakamae A, Shima Y, et al：Mechanisms for noncontact anterior cruciate ligament injuries：knee joint kinematics in 10 injury situations from female team handball and basketball. Am J Sports Med. 38(11)：2218-2225, 2010
12) 小笠原一生，古賀英之，中前敦雄，他：ビデオ解析による非接触型前十字靱帯および内側側副靱帯損傷時の膝モーメント推定と受傷メカニズムの物理的考察．日臨スポーツ医会誌. 21(1)：131-142, 2013
13) Ogasawara I, Koyanagi Y, Nakata K：Assessment of prediction and learning effect on dynamic postural stability in single leg landing task. Med Sci Sports Exerc. 44(5)：s545, 2012
14) Mandelbaum BR, Silvers HJ, Watanabe DS, et al：Effectiveness of a neuromuscular and proprioceptive training program in preventing anterior cruciate ligament injuries in fe-

male athletes : 2-year follow-up. Am J Sports Med. 33(7) : 1003-1010, 2005
15) Hewett TE, Lindenfeld TN, Riccobene JV, et al : The effect of neuromuscular training on the incidence of knee injury in female athletes. A prospective study. Am J Sports Med. 27(6) : 699-706, 1999
16) Myklebust G, Maehlum S, Holm I, et al : A prospective cohort study of anterior cruciate ligament injuries in elite Norwegian team handball. Scand J Med Sci Sports. 8(3) : 149-153, 1998
17) Agel J, Arendt EA, Bershadsky B : Anterior cruciate ligament injury in national collegiate athletic association basketball and soccer : a 13-year review. Am J Sports Med. 33(4) : 524-530, 2005
18) Joseph AM, Collins CL, Henke NM, et al : A multisport epidemiologic comparison of anterior cruciate ligament injuries in high school athletics. J Athl Train. 48(6) : 810-817, 2013

MEMO

Ⅱ．このようにしている！ 感覚入力

5 スポーツ障害の予防

2）足関節捻挫の場合

永野康治

> 足関節捻挫はいかに再発予防を行うかが重要となる．再発予防のためには足関節捻挫後の運動パターン変化を捉え，異常運動パターンを改善させる必要がある．可動域制限，アライメント異常を解消し，正常な荷重感覚を再学習することがその第一歩となる．

■ スポーツで最も頻発する外傷：足関節捻挫

　足関節捻挫はスポーツ活動で最も頻発する外傷の1つといわれており，スポーツ外傷・障害を扱う中で頻繁に遭遇する外傷である．この足関節捻挫の問題点は，その発生率が高いということに加えて，捻挫復帰後の再発率が非常に高く，56〜74％といわれている[1]．足関節捻挫後の高い再発率の背景には，捻挫後の構造的，機能的変化があると考えられている．こうした足関節捻挫の発生率や，受傷後の変化については，小林ら[1]のレビューにまとめられているので，参考にしていただきたい．

　捻挫後に特に問題となるのが慢性足関節不安定症（chronic ankle instability：CAI）である．CAIは足関節の不安定感が慢性化し，足関節捻挫が繰り返されることを指す．そして，その原因として構造的不安定性（mechanical instability：MI）および機能的不安定性（functional instability：FI）が存在している[2]．ここで重要なことは，MIおよびFIが単独で存在しているのではなく，相互に関係し，複合的にCAIを引き起こしている[2]ことである．そのため，**足関節捻挫の再発予防においては，捻挫後の構造的変化を改善させ，運動パターンを正常化させたうえで，機能的な回復のため正常な運動感覚を再学習させることが必要となる．**

> **メモ　足関節捻挫後の変化に関する研究の現状**
>
> 　小林ら[1]のレビューにも記載されているが，足関節捻挫後の運動や筋力，反応などの変化を調査した研究は，一定の知見が得られていないものが多い．その原因として，足関節捻挫後の対象者の中にCAIの有無が混在していることや，CAIの基準が統一されていないことがある．研究データを読み取る場合も，どのような対象者を用いた研究なのかを確認する必要がある．

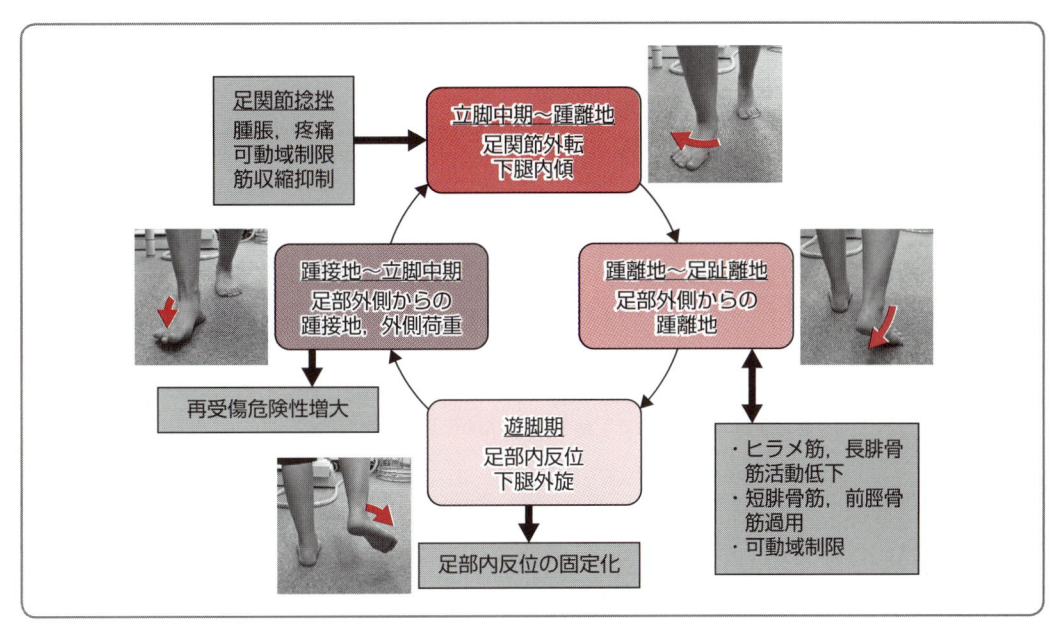

図1　歩行中にみられる足関節捻挫後の運動変化

足関節捻挫後の運動パターン変化

　足関節捻挫後の運動パターンの変化[3]を，歩行を例に図1に示した．まずは，足関節捻挫後の腫脹や疼痛，関節可動域制限，筋収縮抑制によって，立脚中期から踵離地にかけての背屈が十分に確保できなくなり，足関節を外転，下腿を内傾させて体重を支持してしまう．その後，踵離地から足趾離地にかけては，足部外側からの踵離地となり足関節は内反位となる．この際，正常に用いられるはずであったヒラメ筋，長腓骨筋の筋活動は低下し，代償的に短腓骨筋，前脛骨筋の過用により柔軟性も低下する．その結果，背屈，底屈の可動域制限が助長され，底屈の可動域制限はヒラメ筋，長腓骨筋の活動をより困難にする．さらに，遊脚期においても内反位のまま脚が振り出され，下腿を外旋させてクリアランスを得る．踵接地では内反位であるため，足部外側からの接地となり，荷重が外側よりになり再受傷の危険性を増大させている．このような内反位での運動パターンはCAIにおける運動変化として報告もされている[4,5]．

　足関節捻挫の再発予防には，運動パターンの変化を踏まえたうえで，下記ポイントに注目し，異常運動パターンを改善させる必要がある．

POINT

足関節捻挫後異常運動パターン改善のポイント
①足関節背屈制限を解消し，立脚中期〜踵離地の足関節外転を避け，足関節背屈感覚を再学習する．
②足関節底屈制限を解消し，踵離地〜足趾離地での母趾球での蹴り出し感覚を再学習する．
③足部内反位の固定化を解消し接地での再受傷危険性を減らすとともに，①，②を促す．

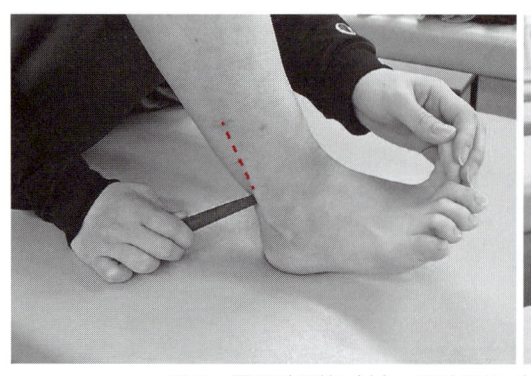

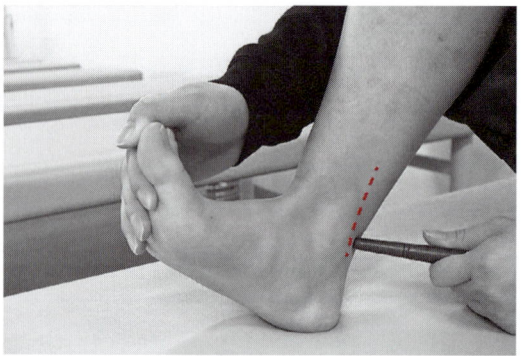

図2　長母趾屈筋（上），長趾屈筋（下）に対する伸張性回復アプローチ
長母趾屈筋は腓骨付着部，長趾屈筋は内果後方で足趾を動かしながら硬結部を解消し，滑走性，伸展性を回復させる．

再発予防のための理学療法

● ポイント①に対して……

　背屈可動域制限因子の解消としてヒラメ筋，アキレス腱だけではなく，短腓骨筋や足関節の腫脹によって滑走性が失われる**長趾屈筋，長母趾屈筋**に対してもアプローチし，筋の伸張性を回復させる（図2）．**背屈感覚の再学習**には，**遠心性にヒラメ筋，長腓骨筋を活動**させながら，足関節の背屈運動を行う（図3）．理学療法初期には座位で，後期には片脚立位で行う．

> **Advice**　本来，足関節は背屈位では距骨滑車が脛骨・腓骨からなるほぞ穴にはまり込むため安定性が高くなるが，背屈制限のある場合，完全に距骨滑車がはまり込まないため，背屈位でも安定性が得られない．足関節背屈位での安定性の有無が，関節可動域制限が解消されたかの判断基準ともなる．

● ポイント②に対して……

　底屈可動域制限因子の解消として，**前脛骨筋の腱部や付着部**にアプローチし，伸張性を回復させる（図4）．腱部において周辺組織との滑走性を改善させると，関節可動域制限が解消されやすい．**母趾球での蹴り出し**はカーフレイズなど行い再学習させるが，ヒラメ筋，長腓骨筋の収縮感が得られにくい場合には足部内側にチューブをかけることで回内・外反運動が誘導され母趾球荷重と収縮感が得られやすい（図5）．

● ポイント③に対して……

　足部内反位では中足部の回外，外転がみられるため，その改善には**外側縦アーチの上昇**が必要となる．外側縦アーチの上昇には，立方骨を挙上させた状態でのスクワット（図6）

図3 ヒラメ筋，長腓骨筋の遠心性収縮を用いた足関節背屈運動
カーフレイズにてヒラメ筋，長腓骨筋の収縮を確認した後，収縮を保ったまま足関節背屈位まで踵を下ろす．

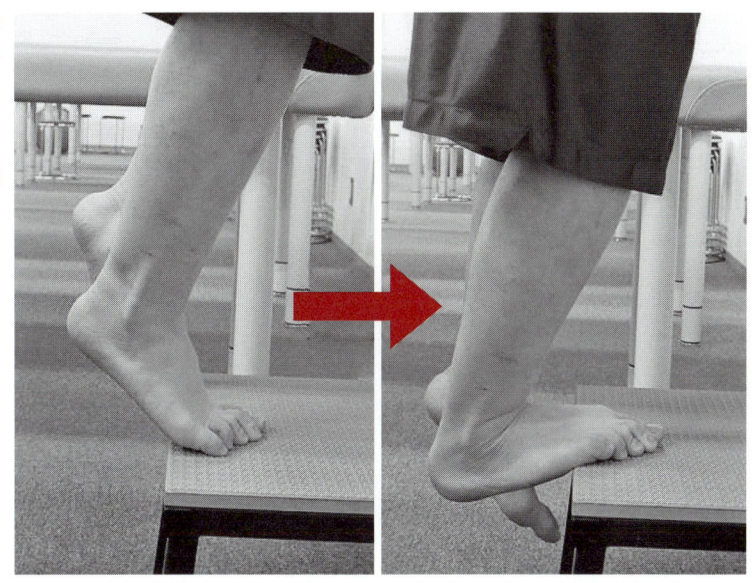

図4 前脛骨筋の腱部，付着部に対する伸張性回復アプローチ
足関節底屈運動を繰り返しながら，前脛骨筋の腱部，付着部の周囲をほぐし，底屈，回内，外反方向の伸張性を回復させる．

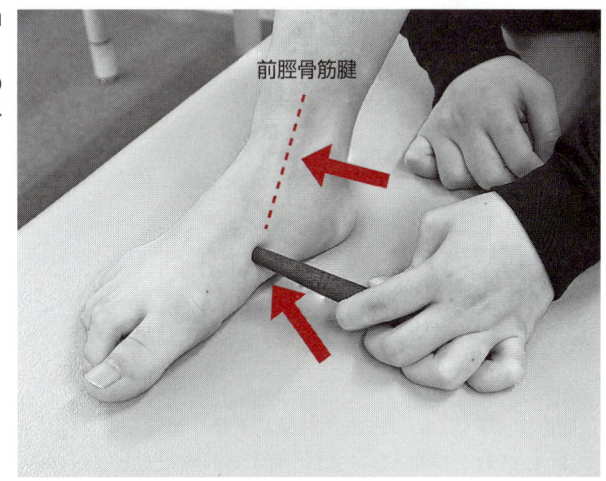

前脛骨筋腱

や長腓骨筋のチューブトレーニングが有効である[6]．

メモ 足関節捻挫後の脳機構の変化

近年の研究[7]によると，FIを有する対象者は脳皮質の興奮抑制機構にも変化が起きていた．今後は，受傷後の中枢神経機構に対する理学療法効果の検討も求められるであろう．

▶**若手理学療法士へひとこと**◀

足関節捻挫後の関節可動域制限，アライメント異常を解消し，正常な荷重感覚を再学習することが，再発予防への第一歩．

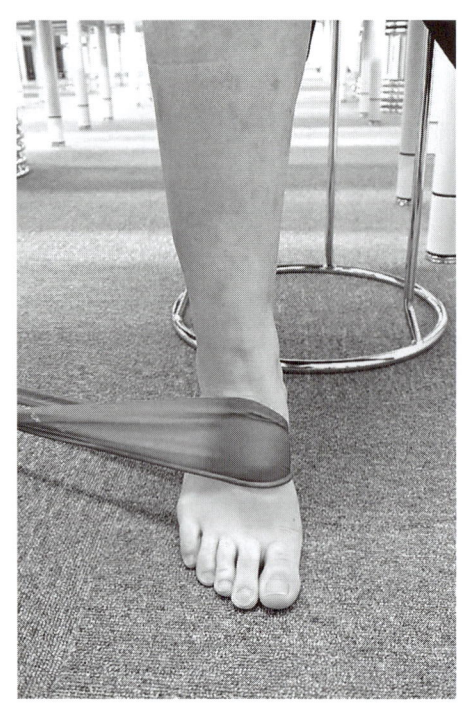

図5 母趾球荷重を意識させたカーフレイズ
足部内側にかけたチューブに抵抗することで，回内・外反運動が誘導される．

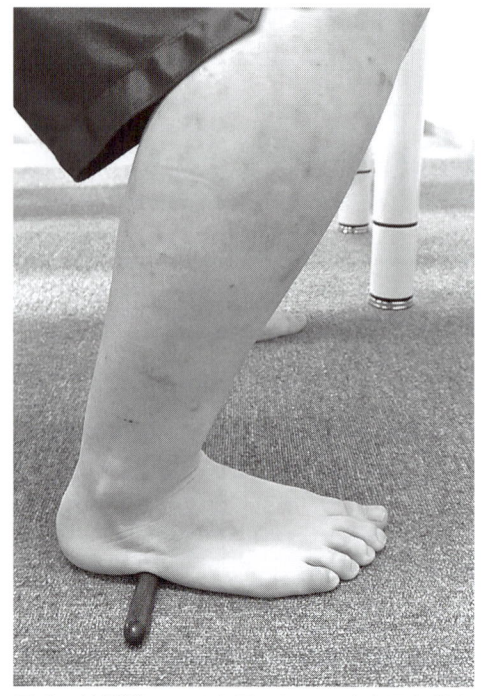

図6 外側縦アーチ上昇のための立方骨を挙上させた状態でのスクワット
立方骨下に棒などを入れた状態でスクワットを行う．スクワット姿勢からknee-out動作を入れるとよりアーチ挙上効果が高まる．

Further Reading

足関節捻挫予防プログラムの科学的基礎　福林　徹・蒲田和芳（編），ナップ，2010
▶ CAIおよびMAI，FAIに関する詳細なレビューのみならず，足関節のバイオメカニクスから足関節捻挫の病態，予防法にわたる情報がまとめられている．

●文献

1) Kobayashi T, Gamada K：Lateral Ankle Sprain and Chronic Ankle Instability：A Critical Review. Foot Ankle Spec. 7(4)：298-326, 2014

2) Hertel J：Functional Anatomy, Pathomechanics, and Pathophysiology of Lateral Ankle Instability. J Athl Train. 37(4)：364-375, 2002

3) de Asla RJ, Wan L, Rubash H et al：Six DOF in vivo kinematics of the ankle joint complex：Application of a combined dual-orthogonal fluoroscopic and magnetic resonance imaging technique. J Orthop Res. 24(5)：1019-1027, 2006

4) Delahunt, E, Monaghan K, Caufield B：Altered neuromuscular control and ankle joint kinematics during walking in subjects with functional instability of the ankle joint. Am J Sports Med. 34(12)：1970-1976, 2006

5) Monaghan K, Delahunt E, Caufield B：Ankle function during gait in patients with chronic ankle instability compared to controls. Clin Biomech(Bristol, Avon). 21(2)：168-174, 2006
6) 小林　匠：足部の痛みに対するエクササイズ，スポーツ障害理学療法ガイド，臨スポーツ医. 31 臨時増刊号：361-367, 2014
7) Needle AR, Palmer JA, Kesar TM, et al：Brain regulation of muscle tone in healthy and functionally unstable ankles. J Sport Rehabil. 22(3)：202-211, 2013

MEMO

ミニレクチャー

私はこうしている 4
トップアスリートへの感覚の伝え方

松田直樹

1. 若い理学療法士の方々は，観たことはないと思いますが……

今は亡きブルース・リー主演で大ヒットしたカンフー映画に「燃えよ ドラゴン」（1973年製作，公開）という有名な作品がある．もう40年以上前の映画である．その冒頭シーンの中に主人公のリーが少年に稽古をつけているシーンがある．リーが少年に「We need emotional content（五感を研ぎ澄ませるんだ）」と言って稽古のあとにリーは，「何か感じたか？」と少年に問う．少年が戸惑い一瞬考えていると頭を叩き「Don't think. FEEL !（考えるな，感じろ）」諭すシーンがある．

そしてリーは「It is like a finger pointing at the moon. Don't concentrate on the finger, or you will miss all the heavenly glory.（月を指さすのと似たようなものだ．指に集中するんじゃない．その先の栄光が得られんぞ）」と言った（注：訳は字幕からであるが版によって字幕も変わっているようである）．

ここまでの話には，アスリートへの感覚の伝え方について2つの大きな示唆が含まれていると思う．ひとつは「Don't think. FEEL !」，もうひとつは「Don't concentrate on the finger」である．

2. Don't think. FEEL !

「考えるな，感じろ！」このセリフの中には，闘いの局面で考えているようではダメだ．考えて動くのではなく，感覚の中で動けるようにしなさいということを言っている．映画の解説でブルース・リーは「Empty your mind, be formless, shapeless-like water.（中略）Be water, my friend.（心をからにしろ，水のように，形なんかいらない．友よ，水になれ！）」水はボトルに注げばボトルの形になり，カップに注げばカップの形になる．流れることも，バラバラにもなることができる．多くの理学療法のトレーニングでは，パターン化した動きの中で姿勢や動作の正確性を上げていく．このパターン化した動きは非常に重要で，正確な動作の積み重ねが動作の修得になり，さらに選手の感覚となり反射的な動作獲得となり，無意識下での運動ができるようになる．そこで初めてさまざまな局面での活動に応用できる運動となるのではないだろうか．

話をアスリートへの「感覚の伝え方」に戻そう．選手たちの障害予防やリハビリテーションやパフォーマンスアップを見据えた運動を立案し実施するトレーナー・理学療法士は，スポーツで行われる動作の一つひとつの事象を感じ取り，分析し，考え，戦略を練り，実行し，よりよいパフォーマンスというゴールに向かって対策を練る．しかしアスリートは一つひとつの動作を考えて行っている状態では，まだ動作を修得したとはいえない．リー

MINI LECTURE

の言うように，考えずとも感じて流れるように動くことができるまで修得し，動きを感じてさらに適応した動きに転換できるようにしていくことが重要である．われわれは「選手のさまざまな状況を感じて考え」，選手は「感じて実行する」のである．

　われわれトレーナー・理学療法士は選手が考えずとも自然に感じて自身でフィードバックして目的肢位や目的動作が行えるよう意識づけして，成功させて，習慣づかせて，反射的に感覚的に遂行できるようにしなければならない．選手が自分で感じ，動きを修得するには，われわれ指導者は多くの言葉はいらない．いいタイミングで，意識しやすい身体部位を，適切な言葉で伝えることが重要であり，しかもその課題が成功することが最も重要である．

3. It is like a finger pointing at the moon.

　この話のベースにはさまざまな説がある．筆者は文学者ではないので真偽の程はわからない．中国古典からという説もあれば，仏教の禅の「月をさす指」の話という説もある．「月だ」と指を月に向かってさした場合「賢者は指の先にある月を見るが，愚者は指そのものを見てしまう」という解釈や，「月を指さす指は，指であって月ではない．説法（お経）はあくまでも指であり，その先に本質の教えがある」などいろんな解釈がされている．

　前説の場合は「物事のあるところだけに固執してしまうとその先にある本質を見つけることができない．こだわりを捨て，広く学びなさい」という教えであると筆者は解釈している．また後説の場合は，「教え自体には本質はないが，その教えの先にある本質を見据えて教えを実行していきなさい」と読みとることができる．いずれにしても「月をさす指」の話では，指示の先に本質があるということだと受け止めている．

　不良肢位の代表的なものに「knee in toe out」「knee out toe in」といったものがある．これらの肢位がさまざまなスポーツ障害を生み出しているのは明らかな事実である．この肢位を修正しようとした場合，直接的に「膝が入らないように」と指示して膝を意識させるのは，月をさしている指先に集中するようなものである．膝が内側に入ってしまう現象は，原因ではなく結果である．われわれの目に入ってきやすい，異常ポイントが異常肢位の本質とは限らないのである．そのknee inの原因は，足底の機能かもしれないし，股関節の機能かもしれないし，体幹部の安定性の欠如かも，不良な運動学習かもしれないし，それらの複合的な要因かもしれない．

　異常ポイントを直接口頭指示すると，たいていの選手は膝が入らないように膝のみに意識を集中させるために，荷重点を外側に逃がし殿部の力は抜け，体幹は傾斜し回旋し，別の不良肢位となってしまうことが多い．修正ポイントを「膝」にした場合，膝のアライメントを適正にコントロールし，さらに全身の姿勢が機能的になるようないくつかの「本質（要因）」を探し，選手に指示をする必要がある．目に見える異常肢位の原因は，離れた見えにくい部位に原因があることが非常に多いことは皆様も経験していることと思う．

　逆に適切なタイミングと適切な着目点による，わかりやすい言葉でアドバイスしたときはどうだろう？　そのときは「言葉」は月をさす指になり，それが選手に伝わり「言葉」は

MINI LECTURE

指を離れて月になる．

　以上，偉そうなことを語ったが，私の普段の言葉はきちんと月を指しているのだろうか？　表現力のないこの文章を，賢者である皆様は細かなところを読むよりは，皆様のすばらしい感性で「月」を感じとっていただけていると信じている．

●─文献

1) ロバート・クローズ監督：ディレクターズ・カット 燃えよドラゴン 特別版［DVD］，1998，ワーナー・ホーム・ビデオ

Ⅱ．このようにしている！ 感覚入力

⑤ スポーツ障害の予防

3）腰部疾患の場合

大久保　雄，金岡恒治

　近年，腰部疾患の予防には，体幹安定性を高めるためのstabilization exerciseが盛んに行われている．本項では，主に体幹深部筋に対する感覚入力（促通，facilitation）に着目し，現場で有用なstabilization exerciseを紹介する．体幹安定性向上には，体幹深部筋を段階的に促通すること，筋筋膜経線に沿った筋収縮を意識することが重要であり，患者の病態や運動機能に応じて，適切な運動を処方することがポイントとなる．

stabilization exerciseの基本はdraw-in！

　stabilization exerciseの基本となるのが，腹部引き込みによるdraw-in exerciseである．背臥位にて，下腹部の筋収縮を意識し，息を吐きながら腹部を引き込ませる（図1）．**draw-in exerciseは腹横筋の選択的収縮を促通させる手技**であり，腹横筋の筋反応時間（フィードフォワード作用）を改善できることが報告されている[1,2]．また，われわれは腹横筋の筋活動量が骨盤後傾運動によって高まることを報告しており[3]，draw-inに骨盤後傾を伴うことで腹横筋の活動をより促通することができる．この運動は腹横筋の促通かつ腰椎前弯角度を減少させるため，腰部脊柱管狭窄症や腰椎分離症など腰椎の伸展ストレスが起因となる腰部疾患患者に対して特に有用である．

> **Advice**　腹横筋は上前腸骨棘から1～2横指内下方で触知することができる（図2）．腹横筋の収縮を触知しながら患者にフィードバックすることで，腹横筋機能の改善を図る．この際，腹直筋や外腹斜筋を過剰に収縮させないこと，胸式呼吸による上部胸郭の運動を生じさせないことがdraw-in exerciseのポイントとなる．

　draw-inを獲得した後，腹部引き込みを行わせながら一側の下肢を伸展挙上させるdraw-in＋SLR（straight leg raising）（図3a）を行う．安定性が獲得されている場合，骨盤や体幹の運動は生じず股関節の屈曲運動のみが生じる[4]．また，腰部安定性を高めた中でこの運動を実施させるため，下肢運動時に**腰部の圧を変化させずに行わせる**ことが重要である．このとき，理学療法士は腰椎前弯部に手をおいて，腰部の圧をスクリーニングしながら運動を行わせることでフィードバックが可能となる（図3b）．

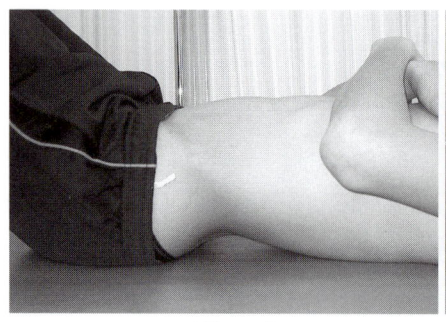

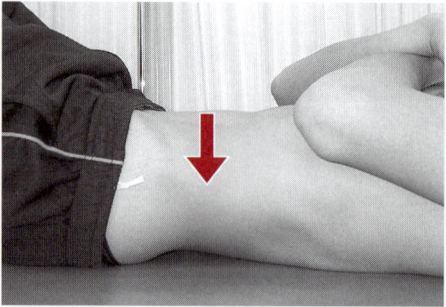

図1　draw-in exercise（右図，左図は安静臥位）
息を吐きながら腹部を引き込ませ，腹横筋の選択的収縮を促通する．骨盤後傾を伴うことで，安静臥位に比べて腰椎前弯角度が減少していることが確認できる．

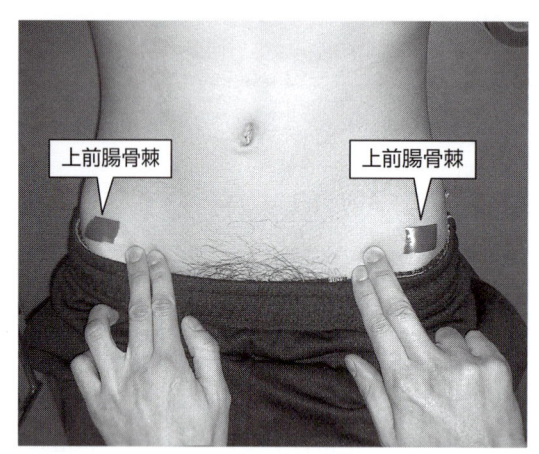

図2　腹横筋の触診部位
上前腸骨棘から1～2横指内下方で，内腹斜筋を介して腹横筋を触知することができる．

上前腸骨棘　　上前腸骨棘

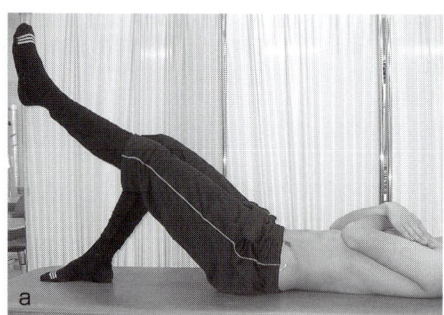

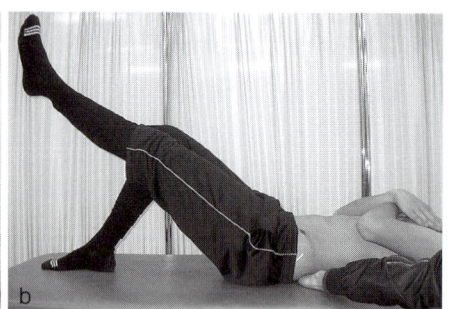

図3　draw-in＋SLR
a：draw-inしながら，一側下肢を伸展挙上させる．
b：腰椎前弯部に手を置き，腰部の圧を変化させずにSLRを行わせる．

メモ　定量的な腰部安定性の評価法

腰部安定性を定量的に評価する手法として，Sharmann test[5]やDouble-leg lowering test[6]が用いられている．両者とも，腰椎前弯部に圧バイオフィードバック装置や血圧計のカフを置き，圧変化を最小限（10～20mmHg）にして下肢運動を行わせるテストである．しかし，腰部安定性を定量的に評価する一般的な手法はいまだ確立されておらず，今後の課題とされている．

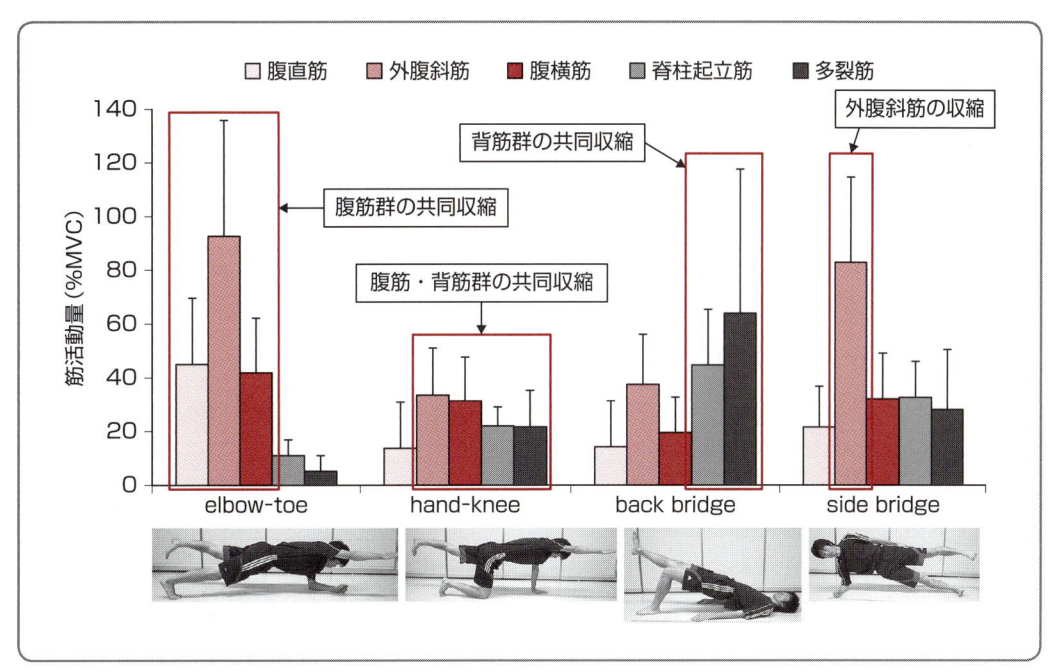

図4 bridge exercise の体幹筋共同収縮様式
「大久保 雄：腰痛における core exercise の実際．臨スポーツ医．30(8)：724, 2013」より改変して引用

bridge exerciseで体幹筋を評価&促通

　draw-in exerciseによって体幹深部筋の選択的収縮を獲得した後，深部筋と表層筋の共同収縮を図ったbridge exerciseを行う．基本的なbridge exerciseとして，elbow-toe, hand-knee, back bridge, side bridgeがあり，各運動に上下肢挙上を行わせて難易度を調整する．われわれは各bridge exercise時の体幹筋活動様式を検証した結果，elbow-toeが腹筋群の共同収縮，back bridgeが背筋群の共同収縮が生じる傾向を示し，hand-kneeでは30〜40% MVCの腹筋・背筋群の共同収縮を示した[7]（図4）．さらに，体幹深部筋に注目すると，腹横筋はelbow-toe上下肢挙上，多裂筋はback bridgeで活動量が有意に大きかった[8]（図5）．

> **Advice**　bridge exerciseでは，床面に面している体幹筋群の共同収縮を示す．例えば，elbow-toeであれば腹筋群，side bridgeであれば下側の腹斜筋群が促通される．高齢者など身体能力が低い腰痛患者に対しては活動レベルが低いhand-knee exerciseが有用である．臨床現場では，促通すべき体幹筋群を評価したうえで，bridge exerciseを処方することが重要である．

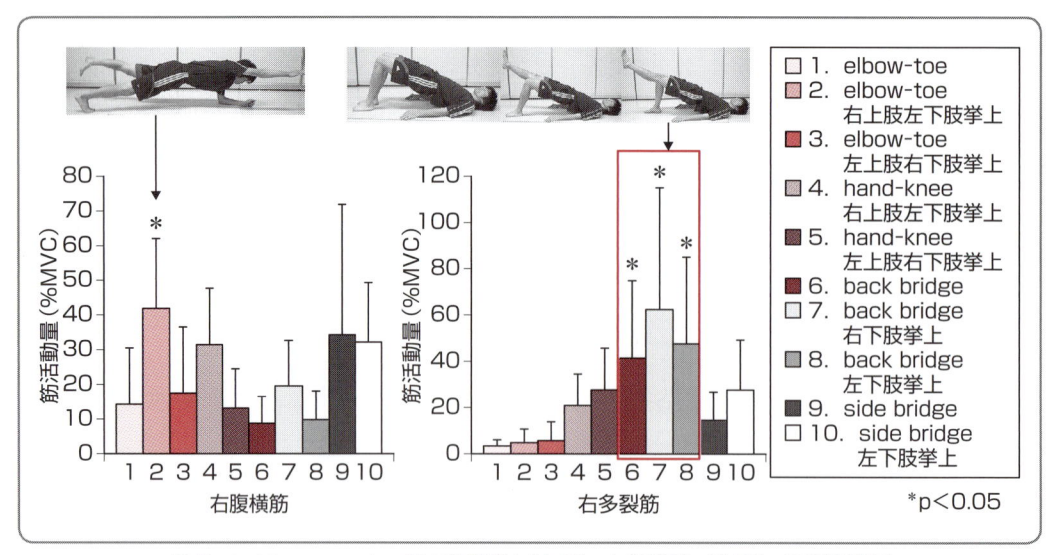

図5 bridge exercise 時の腹横筋（左図）と多裂筋（右図）の筋活動量

「Okubo Y, Kaneoka K, Imai A, et al：Electromyographic analysis of transversus abdominis and lumbar multifidus using wire electrodes during lumbar stabilization exercises. J Orthop Sports Phys Ther. 40(11)：745-746, 2010」より改変して引用

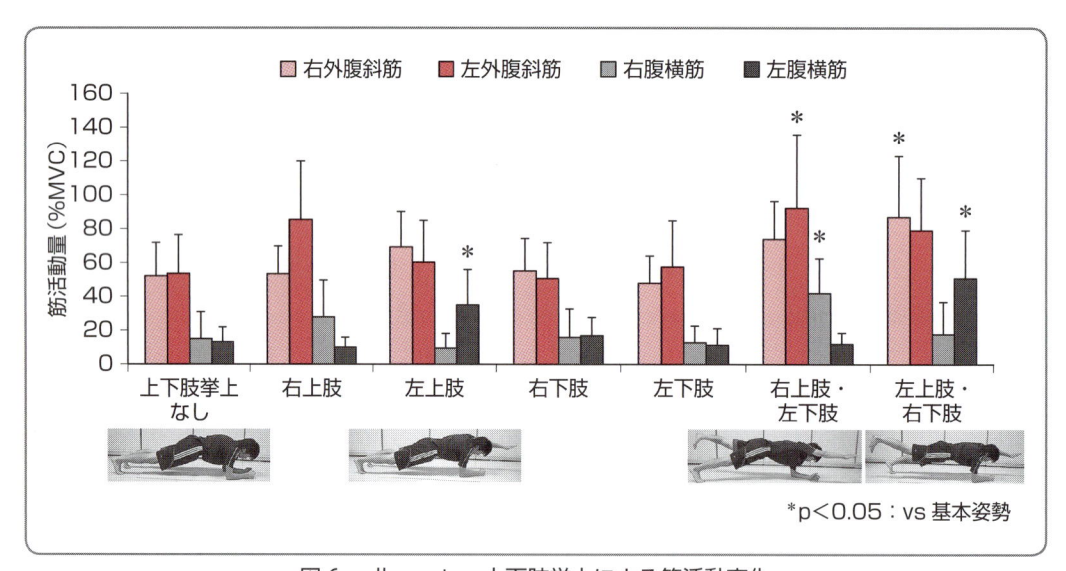

図6 elbow-toe 上下肢挙上による筋活動変化

「大久保　雄, 金岡恒治, 今井　厚, 他：腰椎Stabilization Exercise時の四肢挙上による体幹筋活動変化. 日臨スポーツ医会誌. 19(1)：97, 2011」より改変して引用

　われわれの研究において，上下肢挙上による筋活動様式の変化をelbow-toe exerciseにて検討した結果，上肢挙上側と同側の腹横筋と反対側の外腹斜筋の活動量が有意に増加した[9]（図6）．よって，elbow-toe右上肢挙上が困難な場合は，右腹横筋および左外腹斜筋の機能低下が疑われる．このような場合，運動療法として右腹横筋の促通を図ったside draw-in exercise（右側臥位）を実施する（図7）．side draw-in exerciseは，前述のdraw-in exerciseを側臥位で実施する運動であり，患者は上下肢の力を使わず，腹部引き込み動

図7 side draw-in exercise
側臥位でdraw-inを行い，腰部側面を持ち上げるように腹横筋を収縮させる．

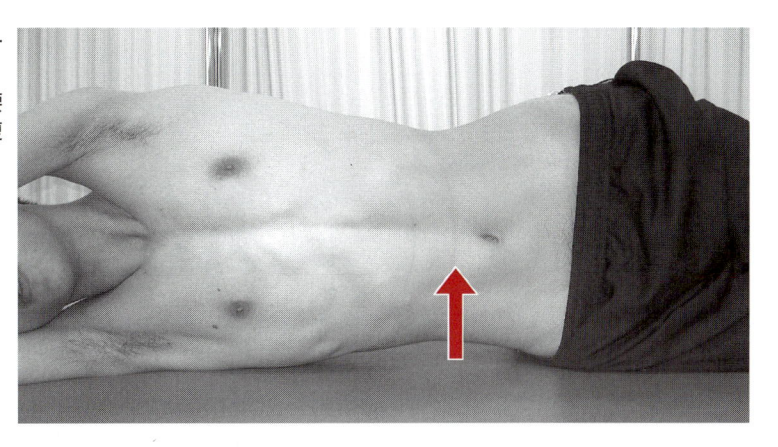

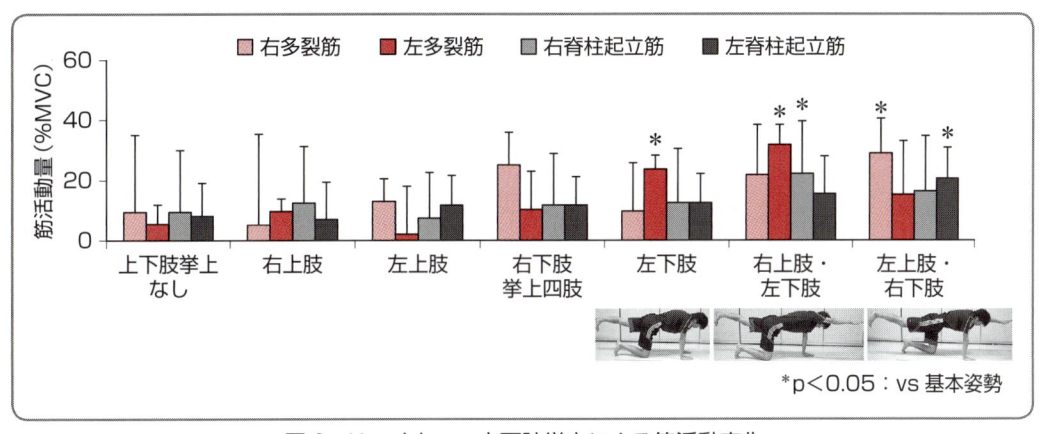

図8 Hand-knee 上下肢挙上による筋活動変化

「大久保 雄，金岡恒治，今井 厚，他：腰椎 Stabilization Exercise時の四肢挙上による体幹筋活動変化．日臨スポーツ医会誌．19(1)：98, 2011」より改変して引用

作によって腰部の右側面を持ち上げる．床面に面している筋群が促通されることから，右腹横筋には右側臥位，左腹横筋には左側臥位でside draw-in exerciseを実施する．

一方，hand-knee exerciseでの上下肢挙上では，下肢挙上側と同側の多裂筋と反対側の脊柱起立筋の活動量が有意に増加した[9]（図8）．よって，hand-knee右下肢挙上が困難な場合は，右多裂筋および左脊柱起立筋の機能低下が疑われる．前述のとおり，多裂筋の活動量が大きい運動はback bridge exerciseであることから，このような場合ではback bridge exerciseを処方して多裂筋の促通を図る．

POINT

bridge exerciseは体幹筋機能の評価および促通の両者に利用できる運動療法であり，個々のケースに適した運動処方をすることが重要である．

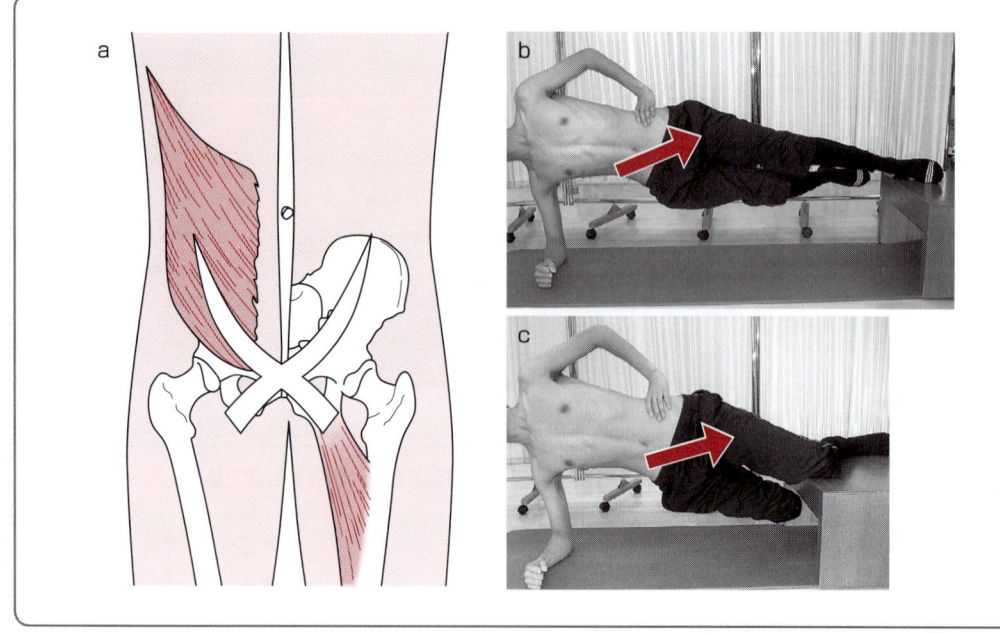

図9　前斜走スリングを促通する adductor side bridge
a：前斜走スリングは一側の外側斜筋と反対側の内転筋を連結している[11].
b：図のadductor side bridgeでは右外腹斜筋と左内転筋が共同収縮している.
c：下肢の支持部位を近位にすることによって，負荷を下げることができる.

a：「Lee D, Lee LJ：The functional lumbopelvic-hip complex. The Pelvic Girdle 4th Ed., p82, Churchill Livingstone, London, 2011」より引用

筋筋膜経線を意識した体幹筋エクササイズ

　人体の筋肉は筋膜で連結されており（筋筋膜経線），あらゆる動作において共同的に活動することが報告されている[10]．よって，体幹安定性を高めるためには，**筋筋膜経線に沿った共同収縮を促通する**ことが重要になる．体幹前面では，一側の外腹斜筋が反対側の内転筋へと前斜走スリングによって連結されている[11]（図9a）．前斜走スリングを促通するためには，side bridge姿勢を上側の下肢で支持するadductor side bridgeが有効である（図9b）．一方，背面の筋群では，一側の広背筋から腰背筋膜を介して反対側の大殿筋へと後斜走スリングによって連結されている[12]（図10a）．後斜走スリングの共同収縮には，背筋運動に対側の肩関節伸展と股関節伸展を伴うクロスモーション背筋（図10b）が有効である．

メモ　機能的に作用する筋筋膜経線

　人体の筋肉はさまざまな筋膜の連結（筋筋膜経線）によって構成されており，その中でも機能線は対側で異なる肢帯に連結し機能的な運動を行う役割を担っている[10]．共同収縮を示す．体幹前面を走行する前機能線（前斜走スリング）は，大胸筋→外腹斜筋→腹直筋鞘→対側の長内転筋へと連結している．一方，体幹後面を走行する後機能線（後斜走スリング）は，広背筋→胸腰筋膜→対側の大殿筋→対側の外側広筋へと連結している．

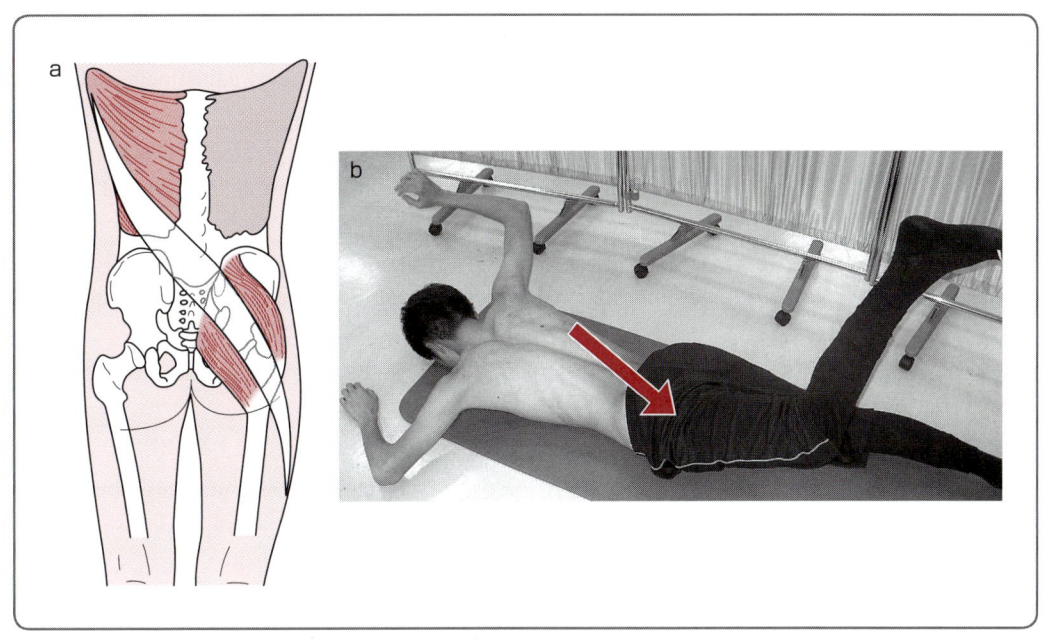

図10 後斜走スリングを促通するクロスモーション背筋
a：後斜走スリングは一側の広背筋と反対側の大殿筋を連結している[12].
b：図のクロスモーション背筋では右広背筋と左大殿筋が共同収縮している.

a：「Lee D, Lee LJ：The functional lumbopelvic-hip complex. The Pelvic Girdle 4th Ed., p82, Churchill Livingstone, London, 2011」より引用

> **Advice** adductor side bridgeを身体機能が低い者に対して行う際，下肢の支持面を足部ではなく，大腿部にすることで負荷を軽減することができる(図9c).

▶若手理学療法士へひとこと◀

腰痛患者の病態はさまざまであり，各患者の病態や身体機能を評価したうえで理学療法を実施することが重要である．どの筋の緊張が低下または亢進しているか，さらになぜそのような状態になっているのか，を機能解剖学的に考え，クリニカルリーズニングに沿った運動療法が実施できるよう鍛錬してください．

Further Reading

大久保 雄，金岡恒治：器具を用いた筋力評価法/笠原政志，小粥智浩：器具を用いない筋力評価法
スポーツ損傷予防と競技復帰のためのコンディショニング技術ガイド，臨床スポーツ医学　臨時増刊号 28：76-91，文光堂，2011
▶ Sharmann testの詳細やさまざまな体幹筋エクササイズが紹介されており，体幹安定性の評価法から基礎的なstabilization exerciseを学ぶことができる書籍である．

● 文献

1) Tsao H, Hodges PW：Immediate changes in feedforward postural adjustments following voluntary motor training. Exp Brain Res. 181(4)：537-546, 2007
2) Tsao H, Hodges PW：Persistence of improvements in postural strategies following motor control training in people with recurrent low back pain. J Electromyog Kinesiol. 18(4)：559-567, 2008
3) Takaki S, Kaneoka K, Okubo Y, et al：Analysis of the muscle activity during active pelvic tilting motion：GP37. The International Society for the Study of the Lumbar Spine.：179, 2010
4) Liebenson C, Karpowicz AM, Brown SH, et al：The active straight leg raise test and lumbar spine stability. PM R. 1(6)：530-535, 2009
5) Faries MD：Core training：Stabilizing the confusion. Strength Cond J. 29(2)：10-25, 2007
6) Sharrock C, Cropper J, Mostad J：A pilot study of core stability and athletic performance：is there a relationship? Int J Sports Phys Ther. 6(2)：663-674, 2011
7) 大久保　雄：腰痛におけるcore exerciseの実際．臨スポーツ医．30(8)：721-726, 2013
8) Okubo Y, Kaneoka K, Imai A, et al：Electromyographic analysis of transversus abdominis and lumbar multifidus using wire electrodes during lumbar stabilization exercises. J Orthop Sports Phys Ther. 40(11)：743-750, 2010
9) 大久保　雄，金岡恒治，今井　厚，他：腰椎Stabilization Exercise時の四肢挙上による体幹筋活動変化．日臨スポーツ医会誌．19(1)：94-101, 2011
10) Myers TW：機能線，アナトミー・トレイン，松下松雄(訳)，pp167-176, 医学書院，東京，2009
11) Lee D, Lee LJ：機能的な腰椎骨盤股関節複合体，骨盤帯 原著第4版，石井美和子(監訳)，今村安秀(監修)，pp43-86, 医歯薬出版，東京，2013
12) Vleeming A, Pool-Goudzwaard AL, Stoeckart R, et al：The posterior layer of the thoracolumbar fascia. Its function in load transfer from spine to legs. Spine. 20(7)：753-758, 1995

ミニレクチャー

私はこうしている 5
徒手による感覚入力 1
―腰痛疾患に対する理学療法戦略ポイント―

篠原晶子

1. 戦略ポイントと感覚入力

　ある日の外来リハビリテーション室．受付には，L5/S下垂脱出ヘルニアと診断された新患の患者が背中を丸くして座っている．待ち時間も長くなり，受付スタッフがこちらを見ている．「ヘルニアが脱出している状態で，何を指導したらいいのかわからない．他の先生に診てほしいなあ」と，戦略ポイントがわかっていないときの筆者は思っていた．このミニレクチャーを通して，腰痛疾患を対象とした理学療法の戦略ポイントと痛みと動作の関連を患者に伝える方法としての感覚入力について考えてみたいと思う．

1）導　入

　それでは，L5/S下垂脱出ヘルニアと診断された患者を診てみよう．患者は，背中を丸くして長い間座ることができていた．"背中を丸くして座れる"つまり"腰椎屈曲位で座れる"と考え，この状態で痛みがなければ脱出ヘルニアによる狭窄症状を避けていることが予想できる．続けて，椅子から治療台へ移るまでの動作をみる．立ち上がり動作は，腰を深く曲げて行った．椎間板内圧が高くなる動作を行えていることから，腰椎に負荷をかけた評価が可能と判断できる．また，腰を使って動いているので下肢を使った動作は日常生活において少ないことも予想できる．歩行は，殿部を突き出していた．腰椎伸展と痛みの関連について評価の必要性を考える．椅子から治療台へ移る間の何気ない動作の中から，たくさんの情報が得られる．これから行う評価のポイントや負荷量を判断し，機能低下の存在から生活様式を想像することができる．これが，1番目の戦略ポイントである．

2）評　価

　問診より発症からの期間や安静を必要とする急性期でないことを確認したうえで，主訴に着目していく．この患者は，歩行時に出現する下肢痛に困っており，歩容は腰椎正中位・膝軽度屈曲位・身体重心は足部前方にあった（図1）．痛みと動作の関連を評価した結果，立位で腰椎屈曲（骨盤後傾）を保持することで下肢痛を消失できた．さらに，機能的に評価すると腰椎の可動域低下・腹筋筋力低下・腸腰筋やハムストリングの硬さが腰椎伸展を増悪させていることがわかった．痛みと動作の関連を評価し，症状の増悪に影響する機能的な問題を全身的に捉える．これが2番目の戦略ポイントである．

3）プログラム

　評価の結果より"今"患者に実施できることは，痛みを軽減できる方法を理解してもらうことである．これが3番目の戦略ポイントであり，その方法として感覚入力を用いる．今回は，壁に背中をつけたスクワット運動を用いた（図1）．まず，「膝を曲げ壁と腰の隙

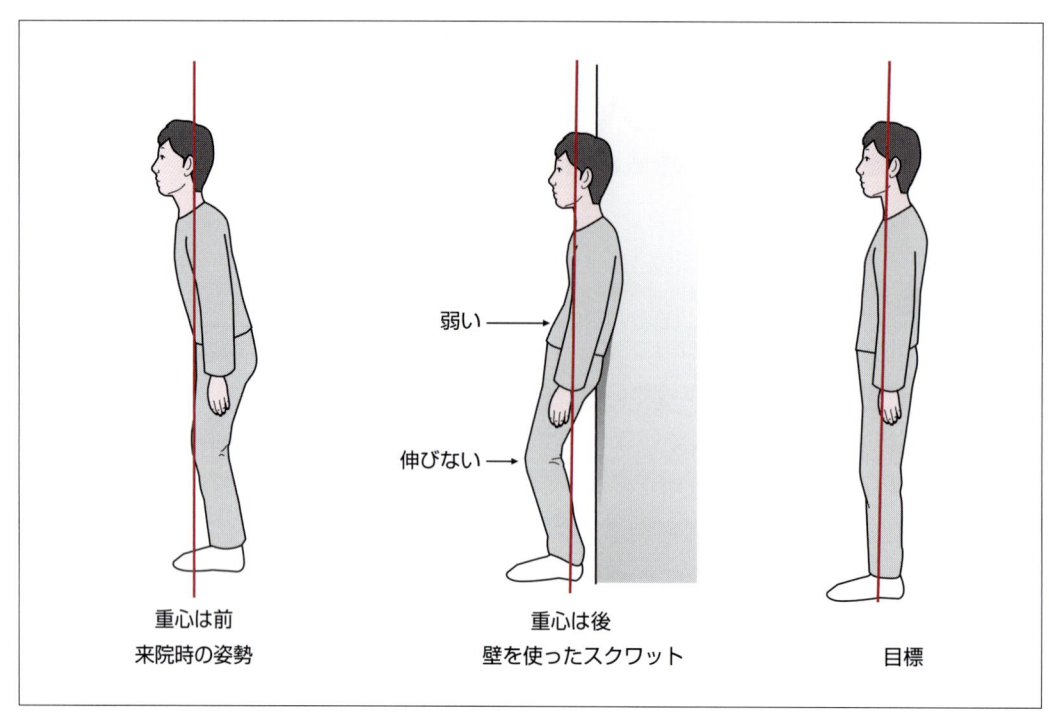

図1 評価とプログラム

（左：重心は前　来院時の姿勢／中：重心は後　壁を使ったスクワット（弱い、伸びない）／右：目標）

間がなくなると症状が軽減する」ことを感じてもらう．次に，「曲げた膝を伸ばしていくと，壁と腰に隙間ができる」このことから腹筋が弱いことを伝える．「壁と腰の間の隙間をなくしたままでは膝は伸びない」このことから腸腰筋やハムストリングが硬いことを伝える．さらに，「体重はいつもより踵側にかかっている」いつもの位置と違うことを伝える．痛みを軽減できる姿勢を保持するためには柔軟体操や筋力強化が必要であることを，感覚入力を用いて理解へとつなげる．さらに，この状態は徐々に生じたもので今後継続した取り組みが必要であり，腰痛と付き合っていくことも話す．最後に，この対応が良いか悪いかはまだ評価期間中であるため再来をお願いし，帰っていく後ろ姿より指導の理解が得られているか？　殿部の突出しが軽減しているか？　を確認して，この日の理学療法を終了した．

4）理学療法士にできること

　理学療法士は動作から痛みを診ることができ，機能的のみならず全身的に問題をとらえ疼痛軽減や再発予防を目指すことができる．まず，姿勢や動作から痛みを軽減できるかどうか評価をすること，そして，軽減できる姿勢や動作があれば理解が得られるよう患者に説明することである．その手段として，良い動きを感じる！　足りない動きを感じる！　痛みと動作の関連を患者へ伝える方法としての感覚入力は，状態の理解が得られやすく効果的な方法だと思う．その内容は，"いつでもどこでも一人でもできる"シンプルな方法であることが取り組める秘訣である．痛みを恐れずに治療への糸口と捉えて分析してみて

MINI LECTURE

ほしい．動いても大丈夫！　という安心感を与えられ，腰痛をきっかけに年を重ねていく身体の変化に気づき付き合っていく意識づけとなることを願いながら，筆者は患者と向き合っている．

2. おわりに

　この本を手に取った方々は，理学療法の技術を習得しつつ悩みながら患者と向き合っておられる方々だと思う．さまざまな見方や考えを学ぶことは，"現状を敏感にとらえ解決策を考える"ことへつながる．大事なのは，自分で考える力を身につけていくことだと思う．筆者はこの企画に参加させていただき，感覚入力という面から臨床で行っていることを考えることができた．生涯を通して学び続ける姿勢を，人との出会いを大切にしながら身につけていきたいと思っている．どんな世界が見えるのか！　何を感じるのか！　……楽しみにして．

MINI LECTURE

Ⅱ. このようにしている！　感覚入力

6 子供＊の場合

横井裕一郎

　　従来から行われている脳性麻痺やダウン症候群などの子供の理学療法評価・分析は姿勢運動アライメントを中心に行われている．しかし子供の障害は正常な知覚運動学習の経験が少ない状態で，環境に適応した学習によって作られている．治療効果をあげるためには，子供の姿勢運動障害は環境に適応した知覚運動障害と考えて評価・分析することがポイントとなる．

子供の知覚運動障害とは？

　子供の障害としては，脳性麻痺といった脳障害，ダウン症などの染色体異常が挙げられる．本項では脳性麻痺を中心に話を進める．

　脳性麻痺のわが国での定義を要約すると，脳の非進行性病変であり，永続的な，しかし変化しうる運動および姿勢の異常としている[1]．つまり運動機能障害が出現するとしているが，感覚・知覚の障害には触れていない．

　近年，脳性麻痺の運動障害は誤った知覚運動のフィードバックとフィードフォワードの繰り返しにより作られる知覚運動障害であると認識されつつある．2005年のDevelopmental Medicine & Child Neurologyに掲載された脳性麻痺の定義では，運動障害に感覚・知覚・認知障害が加えられ，一般的な定義となっている[2,3]．つまり脳性麻痺を評価・治療する際は，知覚運動障害として捉える必要がある．

> **メモ　感覚（sensation），知覚（perception）とは？**
> 感覚は感覚器官が単純な刺激を受容することで生じる単純な課程のことで，知覚は末梢の感覚機構と求心性の情報入力に対してその解釈と意味をつけ加える高次の情報処理過程から構成されるとされている[4]．姿勢や運動には，感覚が複合的に組織化した多重感覚情報が必要であるため，本項では「知覚」を使用する．

子供の知覚運動障害をどうとらえるか？

　子供の運動発達理論であるダイナミックシステムズ理論では，運動は神経系，身体，環

＊「子供」は差別的・否定的表現ではないので漢字で表記いたします．
「子ども」表記を「子供」に統一，文部科学省，2013年6月

境などの協応システムが非線形性に相互作用し，自己組織化を通して作り出されるとしている[5]．また一般的に空間上での身体各部位の位置，あるいは身体各部間の位置関係を常に知覚していることを運動感覚（kinesthesia）という[6]．さらに正常姿勢制御は視覚，体性感覚，前庭系からの感覚情報の組織化によってなされる．特に前庭系は運動感覚に加え，重力方向と身体の位置関係に大きく影響する[7]．

障害のある子供は，発達初期から筋緊張の亢進や低下，関節の拘縮などにより正常な知覚のフィードバック機構が制限される．そのため正常な知覚の組織化は難しく，歪んだ知覚運動が形成される．つまり正常運動の経験が少ない．また手—手運動，口—足運動などの身体像の発達に重要である経験の不足，手掌や足底の表在感覚の過敏性，視知覚機能の障害を合併することがある．

子供の障害は出生直後から長い年月をかけて作られる．そのため理学療法士が正常に近い"良い姿勢"へとアプローチしても，子供には長年経験してきた姿勢と異なるために"違和感のある姿勢"や"窮屈で慣れない姿勢"と感じることがある．これは理学療法士が考える"良い姿勢"へと治療するための制限因子となる．しかしこの障害の成り立ちを肯定的に考えるならば，子供は障害のある身体で，長年の生活の中で，巧みに環境の情報を知覚し組織化して，機能的に適応，代償しながら発達しているともいえる．

どのような場面で子供の知覚運動障害が顕著となるのか？

筋の痙縮や短縮の軽減のために行う手術療法では，知覚運動障害の特徴が顕著に現れる．短期間かつ"爆撃的"な筋の伸張性の変化は，以前の姿勢との違和感や新しい姿勢に適応できない問題が浮き彫りになる．

手術後に子供の立位姿勢が顕著に改善されることがある．一方で一時的に立位姿勢は改善されても，また以前の姿勢に戻る子供がいる．これは脳性麻痺の姿勢制御が筋骨格のアライメントの修正だけでは変化しづらい可能性を秘めている．正常姿勢制御は一般的に視覚，体性感覚，前庭系からの感覚情報の組織化である[7]ため，脳性麻痺の場合は，知覚が新しい姿勢や姿勢の変化に組織化，適応できない状態，かつ知覚と運動が解離した状態と考えられるであろう．もしかすると"身体の恒常性（ホメオスタシス）"として，元の状態になったのかもしれない．また理学療法で姿勢アライメントを修正した後に，効果が持続しないときも同様な状態なのかもしれない．

メモ 視知覚機能の障害の原因について

脳性麻痺に散見される脳室周囲白質軟化症（periventricular leukomalacia：PVL）は，脳室周囲の皮質脊髄路の下肢・体幹経路の他に，外側膝状体から一次視覚野である後頭葉第17野を結ぶ視放線が障害されることがある[8,9]．その場合，視野，眼球運動や視知覚機能の障害などが現れる．

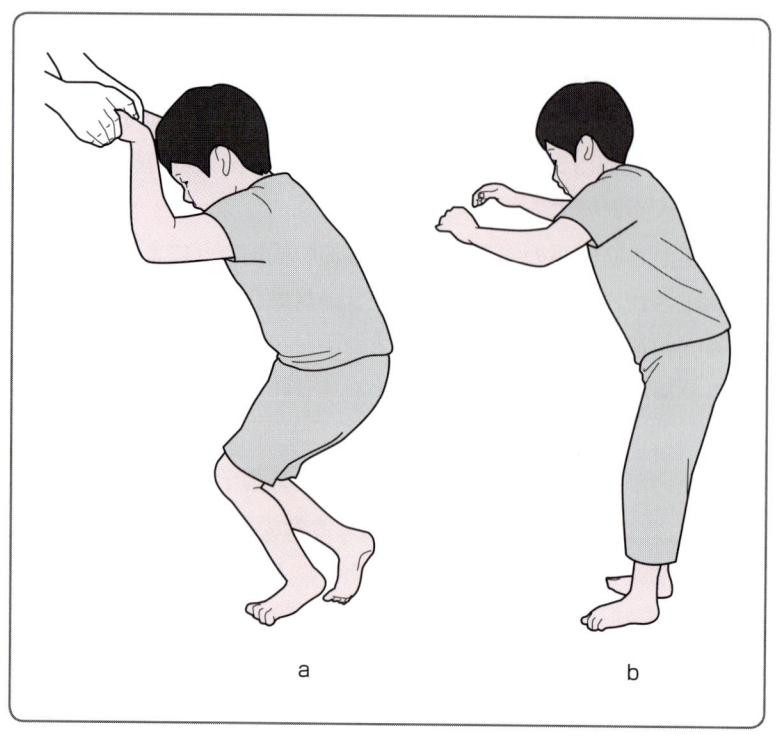

図1 脳性麻痺痙直型両麻痺児の手術前後の姿勢変化
a：手術前，b：手術後．

どのように知覚運動障害の評価・分析するか？

　子供の**自然な運動や遊びのような自発的な活動**の中から，姿勢・運動を評価する．評価は運動学や生体力学，神経学を中心に特徴的な姿勢・運動を捉え，同時に運動と身体像，重力方向の知覚，物や環境をどのように知覚してフィードバック・フィードフォワードしているか分析する．また優位に使用している知覚情報を考慮して，知覚と運動の関係を分析する．

●立位・歩行から知覚運動障害を考えてみよう

　下腿三頭筋の筋緊張亢進により尖足歩行している脳性麻痺の子供は，踵を床に接地する経験が圧倒的に不足した状態で知覚運動発達している．

　脳性麻痺痙直型両麻痺児の代表的な姿勢であるクラウチング肢位，尖足姿勢を図1aに示す．図1bは立位姿勢の改善のために，股・膝関節・足関節周囲筋への延長術を行い，足底接地となり，自力での静止立位保持が可能となった．知的に良好な子供は手術前後の身体変化について，感じたことを述べることがある．図1のような変化に際して，子供が訴えることから知覚運動障害を分析してみる．

1）後方に倒れそうで怖いよ！

　手術前の立位姿勢は爪先部で支持しているため，足底圧中心がMP関節付近で，身体重心が前方にある．手術後は踵接地しているため，足底圧中心と身体重心が後方へ移動して

いる．踵接地した中での姿勢制御経験が少ないため，踵への荷重に違和感があるかもしれない．子供は後方への転倒を防止するために，随意的に働く頭部・肩甲帯・上肢にて前方へ体重移動しようとしている．または再度，爪先部で体重支持しようとしているのかもしれない．

　手術前の股・膝関節は屈曲の戦略にて姿勢制御を行っている．この状態は関節が屈曲位での筋の収縮や弛緩によって重力を知覚している可能性がある．つまり長年積み重なってきたこの姿勢は子供にとって"直立した"抗重力伸展位である．

　手術後は股関節屈曲，体幹前傾にて姿勢制御している．しかしこの重力方向に対する頭部の位置や体幹の前傾角度を手術前後で比較してみると，大きな変化がない．この子供は，前庭覚や固有受容覚で知覚している重力方向の変化に対して，不安があるのかもしれない．

　脳性麻痺の場合，筋機能の多様性が乏しく，姿勢制御における戦略の変化に適応するのに大変時間がかかる．新しく，良好な姿勢に適応した子供は，正常姿勢に近い姿勢保持が可能となる．しかし新しい姿勢に適応できず，後方への転倒を怖がる子供は，結果的に前方へ体重負荷するために膝関節を屈曲して踵を接地しない尖足となり，手術前の立位姿勢を再獲得してしまうことがある．

2）床が斜めになったみたい！

　子供は手術前までの姿勢が正常であると知覚しているため，手術後の立位にて，「床が斜めになっていないか？」と訴えることがある．これは長年の尖足立位による爪先への体重負荷に起因していると考えられ，手術後に踵に体重負荷され足底圧中心が後方へ変化したためである．このように身体の変化を環境の変化として知覚し，平面の床を登り坂のような傾斜と知覚するようである．この訴えから，**脳性麻痺の姿勢制御において足底および下肢全体からのフィードバックがきわめて重要である**ことが理解できる．またこの姿勢の変化は，知覚と運動の間に混乱が生じているのである．

3）踵が痛い！

　手術後の踵接地により，踵部または床接地面の皮膚に疼痛を訴えることがある．踵の衝撃吸収として機能している足底面の脂肪パッド（踵部脂肪体）は，歩行の発達とともに分布状態が変化する．尖足歩行している子供は，踵部の脂肪が少なく，弾力性が低下している．また踵骨の形状は，床面に対して丸くなっていたり，角張っていることがある．つまり踵骨の形状が体重支持を困難とし，踵接地により踵周辺に疼痛が誘発される．このような場合，足底接地をしても逃避的に爪先に足底圧中心を移動させるために下腿三頭筋を意図的に収縮させて，尖足立位になっていく．

● 視知覚機能から知覚運動障害を考えてみよう

　人間の空間認知は，多くが視知覚に依存しているとされている．脳性麻痺などの脳原性の障害は，重症なほど何らかの視覚障害を合併する[10]．視知覚機能と運動の関係を分析してみよう．

図2 脳性麻痺児の単眼視と斜視

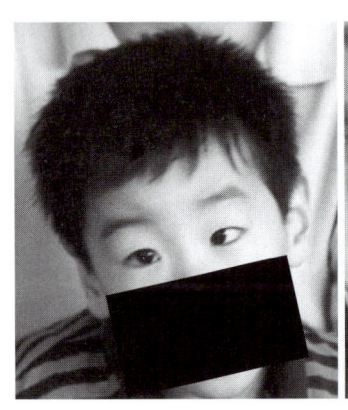

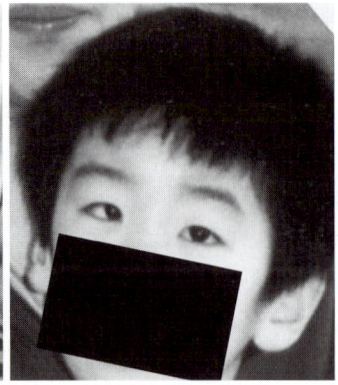

1）斜視による姿勢の影響

　斜視は注視する際に，複視（物が二重に見える状態）になるため，片眼だけで物を見て，もう片眼は像を消去させているとされている[11]．両眼視できないことは，立体視や奥行き知覚，距離知覚など三次元空間の知覚に影響し，姿勢の不安定性や非対称性，粗大運動や操作性の曖昧さなどの要因となる．また単眼視は物との距離間の問題が生じさせ，リーチ距離の曖昧さや，頭部や体幹の側屈といった異常姿勢，体幹を前傾させて姿勢を崩しながらリーチするように学習する．したがって視覚・眼球運動の姿勢制御への影響と関連性を評価することが必要となる．

　図2は右眼の単眼視と左眼の内斜視，左眼の単眼視と右眼の内斜視である．つまり注視する際に交代性斜視がみられる．さらに右眼で単眼視する場合は頭を右に側屈させ，左眼で単眼視する場合は頭を左に側屈させる．このように脳性麻痺で単眼視がある場合，頭部の正中位保持が困難となる．また頭部を側屈させて左右の視野を拡大している可能性もある．この頭部の側屈が原因で体幹も側屈したり，非対称性緊張性頸反射のような筋緊張の左右差に影響するため，全身的な姿勢の崩れを引き起こすことがある．

2）視覚障害による姿勢への影響

　重度な視覚障害の子供は，他の感覚で代償して外界の情報を入力している．例えば人の声やおもちゃの音を聴覚で知覚して，方位を決定することがある．また子供が能動的に音を出すことで，その反響音から部屋の大きさを知覚することもある．

　図3は重度な視力障害のあるてんかん後遺症の児である．胡座は不安定ながらも保持可能である．しかし図のように理学療法士が介助して台座位をセットすると，全身の筋緊張を高め，理学療法士へ体を押しつけ，頭部を後方に屈曲させて姿勢を安定しようとする．この場合，抗重力な姿勢変換により筋緊張が亢進したと考えるかもしれない．しかしこの後に左右大腿部外側から圧迫を加え，足の下に台を設置すると，姿勢が安定した．つまり胡座にて大腿の外側や足部外縁が床に接していると，姿勢と気持ちが安定するとも考えられる．または足の一部が床に接地することで，高さを知覚している可能性がある．大腿や

図3　視覚障害のあるてんかん後遺症の児

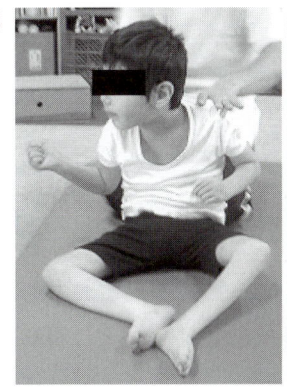

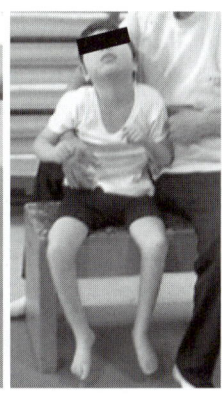

足部が床などに接していないことで不安感が増加して，理学療法士へ身体を押しつけたと分析できる．

メモ　成人の障害と子供の障害の違いは？

脳卒中片麻痺のような成人期以降に受傷した障害は，一度は正常な知覚運動経験を獲得している．成人はリ・ハビリテーション，すなわち運動の再学習である．子供は"正常"な知覚運動経験が乏しく，ハビリテーション，すなわち運動の新たな学習である．そして子供は障害のある状態が自分にとっての正常な知覚運動ととらえている．特に誕生まもない子供は，知覚運動経験が白紙のような状態であり，正常も歪んだ知覚運動も入力される可能性があるのが特徴である．

理学療法による感覚・知覚入力をどのように考えるか？

　子供は，歪んだ知覚運動学習を積み重ねると，修正が非常に困難になる．知覚と運動の関連について綿密に評価し，子供の年齢と学習過程を配慮した理学療法を行う．理学療法は通常の運動療法に加えて，①正常に近い知覚運動経験を能動的かつ活動的に学習させる，②本人なりに学習している運動をより機能的にする，という2点が重要で，最終的に遊びや日常生活活動につなげる．

1）新生児期〜乳児期

　この時期は徐々に障害像が作られてくる過程，すなわち前述したような誤った知覚運動と身体像が作られる．可能な限り子育てと遊びの中で正常に近い知覚運動経験を増やすこと，かつ能動的な運動を中心とすることが望ましい．子供と家族の関係，抱っこの方法，身体像の確立など配慮すべき点も多々ある．また理学療法の時間だけでは不足しているため，家族と協力した日常生活内の環境設定が重要となる．

　例えば立位を練習する場合，足底全体で床に接地し，修正したアライメントで立位保持経験を多くする．そのためには事前に下腿三頭筋の伸張や立位保持装具，短下肢装具が必要かもしれない．静的ではなく，足底全体が知覚できるような体重移動を伴った活動を取

り入れる．

　斜視のような眼球運動に障害がある場合は眼科医や視能訓練士との協力が必要で，その治療方針を優先する．子育てや理学療法では，子供が追視する際に頭部を側屈せずに回旋した注視を学習させていく．視覚障害がある場合は，触覚・聴覚など多重感覚で視覚を代償させるようにする．どのように知覚運動経験がなされているか，学習されているか分析しながら治療する．例えば人の声がけによる音の定位を学習させたりするのもよい．またガラガラや太鼓など操作すると音が出るおもちゃを使用して，運動と聴覚を組み合わせるのもよい．**できるだけ多種の感覚を組み合わせた活動を治療に取り入れていく．**

2）幼児期～就学期以降

　この時期はある程度，障害像ができあがるため，姿勢運動の修正が難しくなってくる．環境と身体が適応しながら，重力と身体位置の関係が作られる．子供の興味がある活動の中に，理学療法的な要素を入れるのが望ましい．またはADLのような機能的な目標を明確にして，その機能自体を練習する．

　立位姿勢では筋の短縮に起因して，図1のような姿勢となることがある．この場合，姿勢制御の戦略を変え，多様性のあるバランスを学習させていく．筋の伸張性や足関節の関節可動域を確保しながら踵接地し，バランスを**能動的に学習**させる．例えばボール投げやボール蹴りを練習する中で，正常に近いアライメントでの抗重力伸展運動やバランスを学習させる．また機能的場面であるトイレ動作で，上肢でズボンを下ろす際に，同時に下肢を屈曲させるように知覚運動していることがある．**子供が理学療法士の運動を模倣したり，鏡を使用して運動を確認させたり，友達の姿勢を見るなどして視覚と体性感覚の誤差をフィードバックしてフィードフォワードさせる．**

　尖足立位の場合は，爪先支持が正常であると知覚している可能性がある．その場合は立位や座位で，足底全体を知覚できるような踵から爪先への体重移動を感じるアプローチが必要となる．また理学療法だけではなく保育による感覚遊びも効果的である．踵に疼痛がある場合は，足底を接地する床面やインソールの弾力性に注意する．この介入によって踵接地しやすくなることがある．

　視知覚に問題がある場合は，環境を知るために聴覚，触覚で視覚を代償する機能を作る．例えば手指を使用して上肢での環境を探索するような遊び，プログラムを早期に行う．そして何を手がかりにして姿勢を安定させているのか，どこの身体部位で姿勢の安定を感じているのか分析し，不安定な要素があれば補う．例えば大腿外側から内側方向に圧を加えられるように座面をモールディングしたり，身体の一部をホールドしたりすると反り返りが落ち着くことがある．身体の前に手を置く場所としてテーブルを置くことも効果がある．意志を上手に表出できない子供は，姿勢の不安定感を全身で反り返って意思表出することがある．必要な支持面を増やし，また通気性のよい素材を使用して温度調節などを配慮して，安定した姿勢を作る．**知覚面に配慮した治療的な操作をしながら評価すると，知覚運動障害としての分析がしやすい．**

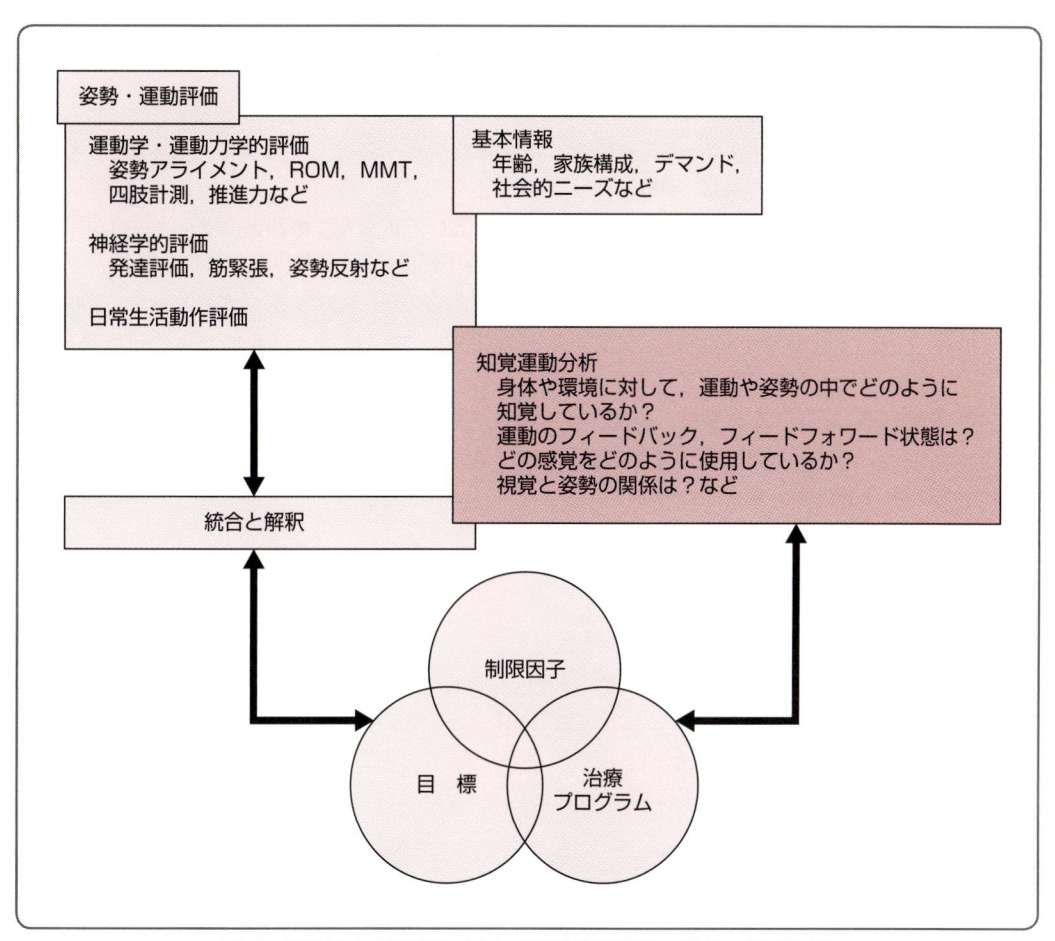

図4　障害のある子供に対する姿勢運動評価・治療の思考過程

▶若手理学療法士へひとこと（図4）◀

　子供の障害は，「知覚」運動障害であると頭で理解していても，いざ理学療法となると関節可動域練習や筋のストレッチを主体としたプログラムを進めてしまう．評価の段階で，しっかりと知覚面，環境に対する適応状態を取り入れた分析を行おう．

● 文献

1) 厚生省脳性麻痺研究班：脳性小児麻痺の成因と治療に関する研究（高津忠夫班長），昭和43年度第2回班会議，1968

2) Bax M, Goldstein M, Rosenbaum P, et al：Proposed definition and classification of cerebral palsy, April 2005. Dev Med Child Neurol. 47(8)：571-576, 2005

3) Blanche EI, Botticelli TM, Hallway MK（佐野幹剛 訳）：脳性マヒ児の感覚障害の臨床的な徴候．神経発達学的治療と感覚統合理論，高橋智宏（監訳），p72，協同医書出版社，東京，2001

4）菊地　正：感覚知覚の一般的特徴．感覚知覚心理学，海保裕之（監修），菊地　正（編），p2，朝倉書店，東京，2008
5）大城昌平：発達と姿勢．理学療法．24(1)：87-97，2007
6）Latash ML（佐藤　満 訳）：運動感覚．運動神経生理学講義，笠井達哉，道免和久（監訳），p213，大修館書店，東京，2002
7）Shumway-Cook A，Woollacott MH（田中　繁 訳）：正常な姿勢制御．モーターコントロール 原著第4版，田中　繁，高橋　明（監訳），pp183-184，医歯薬出版，東京，2013
8）仁志田博司：脳室周囲白質軟化症．新生児学入門 第3版，p362，医学書院，東京，2004
9）尾上尚志，他監修：視神経．病気が見える vol.7　脳・神経，医療情報科学研究所（編），p216，メディックメディア，東京，2011
10）田淵昭雄：斜視．小児眼科，p133，金原出版，東京，1994
11）Erhardt RP：視覚機能に対する早産の影響．視覚機能の発達障害，紀伊克昌（監訳），pp16-18，医歯薬出版，東京，1997

MEMO

Ⅱ. このようにしている！ 感覚入力

⑦ 慢性疼痛の場合

大住倫弘, 森岡 周

クロスモーダル知覚としての痛み

痛みは「組織の実質的または潜在的な損傷と関連したあるいはこのような傷害と関連して述べられる不快な感覚的・情動体験」と定義されているように，体験される痛みが個人によって異なることは自明の事実である．近年では，多感覚入力によって痛み体験が修飾されることが科学的に明らかになっている[1]．つまり，痛み刺激と同時に入力される感覚によって痛み体験が修飾されるということである．例えば，恋人の写真を見ながら痛みを与えると痛みを感じにくくなるというユニークな研究報告もされている[2]．このように，痛みという体験は多感覚入力によって修飾されていることから，慢性疼痛の理学療法においても多感覚入力を利用することの意義は大きい．本項では，慢性疼痛に生じる感覚機能低下という現象とその発現機序について整理したうえで，多感覚入力を利用した理学療法を紹介する．

慢性疼痛における触覚機能の低下について

慢性疼痛の代表的疾患である複合性局所疼痛症候群(complex regional pain syndrome：CRPS)では，「触られたことはわかるが，どこを触られているのかわからない」という現象が報告されてから[3]，触覚機能低下に関するさまざまな報告がされてきている．中でも，理学療法評価の一つでもある2点識別覚が鈍麻していることの報告は多い．Plegerら[4]は，CRPS患者の患肢の2点識別覚が鈍麻していることを報告しており，Moseley[5]は慢性腰痛患者の痛みの部位と2点識別覚が鈍麻している部位が一致していることを報告している．さらに，変形性膝関節症においても，膝周囲の2点識別覚が鈍麻していることが報告されている[6]．このように，神経損傷がない運動器疾患にもかかわらず，慢性疼痛と触覚機能低下が密接に関係していることが明らかにされている．このような触覚機能低下には，中枢神経系が関与していることも明らかになっており，Maihofnerら[7]は，脳磁図(magnetoencephalography：MEG)を用いて，CRPS患者の一次体性感覚野における患肢の体部位再現領域が縮小されていることを報告している．また，この体部位再現領域の縮小とともに患肢の触覚機能低下が生じていることが明らかにされている[8]．

では，なぜこのような触覚機能低下や一次体性感覚野の不適切な再組織化が生じているのであろうか？　その原因の1つとして考えられているのが，「学習性不使用」によるもの

がある[9]．誰でも痛みに伴った運動抑制はある程度は生じるが，過度な恐怖心や不安感を抱く者は過度に運動を抑制してしまい，ついには患肢を動かさないことを学習してしまう（学習性不使用）．この学習性不使用が，大脳皮質の再組織化や感覚機能低下をもたらすと考えられている[9]．さらに近年では，「患側空間」の触覚刺激の反応が遅れるということも報告されている．慢性腰痛患者において，患側空間から与えられる触覚刺激と健側空間から与えられる触覚刺激を同時に与えられると，患側空間から与えられる触覚刺激が時間的に遅れているように感じていることが報告されている[10]．このように，痛みを訴える身体部位だけではなく，痛みを訴える空間の触覚機能低下も生じていることも明らかにされており，それは中枢神経系が関与していることが明らかになっている．

メモ 2点識別覚閾値を測定する際に注意すること

2点識別覚閾値はさまざまな要因でばらつくことが多いため，臨床現場で測定するには一定の工夫が必要である．過去の研究では，Mobergの方法に準拠しているものが多く，キャリパーを徐々に大きくして2点と感じた長さと，徐々に小さくして1点と感じたときの長さの平均値を2点識別覚閾値として扱っているものが多い．

慢性疼痛における固有感覚機能の低下について

　ここまでは，慢性疼痛患者における触覚機能の低下について述べたが，ここでは慢性疼痛患者に生じている固有感覚機能の低下について述べる．Lewisら[11]は，肩関節外転運動が可能なCRPS患者に対して，水平外転・内転の位置覚の検査をした結果，健常者と比較してエラーが大きかったことを報告した．つまり，慢性疼痛患者においては，触覚機能だけではなく，固有感覚機能も低下しているということである．さらに，この固有感覚機能の低下に関しては，運動機能の低下と関連性が強いことが明らかにされており，Bankら[12]は，CRPS患者の手関節の固有感覚機能低下と自動および他動関節可動域制限との間に密接な関係があることを明らかにしている．他にも，固有感覚機能低下は力量調整困難[13]，筋緊張異常[14]，圧痛の増大[15]などと関係していることも明らかにされている．これらのことから，固有感覚機能低下は，固有感覚由来の筋の痛み（圧痛）の重篤化，運動機能障害（筋緊張異常・力量調整困難・関節可動域制限）を引き起こすことが考えられている．この固有感覚機能低下を引き起こしている脳内メカニズムはまだ明らかにされてはいないが，慢性疼痛患者における固有感覚異常は患部だけではなく，他の身体部位や健側にも生じることから，末梢神経のみではなく，中枢神経系に何らかの問題が生じていることが考えられている[14]．憶測に過ぎないが，おそらく触覚機能低下と同様に一次体性感覚野あるいは頭頂連合野に何らかの機能異常が生じていることが考えられる．

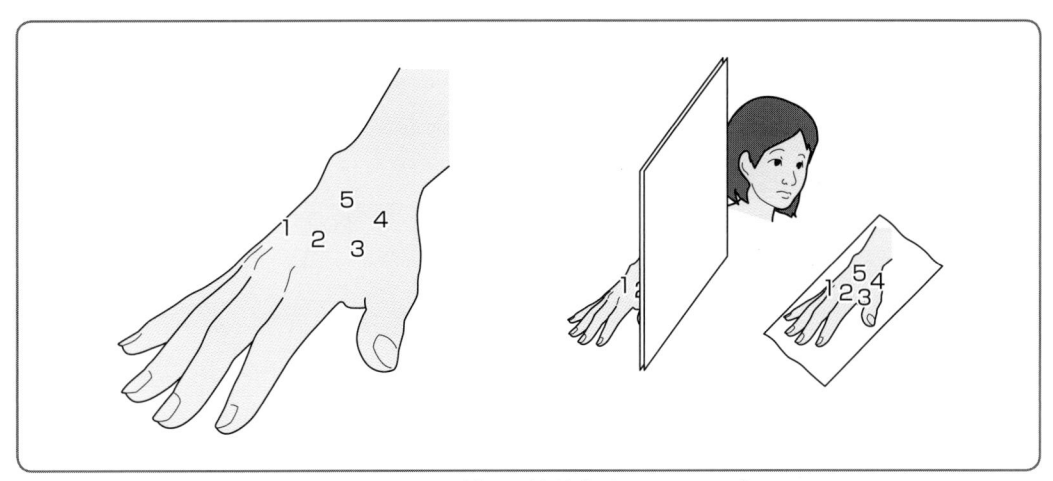

図1　CRPSに対する触覚識別トレーニング
左：触覚識別トレーニング．理学療法士が1～5番のどこかに触覚入力を行い，患者はどこが触れられているのか番号を答える．
右：身体の写真を見ながらの触覚識別トレーニング．基本的には左図と同様の手順であるが，患者は自分の手が写っている写真を見ながら実施する．
「Moseley GL, Zalucki NM, Wiech K：Tactile discrimination, but not tactile stimulation alone, reduces chronic limb pain. Pain. 137(3)：603, 2008」より引用

触覚入力を用いたアプローチ

　ここまでは，慢性疼痛疾患における感覚機能の低下およびそれに関する大脳皮質の不適切な再組織化について述べてきた．ここからは，それらの感覚機能の低下に対するアプローチについて紹介していく．まず触覚入力を用いたアプローチについてであるが，痛み刺激と同時に触覚入力が加わることで痛みを感じにくくなることが古くから知られている[16]．さらには，自分の身体を自分で触る（セルフタッチ）ことによって実験的痛みが大幅に軽減することも報告されている[17]．一方で，触覚機能が低下している慢性疼痛患者に対しては，単なる触覚入力よりも触覚を識別させるような練習の方が効果的であることが報告されている[18]．Florら[19]は，幻肢痛患者の切断端に対して，電気刺激の周波数の識別トレーニングを実施することによって，幻肢痛の軽減と一次体性感覚野の体部位再現の改善が認められたことを報告している．また，CRPS患者に対する触覚部位の識別トレーニングが痛みの軽減と2点識別覚の改善をもたらすことが報告されている（図1）[18]．筆者ら[20]も，亜急性期のCRPS患者に対する触覚部位の識別トレーニングの有効性を報告している．このように，単に触覚入力をするだけではなく，その触覚の性質や部位を識別させるトレーニングは，慢性疼痛で変容している一次体性感覚野の体部位再現を改善させ，痛みを軽減させるということが考えられている．

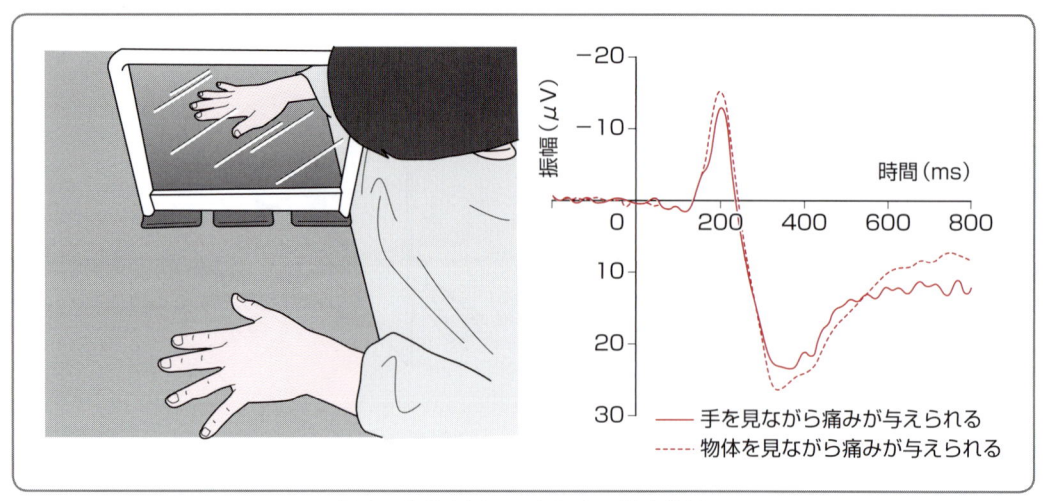

図2 身体を見ることによる鎮痛効果
鏡に映されている手を見ることによって，隠されている右手に対する痛みが軽減する（左）．また，EEGによって計測される痛み関連電位の振幅も小さくなる（右）．
「Longo MR, Betti V, Aglioti SM, et al：Visually induced analgesia：seeing the body reduces pain. J Neurosci. 29（39）：12126, 12128, 2009」より引用，著者訳

視覚入力を用いたアプローチ

　痛み刺激と同時に与えられる視覚入力によって，痛み体験が変化することが明らかにされている．例えば，情動を喚起するような表情を痛み刺激と同時に見せることによって痛みが増大することも報告されている[21]．ここからは，そのような視覚入力をどのように慢性疼痛の理学療法に適用させていくのかについて紹介する．視覚入力を用いた慢性疼痛の理学療法として，応用しやすいものとして「身体を見る」効果がある．Longoら[22]は，ミラーセラピーの要領で鏡に映された手を見ながら隠された本物の手に痛み刺激を加えられると，手を見ていない状態で痛み刺激が与えられるよりも痛みの強度・不快感ともに少ないことを報告している（図2左）[22]．この現象に対する実験も実施されており，身体を見ながら痛み刺激が加えられるとEEGによって記録される痛み誘発電位の振幅が減少すること，fMRIによって測定される痛み関連脳領域の活動が減少することが報告されている[23,24]（図2右）[22]．一方で，「身体を見る」ことの心理的側面への貢献も考えられており，「身体を見る」ことは危険に対する不確かさや不安などの心理的緊張状態を緩和させ，痛みの軽減をもたらすと考えられている[25]．いずれにしても，身体を見ることは，慢性疼痛に対する理学療法に応用できる可能性が十分にある．実際に，身体を見ない条件で反復腰椎運動を行うよりも，鏡越しに自身の腰部を見ながら反復腰椎運動を行う条件の方が痛みを感じにくいことが，慢性腰痛患者を対象にしたランダム化クロスオーバー試験により明らかにされている[26]．一方で，「身体を見る」ことが触覚の鋭敏性の向上，2点識別覚の向上，触覚部位の識別の正確性の向上をもたらすことが明らかにされている[27~30]．また，これ

らの「身体を見る」ことによる触覚機能の向上は一次体性感覚野の皮質内抑制，あるいは体部位再現の明瞭化によって引き起こされていることも明らかにされている[31~33]．察しの通り，「身体を見る」ことと，図1左[18]に示しているような触覚部位識別トレーニングを組み合わせることによって，さらなる痛みの改善が得られる．実際にMoseleyら[20]は，CRPSに対する触覚部位識別トレーニングは身体の写真を見ながら実施したほうが，痛みの改善が得られやすいことを臨床研究で明らかにしている（図1右）[18]．このように「身体を見る」ことは，心理的緊張の緩和・触覚識別機能の向上・痛みの軽減をもたらすことが明らかになっているため，慢性疼痛患者に対する理学療法においてもさらなる臨床応用が期待される．

　一方で，痛みの理学療法で応用されている視覚入力として代表的なものにミラーセラピーがある．ミラーセラピーは，身体の正中線上に鏡を立てて，健側肢を鏡に映して，健側肢が動いているのを見ることによって，患側肢があたかも動いているような錯覚が生じることを利用したリハビリテーションである[34]．Ramachandran[35]は，切断後の幻肢が麻痺して固まっていると訴える患者に対して，ミラーセラピーを実施し，あたかも幻肢が自分の意図通りに動くようになったと感じることによって幻肢痛が軽減したことを報告している．このようなミラーセラピーの効果は，CRPSや線維筋痛症などの難治性疼痛に対しても効果的であるという報告もされている[36,37]．このように，ミラーセラピーによって患肢が思い通りに動いたように感じることによって痛みの軽減が生じることが明らかにされている．しかし一方で，ミラーセラピーによって痛みが増悪するということも報告もされている[38]．Moseleyら[39]は，CRPS患者に対してミラーセラピーを実施すると痛みが増悪してしまったことを報告している．このような患者は「手が動いているのを見るだけで痛みを感じる」という訴えの通り，「患肢を動かすことが痛みを引き起こしている」という記憶が形成されてしまっていることが原因と考えられている．このような患者は，動かそうとイメージをするだけで痛みを想起してしまっていると考えられている．このような患者に対してのミラーセラピーは基本的には適応外となるが，メンタルローテーションや運動観察などの視覚入力を用いた段階的な運動イメージによって効果が得られることも報告されている[40]．

　また，ミラーセラピーによる効果が乏しい要因として，身体イメージの変容が考えられている．Foellら[41]は，テレスコーピング現象（四肢切断後の幻肢が伸縮する現象）が認められる患者は，そうでない患者よりもミラーセラピーの効果が得られにくいことを報告している．これは，身体イメージが変容していると，体性感覚で感じる身体像とミラーから入力される視覚的身体像との間にギャップが生じてしまうことが原因である．このような身体イメージを改変させるための視覚入力についても研究されており，変形性関節症患者に対して「多感覚錯覚システム」を用いて手が伸縮するような映像を観察させることによって，あたかも自分の身体が伸縮しているかのように錯覚し，身体イメージが変化することが報告されている[42]．このような身体サイズを変化させた視覚入力を用いることによる鎮

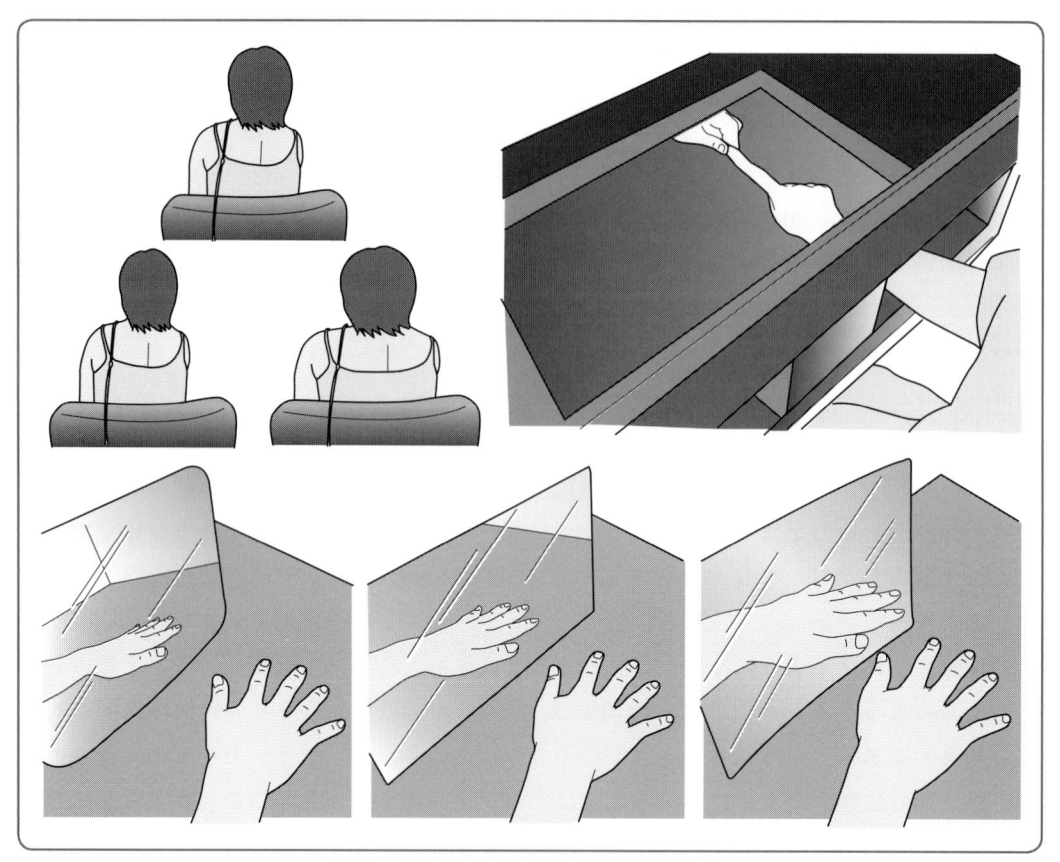

図3 身体サイズを変化させた視覚入力

左上:「Diers M, Zieglgänsberger W, Trojan J, et al : Site-specific visual feedback reduces pain perception. Pain. 154(6): 893-896, 2013」より引用

右上:「Preston C, Newport R : Analgesic effects of multisensory illusions in osteoarthritis. Rheumatology(Oxford). 50(12): 2314, 2011」より引用

痛効果もいくつか報告されている[43〜48](図3)[43,44].Moseleyら[48]は,CRPS患者に対して自分の手が縮小したような視覚入力を与えながら手の運動をすることによって,痛みと浮腫が減少したことを報告している.このように,身体の視覚入力を変化させることによって身体イメージの改善や痛みの軽減を図ることができることから,ミラーセラピーの前段階としてそのようなアプローチが有効なのかもしれない.

ここまで紹介してきたミラーセラピーは「あたかも患肢が動いているような錯覚」を利用したものであるが,これは「ねじられるような痛み」などの固有感覚に関連した痛みには効果的だが,「ナイフにさされるような痛み」などの皮膚受容感覚に関連した痛みに対しては効果を示さないことが報告されている.このような問題を克服するために,「あたかも患肢が触れられているような錯覚」を利用したミラーセラピーも報告されている[49].Schmalzlら[50]は,「あたかも患肢が動いているような錯覚」を利用したミラーセラピーに効果が認められなかった患者に対して,鏡に映されている健側肢に対して触覚入力を与え

ることによって，「あたかも患肢が触れられているような錯覚」を惹起させるミラーセラピーを実施すると痛みが軽減したことを報告している．このように，それぞれの痛みの症状に合わせて視覚入力を適用させる必要があることがよく理解できる．

ここまで述べてきたように，視覚入力を工夫して臨床応用することによって，痛みの軽減，知覚の鮮明化，運動感覚および触覚の生起，身体イメージの改変などの効果がもたらされることが明らかにされている．このように，視覚入力を用いたアプローチはさまざまな効果をもたらすことから，対象者のどのような症状を改善させたいのかを明確にしてから適用することが望ましい．

固有感覚入力を用いたアプローチ

ここからは固有感覚入力を用いたアプローチについて紹介していく．固有感覚を入力するのに簡便なものとして振動刺激がある．実験用ラットを用いた基礎研究では，不動に伴って生じる痛覚過敏が振動刺激を与えることによって軽減することが報告されている[51]．また，慢性変形性膝関節症患者に対しての全身振動（whole body vibration）を，1日20分間，3回/週以上の頻度で8週間実施することによって，痛みの軽減が認められたことが報告されている[52]．この他にも，慢性腰痛患者に対する全身振動も鎮痛効果が得られることが報告されている[53]．このように，振動刺激による固有感覚入力が痛みを軽減させることが明らかにされている．さらにBeinertら[54]は，頸部痛を有する者に対する100 Hzの振動刺激が，頸部の位置覚の改善をもたらすということを報告している．このように，振動刺激による固有感覚入力は，痛みの改善だけではなく，慢性疼痛に生じる固有感覚機能も改善させることが明らかにされている．

一方で，振動刺激によって運動感覚を生起させるアプローチも非常に注目されている．腱に対して振動刺激を与えると，筋紡錘の発射活動を引き起こすことによって筋が伸張されていると知覚し，あたかも運動が生じたような錯覚が生起されるという現象である[55]．また，この錯覚が生起されているときには，運動関連領域の活性化が認められることも明らかになっている[55]．つまり，腱振動刺激による固有感覚入力によって，実際には運動が生じていないにもかかわらず，運動関連領域の活性化が生じるということである．この腱振動刺激による運動錯覚は，CRPSに対しての臨床応用もされており，通常の理学療法・作業療法に加えて，振動刺激による運動錯覚を実施すると，即時的および長期的な痛みの軽減，関節可動域制限の改善が認められると報告されている[56]．また，術後間もない橈骨遠位端骨折後の痛みに対する効果も明らかにされている[57]．このように，単なる固有感覚入力ではなくて，あたかも身体が動いているような運動感覚を生起させることが痛みの改善をもたらすことが明らかにされている．運動感覚を生起させるという点ではミラーセラピーと同様ではあるが，腱振動刺激は固有感覚入力によるものであるために，運動感覚が生起されるまでのプロセスが異なる．つまり，患肢の運動を見ることで痛みが増悪してし

まう患者に対して適応となる可能性がある．いずれにしても，このような運動錯覚は運動をしなくても運動関連領域を活性化させることができ，不動が強いられている期間における理学療法としてよい手段である．

まとめ

　本項では触覚・固有感覚・視覚入力をどのように慢性疼痛患者へ適用していくかについて述べたが，対象者の「痛みを増悪させている要因」を詳細に分析して，最適なアプローチを選択するといったプロセスが重要となってくることは念頭におくべきであろう．また，痛みという体験は心理社会的な側面の影響を受けやすいものであるため，対象者の心理社会的な背景を考慮しながら臨床展開するべきである．紙面の都合上，本項では「多感覚入力が身体所有感・運動主体感などの身体性に及ぼす影響」について省略した．しかしながら，慢性疼痛患者では身体性の変容が認められることが多いため，臨床現場で多感覚入力を用いた理学療法を展開していく際には，対象者の身体性の変容を十分に捉えておく必要があるということはいうまでもない．

▶若手理学療法士へひとこと◀

痛みが慢性化する要因は本当に多くある．対象者がどのようなプロセスで痛みが慢性化したのかを時系列的に捉えたうえで，本項で紹介したようなアプローチを行うことが望ましいと思う．

Further Reading

松原貴子，沖田　実，森岡　周：ペインリハビリテーション，三輪書店，2011
　▶痛みの基礎的知識だけでなく，対象者の痛みの症状に適したリハビリテーションをしていく際に参考になる1冊である．

●─文献

1) Senkowski D, Höfle M, Engel AK：Crossmodal shaping of pain：a multisensory approach to nociception. Trends Cogn Sci. 18(6)：319-327, 2014
2) Younger J, Aron A, Parke S, et al：Viewing pictures of a romantic partner reduces experimental pain：involvement of neural reward systems. PLoS One. 5(10)：e13309, 2010
3) Förderreuther S, Sailer U, Straube A：Impaired self-perception of the hand in complex regional pain syndrome (CRPS). Pain. 110：756-761, 2004
4) Pleger B, Ragert P, Schwenkreis P, et al：Patterns of cortical reorganization parallel impaired tactile discrimination and pain intensity in complex regional pain syndrome. Neuroimage. 32(2)：503-510, 2006

5) Moseley GL : I can't find it! Distorted body image and tactile dysfunction in patients with chronic back pain. Pain. 140(1) : 239-243, 2008

6) Stanton TR, Lin CW, Bray H, et al : Tactile acuity is disrupted in osteoarthritis but is unrelated to disruptions in motor imagery performance. Rheumatology (Oxford). 52(8) : 1509-1519, 2013

7) Maihofner C, Handwerker HO, Neundörfer B, et al : Patterns of cortical reorganization in complex regional pain syndrome. Neurology. 61(12) : 1707-1715, 2003

8) Vartiainen NV, Kirveskari E, Forss N : Central processing of tactile and nociceptive stimuli in complex regional pain syndrome. Clin Neurophysiol. 119(10) : 2380-2388, 2008

9) Punt TD, Cooper L, Hey M, et al : Neglect-like symptoms in complex regional pain syndrome : learned nonuse by another name? Pain. 154(2) : 200-203, 2013

10) Moseley GL, Gallagher L, Gallace A : Neglect-like tactile dysfunction in chronic back pain. Neurology. 79(4) : 327-332, 2012

11) Lewis JS, Kersten P, McPherson KM, et al : Wherever is my arm? Impaired upper limb position accuracy in complex regional pain syndrome. Pain. 149(3) : 463-469, 2010

12) Bank PJ, Peper CL, Marinus J, et al : Motor dysfunction of complex regional pain syndrome is related to impaired central processing of proprioceptive information. J Pain. 14(11) : 1460-1474, 2013

13) Bank PJ, van Rooijen DE, Marinus J, et al : Force modulation deficits in complex regional pain syndrome : a potential role for impaired sense of force production. Eur J Pain. 18(7) : 1013-1023, 2014

14) van Rooijen DE, Marinus J, van Hilten JJ : Muscle hyperalgesia is widespread in patients with complex regional pain syndrome. Pain. 154(12) : 2745-2749, 2013

15) Huge V, Lauchart M, Magerl W, et al : Complex interaction of sensory and motor signs and symptoms in chronic CRPS. PLoS One. 6(4) : e18775, 2011

16) Mancini F, Nash T, Iannetti GD, et al : Pain relief by touch : a quantitative approach. Pain. 155(3) : 635-642, 2014

17) Kammers MP, de Vignemont F, Haggard P : Cooling the thermal grill illusion through self-touch. Curr Biol. 20(20) : 1819-1822, 2010

18) Moseley GL, Zalucki NM, Wiech K : Tactile discrimination, but not tactile stimulation alone, reduces chronic limb pain. Pain. 137(3) : 600-608, 2008

19) Flor H, Denke C, Schaefer M, et al : Effect of sensory discrimination training on cortical reorganisation and phantom limb pain. Lancet. 357(9270) : 1763-1764, 2001

20) Osumi M, Okuno H, Nishigami T, et al : Tactile localization training for pain, sensory disturbance, and distorted body image : a case study of complex regional pain syndrome. Neurocase. 21(5) : 628-634, 2015

21) Senkowski D, Kautz J, Hauck M, et al : Emotional facial expressions modulate pain-induced beta and gamma oscillations in sensorimotor cortex. J Neurosci. 31(41) : 14542-14550, 2011

22) Longo MR, Betti V, Aglioti SM, et al : Visually induced analgesia : seeing the body reduces pain. J Neurosci. 29(39) : 12125-12130, 2009

23) Longo MR, Pernigo S, Haggard P : Vision of the body modulates processing in primary somatosensory cortex. Neurosci Lett. 489(3) : 159-163, 2011

24) Longo MR, Iannetti GD, Mancini F, et al : Linking pain and the body : neural correlates of visually induced analgesia. J Neurosci. 32(8) : 2601-2607, 2012

25) Mancini F : Focus on pain in the blind. Pain. 154(10) : 1906-1907, 2013

26) Wand BM, Tulloch VM, George PJ, et al : Seeing it helps : movement-related back pain is reduced by visualization of the back during movement. Clin J Pain. 28(7) : 602-608, 2012

27) Taylor-Clarke M, Kennett S, Haggard P : Persistence of visual-tactile enhancement in humans. Neurosci Lett. 354(1) : 22-25, 2004

28) Taylor-Clarke M, Kennett S, Haggard P : Vision modulates somatosensory cortical processing. Curr Biol. 12(3) : 233-236, 2002

29) Press C, Taylor-Clarke M, Kennett S, et al : Visual enhancement of touch in spatial body representation. Exp Brain Res. 154(2) : 238-245, 2004

30) Haggard P, Christakou A, Serino A : Viewing the body modulates tactile receptive fields. Exp Brain Res. 180(1) : 187-193, 2007

31) Schaefer M, Heinze HJ, Rotte M : Seeing the hand being touched modulates the primary somatosensory cortex. Neuroreport. 16(10) : 1101-1105, 2005

32) Schaefer M, Flor H, Heinze HJ, et al : Dynamic modulation of the primary somatosensory cortex during seeing and feeling a touched hand. Neuroimage. 29(2) : 587-592, 2006

33) Cardini F, Longo MR, Haggard P : Vision of the body modulates somatosensory intracortical inhibition. Cereb Cortex. 21(9) : 2014-2022, 2011

34) Ramachandran VS, Altschuler EL : The use of visual feedback, in particular mirror visual feedback, in restoring brain function. Brain. 132(Pt 7) : 1693-1710, 2009

35) Ramachandran VS, Rogers-Ramachandran D : Synaesthesia in phantom limbs induced with mirrors. Proc Biol Sci. 263(1369) : 377-386, 1996

36) McCabe CS, Haigh RC, Ring EF, et al : A controlled pilot study of the utility of mirror visual feedback in the treatment of complex regional pain syndrome (type 1). Rheumatology (Oxford). 42(1) : 97-101, 2003

37) Ramachandran VS, Seckel EL : Using mirror visual feedback and virtual reality to treat fibromyalgia. Med Hypotheses. 75(6) : 495-496, 2010

38) Hagenberg A, Carpenter C : Mirror visual feedback for phantom pain : international experience on modalities and adverse effects discussed by an expert panel : a delphi study. PM R. 6(8) : 708-715, 2014

39) Moseley GL, Zalucki N, Birklein F, et al : Thinking about movement hurts : the effect of motor imagery on pain and swelling in people with chronic arm pain. Arthritis Rheum. 59(5) : 623-631, 2008

40) Moseley GL : Graded motor imagery is effective for long-standing complex regional pain syndrome : a randomised controlled trial. Pain. 108(1-2) : 192-198, 2004

41) Foell J, Bekrater-Bodmann R, Diers M, et al : Mirror therapy for phantom limb pain : brain changes and the role of body representation. Eur J Pain. 18(5) : 729-739, 2014

42) Gilpin HR, Moseley GL, Stanton TR, et al : Evidence for distorted mental representation of the hand in osteoarthritis. Rheumatology(Oxford). 54(4) : 678-682, 2015

43) Diers M, Zieglgänsberger W, Trojan J, et al : Site-specific visual feedback reduces pain perception. Pain. 154(6) : 890-896, 2013

44) Preston C, Newport R：Analgesic effects of multisensory illusions in osteoarthritis. Rheumatology(Oxford). 50(12)：2314-2315, 2011
45) Osumi M, Imai R, Ueta K, et al：Factors associated with the modulation of pain by visual distortion of body size. Front Hum Neurosci. 8：137, 2014
46) Mancini F, Longo MR, Kammers MP, et al：Visual distortion of body size modulates pain perception. Psychol Sci. 22(3)：325-330, 2011
47) Ramachandran VS, Brang D, McGeoch PD：Size reduction using Mirror Visual Feedback (MVF) reduces phantom pain. Neurocase. 15(5)：357-360, 2009
48) Moseley GL, Parsons TJ, Spence C：Visual distortion of a limb modulates the pain and swelling evoked by movement. Curr Biol. 18(22)：R1047-1048, 2008
49) Sumitani M, Miyauchi S, McCabe CS, et al：Mirror visual feedback alleviates deafferentation pain, depending on qualitative aspects of the pain：a preliminary report. Rheumatology(Oxford). 47(7)：1038-1043, 2008
50) Schmalzl L, Ragnö C, Ehrsson HH：An alternative to traditional mirror therapy：illusory touch can reduce phantom pain when illusory movement does not. Clin J Pain. 29(10)：e10-18, 2013
51) Hamaue Y, Nakano J, Sekino Y, et al：Effects of Vibration Therapy on Immobilization-Induced Hypersensitivity in Rats. Phys Ther. 95(7)：1015-1026, 2015
52) Park YG, Kwon BS, Park JW, et al：Therapeutic effect of whole body vibration on chronic knee osteoarthritis. Ann Rehabil Med. 37(4)：505-515, 2013
53) Rittweger J, Just K, Kautzsch K, et al：Treatment of chronic lower back pain with lumbar extension and whole-body vibration exercise：a randomized controlled trial. Spine. 27(17)：1829-1834, 2002
54) Beinert K, Keller M, Taube W：Neck muscle vibration can improve sensorimotor function in patients with neck pain. Spine J. 15(3)：514-521, 2015
55) Naito E, Kochiyama T, Kitada R, et al：Internally simulated movement sensations during motor imagery activate cortical motor areas and the cerebellum. J Neurosci. 22(9)：3683-3691, 2002
56) Gay A, Parratte S, Salazard B, et al：Proprioceptive feedback enhancement induced by vibratory stimulation in complex regional pain syndrome type I：an open comparative pilot study in 11 patients. Joint Bone Spine. 74(5)：461-466, 2007
57) Imai R, Osumi M, Morioka S：Influence of illusory kinesthesia by vibratory tendon stimulation on acute pain after surgery for distal radius fractures：A quasi-randomized controlled study. Clin Rehabil. 2015[Epub ahead of print]

ミニレクチャー

私はこうしている 6
徒手による感覚入力 2
―疼痛や過度な緊張を和らげるために―

山崎　肇

1. はじめに

　外傷や変性疾患，手術後などさまざまな原因によって，身体に痛みを生じた場合，人は無意識に身体をかばった姿勢をとる．この姿勢を疼痛回避姿勢と呼び，総じて身体を屈めた姿勢をとり，不動となることが多い．こういった姿勢は局所の筋，筋膜などの軟部組織の過緊張や短縮を生じることとなり，関節にさまざまな障害を惹起させることとなる．

　このような障害の原因に対して，われわれ理学療法士は，さまざまな方法をもって解決を図ることとなる．

　そこで本項では，徒手療法によってこれら疼痛や過剰な筋緊張を和らげるコツについて述べる．

2. 手技を使う前に

1）痛みの回路

　痛みについて，大島[1]が，「痛みには感覚としての側面（性状や身体部位など）と情動的な側面（不快や恐怖など）との二面性があることが古くから知られている．痛覚に特異的な受容器ならびにその中枢への伝導路がある程度明らかとなっており，また情動的側面にかかわる構造および機能も徐々に明らかになりつつある．いわゆる"痛覚系"のみならず痛みの認知にかかわる広範囲の中枢神経系のさまざまな構造的・機能的可塑がかかわっている」と述べているように，痛みのメカニズムには中枢神経系の関与も考えなければならない．

2）運動軸

　運動が疼痛をどのように発生させているのかを考えるためには，正常な運動が行われているかどうかを評価しなければならない．その方法を，Sahrmann[2]は，「正常な運動を評価する有用な基準は，関節が運動している際の瞬間回旋中心の軌道 Path of Instantaneous Center of Rotation：PICRを活動時に観察することである」と述べ，「瞬間回旋中心 Instantaneous Center of Rotation：ICRは剛体における瞬間的な回旋の中心点である．臨床的に観察の難しい関節の中には，膝関節や脊柱の各関節が挙げられる．肩甲胸郭連結の肩甲骨や肩甲上腕関節のPICRは肉眼でも観察可能だが，それを量的に表現することは難しい」としている．一方，他動運動では，理学療法士が直接関節を動かすため，そのPICRを確認することは容易となる．PICRの変位が生じると関節内に機械的なストレスを生じさせてしまい，疼痛が生じる（図1）．

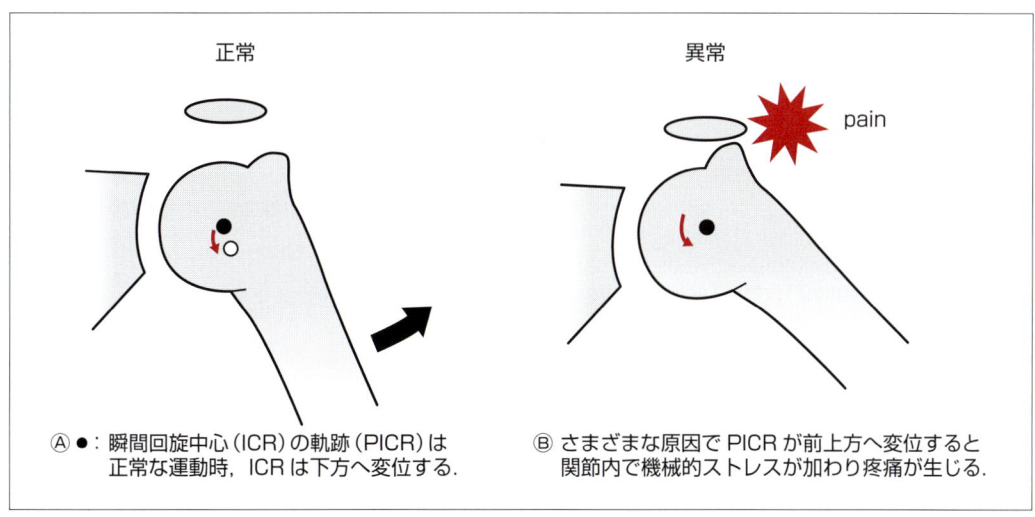

図1 肩甲上腕関節におけるPICR

Ⓐ●：瞬間回旋中心（ICR）の軌跡（PICR）は正常な運動時，ICRは下方へ変位する．

Ⓑ さまざまな原因でPICRが前上方へ変位すると関節内で機械的ストレスが加わり疼痛が生じる．

3. 徒手療法的感覚入力

　徒手療法は，奈良ら[3]によると「各系（感覚器系，結合組織，筋系，神経系，関節系，循環系，内臓系など）を評価し，診断したうえで最も適する治療手技を選択する方法である」（表1）[3]とされ，それら手技を用いて感覚入力を試みる際には，対象組織に適切な手技を選択する必要がある．

4. 症例提示

　以下に，症例を供覧し，徒手による感覚入力での治療の1例を示す．

1）症　例　60歳代の女性，仕事：専業主婦

　現病歴：半年くらい前から，誘因なく左肩の疼痛を認め，様子をみていたが，症状が増悪してきたため，整形外科病院を受診．MRI検査にて肩腱板断裂の診断を受け，左肩腱板断裂の手術を受けた．手術翌日より理学療法を開始し，手術後2週間，肩外転装具を使用した．2週間の入院加療後，外来通院にて理学療法を受けている．手術後6週間を経過した現在，外来理学療法来院時の姿勢は，肩甲骨の前方突出と挙上を認め，肘関節の軽度屈曲と手関節掌屈，手指屈曲位をとっている．

　症状は，他動可動域運動時に，肩関節前面や外側面に疼痛を生じる．疼痛はnumerical rating scale（以下NRS）で，安静時1，運動時6，夜間時2.5であった．

　筋緊張は，大胸筋，小胸筋，僧帽筋上部，上腕二頭筋，大円筋，広背筋に過緊張を認め，手関節・手指屈筋群にも軽度の過緊張を認めた．

　可動域は他動屈曲90°，外転70°，外旋40°と制限を認め，最終域では，防御性の筋収縮とともに疼痛を生じた．理学療法士による触診にて，上腕骨頭の関節窩に対するPICRは，前上方へ変位を認めた．また，動かすことに対して，"痛みが強くなるのではないか，手術した腱が切れるのではないか"といった発言がみられた．

MINI LECTURE

表1 各系とそれに対する第一義的な治療手技

1. 感覚器系（特に外皮）
   触圧覚刺激法
2. 結合組織
   筋膜リリース (myofascial release)
   筋膜マニピュレーション (myofascial manipulation)
   軟部組織モビライゼーション (soft tissue mobilization)：横断マッサージ，機能的マッサージ
   伝統的マッサージ (classical massage)
   結合組織マッサージ (connective tissue massage)
   ロルフィング (rolfing)，指圧 (acupressure)
3. リンパ系
   リンパマッサージ (lymphatic massage)
4. 筋系
   ストレッチング (stretching)
   マイオチューニング (myotuning approach)
   プレイティング (plating)
   ストレイン・カウンターストレイン (strain-counter strain/positional release)
5. 神経系
   神経系モビライゼーション (mobilization of the nervous system/neutral tissue mobilization)
   マイオセラピー (myotherapy)
6. 関節系
   関節モビライゼーション (joint mobilization)
   Kaltenborn, Maitland, Paris
   マッスルエナジーテクニック (muscle energy technique)
   マリガンコンセプト (Mulligan concept)
   関節ファシリテーション (joint facilitation)
   マッケンジー法 (McKenzie method)
7. その他
   中枢神経系　頭蓋仙骨療法 (craniosacral therapy)
   内臓系　内臓マニピュレーション (visceral manipulation)
   エネルギー系　鍼 (acupuncture)，ゼロバランス (zero balancing)
   感情/精神ストレス　体性感情リリース (somato emotional release)

「奈良　勲，黒澤和生，竹井　仁：序論 理学療法における構造的アプローチ，機能的アプローチ，包括的アプローチ．系統別・治療手技の展開 改訂第2版．奈良　勲，黒澤和生，竹井　仁（編），p x，協同医書出版社，東京，2007」より引用

2) 考　察

　本症例において，他動運動時に生じている疼痛は，手術後経過期間から，組織の修復過程を考えると炎症期は過ぎており，組織を侵害する刺激による一次性疼痛（急性痛）である可能性は低いと考えられる．一方，姿勢評価や身体評価から，肩関節周囲筋の過緊張により肩甲骨や上腕骨のマルアライメントを生じていた．この状態で肩甲上腕関節の他動運動を行うと，上腕骨頭の関節窩に対するPICRは，前上方へ変位し，関節構成体への機械的なストレスを生じさせ，これにより運動時痛が生じていると考えた．このPICRを変化させる要素は，筋の過緊張と考え，これに対してのアプローチが必要であり，以下の治療戦略を立てた．

3) 理学療法戦略

　過緊張を生じている筋に対する治療としては，ストレイン・カウンターストレイン（Strain-Counterstrain：S-SC手技[4]）を用いた．この手技に関しての詳細は，成書[4]を参照されることを勧めるが，これは，竹井[4]によると「体性機能異常（骨格系およびとそれに

関連した血管，リンパ，神経系の相互依存的な構成要素の機能異常または機能的変化）をきたしている身体各部位を他動的に最も痛みが少ない楽な姿勢をとらせることで，体性機能異常を生じさせている不適切な固有受容器活動を減少または抑制し，痛みを軽減する方法である」とされる．

　また情動的（心理的）な側面として，手術までに約半年間肩の痛みに患わされていたために，中枢神経系に痛みの回路ができあがってしまっている可能性や，手術を受けた部位に対して，疼痛の増強や修復した腱の再断裂を生じるのではないかなど，動かすことに対しての恐怖心や不安感などもあるため，運動時や日常生活上での防御性筋収縮を生じていると考えた．これは，無意識下での緊張であるため，本人がその過緊張を認識してもらい，筋緊張を意識下でコントロールする必要がある．この方法として，理学療法士の指で過緊張を生じている筋に軽く触れ，直接刺激を加えるとともに，患者に"ここの筋に力が入っています．ここの力を抜きましょう"と口頭にて説明をする．また，どういった状態が，リラクセーションした状態かのイメージができていないため，リラクセーションした状態のイメージをさせることも重要である．説明としては，"この触れた指が身体の重みで身体の中に潜り込んで行くようなイメージをして下さい"または，"アスファルトの上に落ちてしまったソフトクリームが溶けるように身体が溶けるようなイメージをして下さい"などの口頭指示を行った．

　このような方法にて，過緊張を呈していた筋群の緊張を和らげ，上腕骨頭の正常なPICRを意識した他動運動を実施し，関節内での機械的なストレスを生じさせないように動かす．こうしてPICRの変位が生じない範囲での動きの獲得を目指すわけだが，可動範囲が広がっていくと，再度防御性収縮が生じることが多いため，この際には，繰り返し過緊張を生じている筋に触れながら，意識的に緊張を和らげるように口頭にて指示するとともに，不安を解消するような言葉がけをした．

4）治療結果

　上記アプローチにて，肩甲骨の突出，挙上のマルアライメントは改善し，上肢は伸展位が容易にとれるようになった．

　他動可動域は，屈曲160°，外転160°，外旋90°まで改善が認められ，疼痛（NRS）は運動時痛2でかつ可動最終域での伸張痛へと変化した．また運動に対する不安や恐怖心の改善に伴い，疼痛の軽減，関節可動域も改善した．

　この状態を維持するために指導したホームプログラムの中で，特徴的なものは，以下の練習を行った．

　ホームプログラム：過緊張を呈しやすい肩甲上腕関節後面に，ゴルフボールを当てながら背臥位となる．患者は，息を吐きながらゴルフボールが身体の中に埋もれて行くようなイメージをし，過緊張を生じている筋をリラクセーションさせる．

5. まとめ

　徒手的感覚入力を用いて，疼痛や筋緊張を和らげるコツについて述べた．その方法には，

MINI LECTURE

さまざまなものがあり，疼痛や筋緊張が生じている原因をしっかりと評価し，その治療手技の選択をしなければならない．また，感覚入力には中枢神経系の要素も非常に重要であるため，情動的側面に対するアプローチも必要となる．

●─文献

1) 大島秀規：疼痛に関与する伝導路と下行性疼痛抑制系．日大医誌，69(3)：159-163，2010
2) Sahrmann SA：Chapter 2 運動の概念と原理．運動機能障害症候群のマネジメント，竹井 仁，鈴木 勝(監訳)，p12，医歯薬出版，東京，2005
3) 奈良 勲，黒澤和生，竹井 仁：序論 理学療法における構造的アプローチ，機能的アプローチ，包括的アプローチ．系統別・治療手技の展開 改訂第2版，奈良 勲，黒澤和生，竹井 仁(編)，pp ix-xiii，協同医書出版社，東京，2007
4) 竹井 仁：第7章 筋系の解剖・生理学的基礎と治療手技の展開 ストレイン・カウンターストレイン(strain-counterstrain：S-CS)．系統別・治療手技の展開 改訂第2版，奈良 勲，黒澤和生，竹井 仁(編)，pp214-233，協同医書出版社，東京，2007

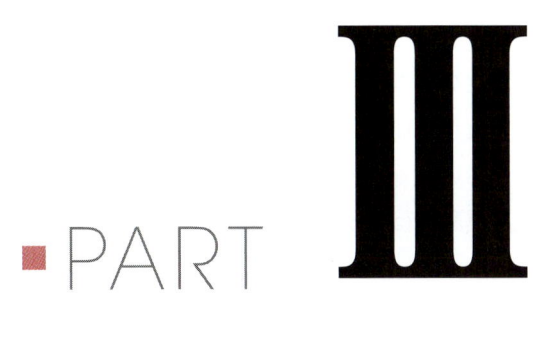

感覚入力を知る！
理学療法に必要な「感覚」の知識

PART III

1 ボトムアップおよびトップダウンで起こる運動の知覚と運動の意図
―統合と理学療法とのかかわり―

金子文成

> 古くから，感覚入力は理学療法アプローチにおける一手段として用いられてきた．近年の神経科学的研究から，感覚入力を治療的に応用することが，神経可塑性を誘導し，感覚・運動機能の再生に貢献する可能性を多く秘めていることがうかがえる．ここでは，簡単に"感覚"について生理学的に整理し，運動の生成にどのように感覚が役立っているかをまとめる．そして，今後発展が期待される他のアプローチとの併用にまで思考を結びつけたい．

体性感覚とは？

体性感覚は，内臓と脳以外の身体組織に存在する受容器の興奮によって生じる感覚であり，触覚，圧覚，冷覚，温覚，（表在の）痛覚などの皮膚感覚と，運動覚，位置覚，（深部の）痛覚などの深部感覚に分けられる．また，皮膚の2ヵ所を同時に触られたときにその2ヵ所を識別する能力（2点識別），表在感覚と深部感覚に基づいて複合的に触れたものや持っているものの形，あるいは性質を識別する能力を立体認知といい，これらを総じて複合知覚という．感覚は，受容器または生理学的意義により，**表1**[1]および**表2**[2]のように分類される．

運動感覚とは？

体性感覚のうち，運動に関連して意識にのぼる身体の位置や動き，そして力の発揮などに関する感覚を運動感覚という．

運動感覚は，
① 関節位置や四肢または体幹の動きなどの感覚（kinesthetic sense；位置覚，運動覚）
② 努力感，筋の張力，重量そしてスティフネスなど筋の力に関連した感覚（sense of effortもしくはsense of heaviness；力覚）
③ 筋収縮のタイミングに関する感覚
④ 姿勢および身体図式の大きさ

などに分類される（**表3**）[3]．

これらの感覚は，固有受容器からの求心性入力に皮膚感覚などの他の感覚種，および中枢からの運動指令に伴う活動（遠心性コピー，または随伴放電）[4]が統合されて生じる[5]．全身運動では平衡機能を包含する．

表1 受容器から分類される感覚種

受容器に対する適刺激の種類による分類	刺激が発生する場所と受容器の所在による分類			
	外受容器 exteroceptor		内受容器 interoceptor	
	接触性受容器 contact receptor	遠隔受容器 teleceptor	固有受容器 proprioceptor	内臓受容器 visceroceptor
機械受容器 mechanoreceptor	皮膚感覚 {触覚, 圧覚}	聴覚	平衡感覚 深部感覚 {運動覚, 位置覚}	臓器感覚
侵害受容器 nociceptor	皮膚感覚（痛覚）		深部感覚	内臓痛覚
光受容器 photoreceptor		視覚		
化学受容器 chemoreceptor	味覚	嗅覚		（頸動脈洞反射）
温度受容器 thermoreceptor	皮膚感覚 {温覚, 冷覚}			（体温調節反射）

破線から右は自律神経によって，左は脳脊髄神経によって起こされる感覚である．
「小川 尚：総論．標準生理学 第5版，本郷利憲，廣重 力（監修），p204, 医学書院，東京，2000」より引用

表2 生理学的意義から分類される感覚種

A. 特殊感覚：視覚，聴覚，味覚，嗅覚，平衡感覚
B. 1. 表在感覚（皮膚，粘膜） 　　触覚，圧覚，温覚，冷覚，痛覚 　2. 深部感覚（筋，腱，関節）
C. 内臓感覚

「田崎京二：序論．新生理科学大系 第9巻 感覚の生理学，田崎京二，小川哲朗（編），p2, 医学書院，東京，1989」より引用

表3 運動感覚の従属要素

運動感覚の従属要素	内容
位置覚，運動覚	四肢，体幹の動きの感覚
力覚	努力感，筋張力，重量の感覚
タイミング感覚	筋収縮のタイミングについての感覚
身体図式	姿勢や身体の大きさ

「Gandevia SC：4. Kinesthesia：Roles for Afferent Signals and Motor Commands. Handbook of Physiology Section 12 Exercise：Regulation and Integration of Multiple Systems, Rowell LB, Shepherd JT (eds.), pp128-172, Oxford University Press, New York, 1996」より引用，著者訳・作成

> **メモ** 感覚種（感覚様相，感覚モダリティ）とは？
>
> ある感覚からの感覚へ感じ方が変化することのない感覚内容の相違をいう．受容器の違い，刺激の種類，もしくは生理学的意義から分けられる（表1，表2を参照）．

安静なのに運動感覚が生じるの？

● 関節運動の知覚において主役となる感覚器は？

　現実に随意運動を実行しなくても，あるいは他動運動を行わなくても，運動の知覚はある感覚種からの求心性入力があれば誘導されうる．随意的であっても他動的であっても，関節運動が実行されると筋は伸張されたり短縮されたりと長さが変化する．この筋の長さ変化という機械的刺激は，筋紡錘からの求心性インパルスを変化させる．このとき，運動にかかわる筋を支配する複数の末梢神経活動を微小神経電図で記録すると，あるパターンが生成される[6,7]．例えば，手関節運動を行って文字を記述すると，その関節運動に伴ってさまざまな筋に存在する筋紡錘からの求心性インパルスが固有のタイミングと周波数で記録される．逆に，そのパターンに応じて腱振動刺激を行うと，振動刺激パターンに応じて，さまざまな文字を記述するような運動の感覚（運動錯覚）を引き起こすことができるのである[8〜11]（図1）[10]．

　関節と運動方向に依存するものと考えられるが，スポーツ動作で膝関節や肘関節が外反強制されたというような関節運動の限界域における他動運動の知覚ではなく，随意的な筋活動によって生成される運動の場合には，その運動の知覚に大きく関与しているのは筋紡錘であるといえる．

> **メモ** 振動刺激とは？
>
> 振動刺激装置を腱に軽く押し当てて，持続的に振動の刺激を加えることをいう．適切に刺激すると，その筋があたかも伸張されたかのような運動を知覚する（運動錯覚）．80Hz前後の振動が効果的であり，その振動に対応して筋紡錘からの求心性信号が生じる[12]．

● 視覚入力は運動感覚に大きく貢献する

1）姿勢調節

　静止しているにもかかわらず，視覚入力によって自分が動いていると錯覚することがある．これは，vectionと呼ばれ，自分の正面に置かれた大きな光の束や模様がゆっくりと動く刺激を付与することで生じる運動錯覚である[13〜15]（図2）[13]．刺激が回転した方向，あるいは移動した方向と逆方向に身体が動いているように知覚し，身体重心が変位する．

2）四肢の運動

　自分の手を見えない状態にして，安静状態を保たせる．そして，本来の手が存在している位置にディスプレイを置いてあらかじめ撮影しておいた映像で自分の手や類似した手をみせる（図3），あるいは人工の手（マネキンの手のような）を設置する（ここでは，"模擬手"

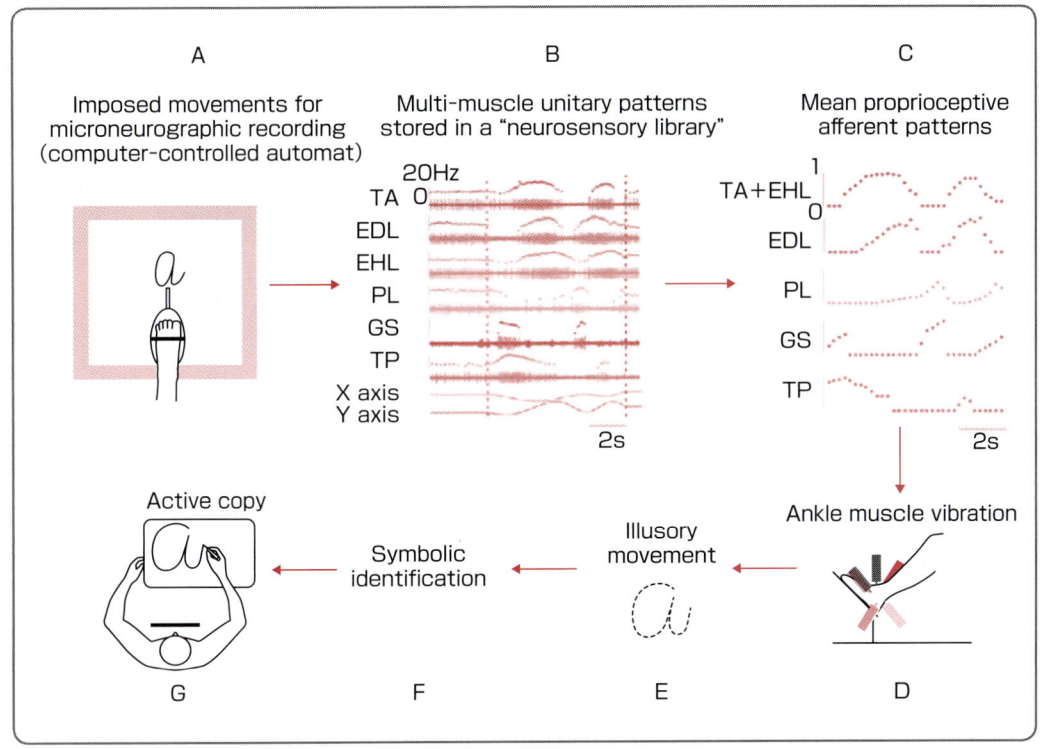

図1 感覚入力パターンに基づいた振動刺激で誘導される自己運動錯覚
A：足関節でアルファベットや数字を記述するように動かされたときの，微小神経電図データを記録する．
B：足関節周囲の主要な6つの筋の個々の微小神経電図データ（筋紡錘からのIa求心性インパルス）．
C：微小神経電図データに基づいた求心性入力パターン．
D：求心性入力パターンを再現するように足関節周囲筋に振動刺激を行う．
E：被験者自らが運動しているように錯覚したことを示す．
F：錯覚した運動から脳内でイメージした表象を認知する．
G：認知した表象を手で記述させる．
「Albert, F, Bergenheim M, Ribot-Ciscar E, et al：The Ia afferent feedback of a given movement evokes the illusion of the same movement when returned to the subject via muscle tendon vibration. Exp Brain Res. 172（2）：166, 2006」より引用

という）．その状態で，体性感覚入力と視覚情報とが一致すると，模擬手が自己身体の一部であるように錯覚する．そのような心理的現象を，模擬手に"身体所有感"が生まれると表現する．その状態で模擬手が運動し始めると，その運動を自分が行っているような錯覚感が生じ，その感覚を視覚誘導性自己運動錯覚（kinesthetic illusion induced by visual stimulus：KiNVIS）という[16〜18]．このように，視覚情報の与え方によって，四肢の運動に関連する感覚が誘導される．

3）身体所有感とKiNVISは違うことを指すの？　—脳神経回路網活動の相違—[17]

　身体所有感は，四肢末梢から感覚入力されている状況と，視覚情報とが一致することで生じる．さらにKiNVISは，身体所有感を生じた模擬身体が運動するという視覚入力によって誘導される．われわれの実験結果から，KiNVISは身体所有感という心理的状況を包含し，さらに自己身体が運動しているかのような感覚を知覚する心理的状態であるといえる．両者の相違は，脳神経回路網活動によって裏づけられている．

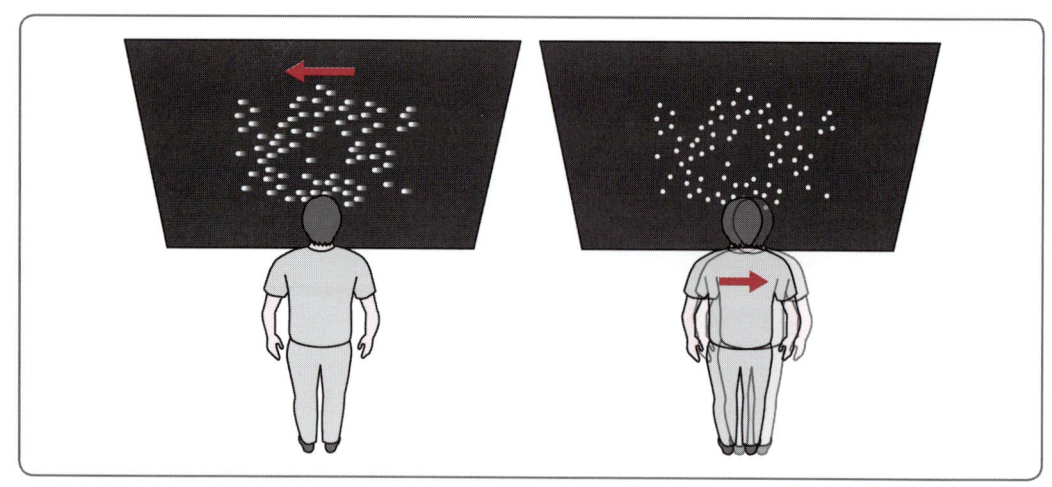

図2　vection の一例
正面に置かれた視覚刺激が白矢印方向へ移動することにより，身体重心が黒矢印方向へ変位する．
「Allison L, Jeka JJ：Multisensory integration：Resolving ambiguities for human postural control. The Handbook of Multisensory Processes. Calvert GA, Spence C, Stein BE（eds.），p786, The MIT Press, Cambridge, MA, 2004」より引用

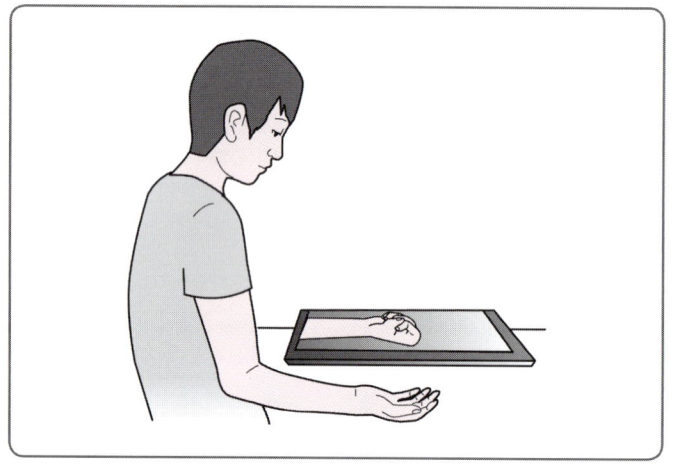

図3　ディスプレイ内にある身体像が自己身体位置と合致することで身体所有感が生まれる

　自己と他者の身体を区別することにかかわる領域として，後頭側頭腹内側領域（extrastriate body area），標的とする四肢の左右の対側運動前野，両側の補足運動野が示されてきた．そして，自己身体所有感では，さらに両側の被殻と島皮質後部のかかわりが示されている．KiNVISでも，ほぼこれらの脳神経回路網活動が検出されることから，自己と他者の区別，そして身体所有感との強い関連が示唆される．しかし，島皮質の活動はKiNVISにおいては前部であり，身体所有感のみの場合とは明確に異なっている．このことから，誘導の手続きと心理的状態のみならず，脳神経回路網活動の面からも身体所有感とKiNVISは異なっていると理解できる．

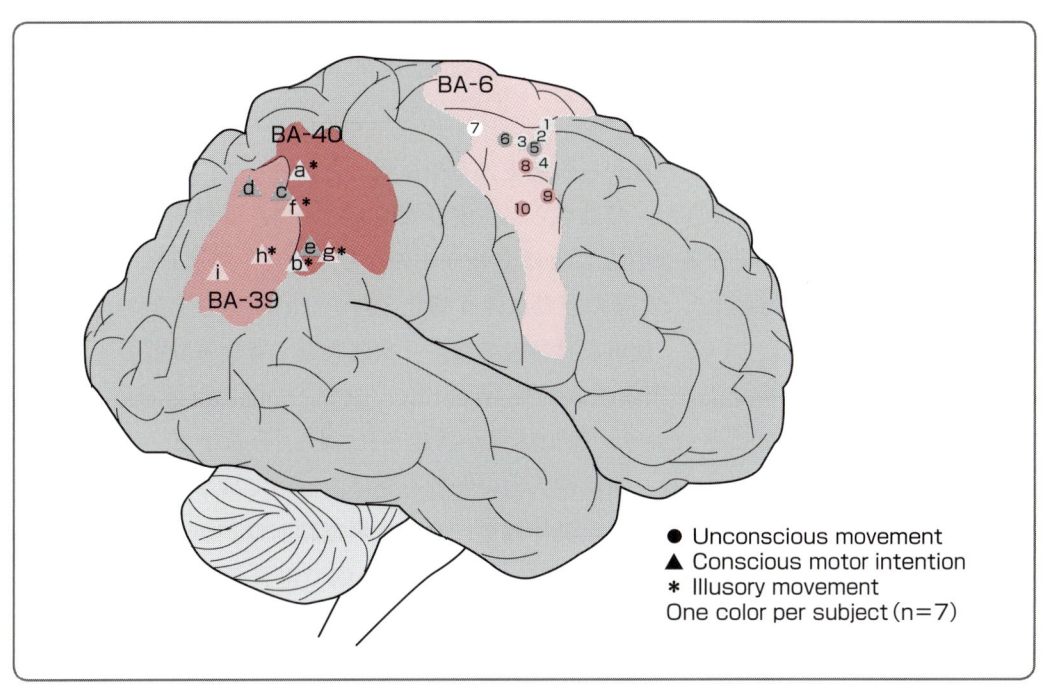

図4 脳刺激によって運動の感覚を知覚した刺激部位
運動前野の刺激では，無意識下で運動を生じた．下頭頂小葉刺激では，運動の意図が生まれた感覚や運動を実行したという運動知覚の錯覚（運動錯覚）が誘起された．
「Desmurget M, Reilly KT, Richard N et al：Movement intention after parietal cortex stimulation in humans. Science. 324 (5928)：811, 2009」より引用

● 視覚入力による運動感覚の誘導と理学療法アプローチ

　体性感覚が重度に鈍麻である症例においても，KiNVISは誘導することが可能である．症例によってばらつきがあり，まだまだ今後の研究が期待されるものの，KiNVISを誘導できる症例は多い．患者は，「運動の仕方を思い出した」，「感覚が戻ったように感じた」などの内観を訴える．体験した患者に聞くと，こちらが指示しなくても自然と錯覚中に運動をしているようなイメージをしてしまうという感想もあり，即時的に運動機能が改善することを経験する．臨床的にミラーセラピーと異なって治療的に用いるに有利な点は，
・対側の運動を随意的に行わないため，劇的に錯覚感が強い．
・同様に，異常半球間抑制仮説に矛盾しないアプローチである．
・注意を向けるのが患側，あるいは（脳卒中片麻痺では）麻痺側のみのため，視覚刺激と運動イメージをする場合に集中しやすい．
・誘導方法の工夫により，自己実行感（body agency）を誘導することができる方法である．

などの点である．今後の臨床効果に関する研究が待たれる．

安静かつ感覚入力がない状態でも運動感覚を知覚できる？

●運動の意図の起源となる神経活動

　これまで，末梢の体性感覚受容器からの感覚入力や視覚入力によって，運動に関連した知覚が生じることを解説してきた．ではさらに，安静状態で，かつ，受動的に感覚入力がない状態で運動感覚を知覚するようなことはありうるのだろうか？　答えは，YES "ありうる"である．複数の研究で，実際の運動に伴う感覚入力がない状態で運動の感覚が誘起されたことが報告されている．健康な被験者では，一次運動野，背側運動前野，および一次体性感覚野に対して連発経頭蓋磁気刺激（repetitive transcranial magnetic stimulation：rTMS）を実施することにより，運動感覚が誘起された[19]．その中で，背側運動前野への刺激で生じた運動の知覚は，求心性入力の影響を受けるものではないので，これまで随意運動に伴って生じるとされてきた随伴放電には，背側運動前野がかかわっているものと考えられている．また，脳腫瘍の症例に対して，頭蓋内で電気刺激を行った研究[20]では，下頭頂小葉（ブロードマン40野，39野）に対する皮質電気刺激が運動の感覚を誘起したことが示された（図4）[20]．この研究で頭蓋内刺激された被験者は，実際に運動したことを信じきっていたそうである．このように，運動に関連する感覚の知覚は，感覚入力が処理された結果として生じるだけでなく，脳活動に起因したトップダウンプロセスの結果としても生じることがわかる．

収束することに治療的意義がある？　～感覚入力と運動の意図の同期～

●運動の意図と感覚入力の統合による運動感覚

　これまで解説したように，われわれは筋紡錘からの感覚入力によって関節が動いたことを知覚する．筋紡錘からの感覚入力として振動刺激を複数用いて巧みに刺激を与えることによって，関節を運動している運動錯覚を引き起こすことができる[21]（図1）[10]．その錯覚する運動の大きさ，すなわち関節が運動したと知覚した範囲が，随意的に行った運動イメージと統合されることによって，末梢からの入力のみで知覚した場合とは異なる知覚を生じる（図5）[22]．このことは，随意運動（意図）に随伴する脳神経回路網活動と感覚入力とが統合されることにより誘導される運動の知覚が，それらが統合されていない場合とは異なっていることを示唆する．

> **メモ　収束とは？**
> 複数の入力線維の線維からの入力が一体となってシナプス後ニューロンを興奮させることをいう[23]．

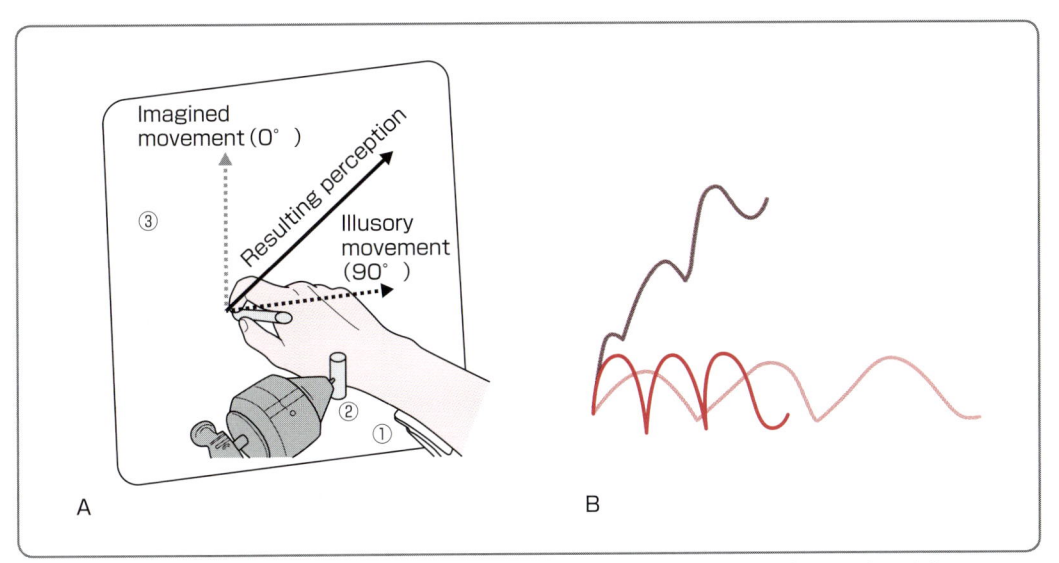

図5 知覚する運動は，振動刺激による筋紡錘からの入力と運動イメージとの統合で変化する

振動刺激を手関節周囲の筋に対して掌側（①）と橈側（②）から与えることによって（A）"m"を描画するように運動を知覚させる（Bの赤線）．このとき，刺激を与えると同時に，上方向へ手関節を動かすように運動イメージさせると（③），"m"は，上方向へ変形し，横方向へ動かすように運動イメージさせると，横方向へ変形する（B）．このように，運動イメージによる脳活動と，振動刺激で運動知覚されているときの神経活動が統合されることで，それぞれ個別の場合とは異なる運動を知覚する．

「Thyrion C, Roll JP：Perceptual integration of illusory and imagined kinesthetic images. J Neurosci. 29（26）：8486, 8489, 2009」より引用

● 末梢からの入力と上位中枢からの出力の同期による効果

　末梢神経に感覚閾値を基準とした電気刺激を与えることと，一次運動野に対して経頭蓋磁気刺激を行うことを，ある時間差で行うことを連合性ペア刺激という[24]．このような刺激を行うと，30〜60分間程度，一次運動野で興奮性が増大したり抑制されたりする．すなわち，一次運動野に対する経頭蓋磁気刺激による入力と，末梢からの入力との収束で，皮質レベルの興奮性に影響を及ぼすことができると理解できる．

　では，理学療法で馴染みが深い，神経筋電気刺激ではどうだろうか？　われわれの研究では，運動イメージと神経筋電気刺激を実施すると，その最中の皮質脊髄路興奮性が，かなり現実の筋収縮に近いレベルまで高まることを報告した[17]．随意的な筋収縮中に神経筋電気刺激を与えることを持続的に実施したSugawaraらの報告では[25]，開始から約30分後には刺激していた筋の支配領域を含む皮質脊髄路興奮性が高まり，拮抗筋の興奮性が抑制されることが示された．脳卒中患者を対象に実施した前向き介入研究では，筋電トリガ型電気刺激装置を用いた場合のほうが，単に受動的に電気刺激を受けている場合に比べて，より効果が高いことが示された[26〜28]．このような電気刺激と随意運動を同時に行うことの運動機能に対する効果には，感覚入力と，随意的な運動の意図に伴う脳神経回路網活動との収束がかかわっているものと考えられる（図6）．このような方法を応用した新しい機能回復へのアプローチの開発が期待されている[29]．

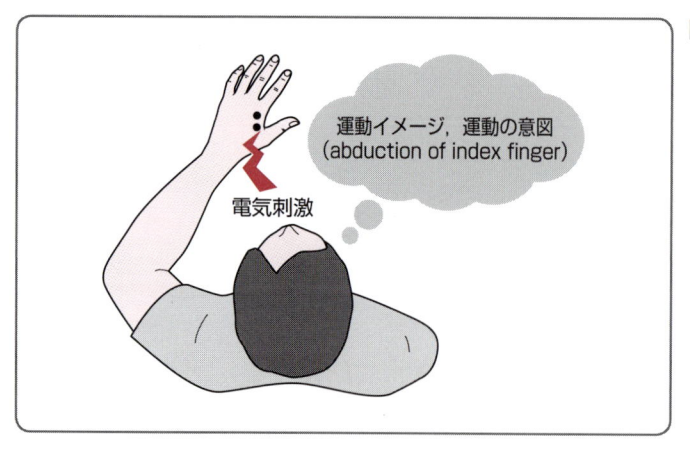

図6 運動の意図と感覚入力の同期化

忘れてならない，まずは反射

"反射"は悪いものという先入観はないだろうか？ 理学療法の教育では，運動学で日常動作やスポーツ動作の基盤に反射機構が存在することを学習する[30]．その後，機能診断学で異常な反射を誘発する検査を学習し，さらに臨床実習において異常筋緊張をもたらす反射を抑制することが理学療法として重要であると考えるころから，反射が悪者扱いされることになるように思う（あくまでも筆者の主観である）．しかし，やはり，運動学で学習したように，われわれがさまざまな症例の運動機能回復に対してアプローチするにあたり，反射の利得をどのように調節するかという観点からの考察はなくてはならないものである．直ちにアプローチの理論的構築に結びつけることは困難であるが，反射と臨床との関連を考察する一端となる材料を提供する．

メモ 利得とは？

何らかの入力〔例えば，感覚入力（筋の急激な伸張）〕量に対して，どの程度の出力（例えば，運動の速度や筋電図）量が得られるかという関係性のことをいう．

● 感覚鈍麻である症例が運動するときの心的ストレス

運動の努力感（力覚）の情報源は大きく2つに分けられる．1つは上位中枢で運動指令に伴って生じる随伴放電であり，もう1つは末梢の感覚器官から生じる求心性入力である．このため，運動時の努力感は運動の実行によって生じる感覚入力によって修飾され，疲労したり麻痺したりした状態では，同じ重量の筋出力状態でも，知覚する重量が変化する[31〜35]．もし，運動出力に対して，本来貢献するべき反射による出力が減少している場合，運動実行中に自覚する努力感は明らかに高まることがわかっている．Gandeviaら[36]の実験では，神経ブロックで指の表在感覚を麻痺させた状態で，一定の重量を負荷して中指の屈曲運動をさせた．そのときに知覚した重量を反対側の中指で再現させた結果，神経ブ

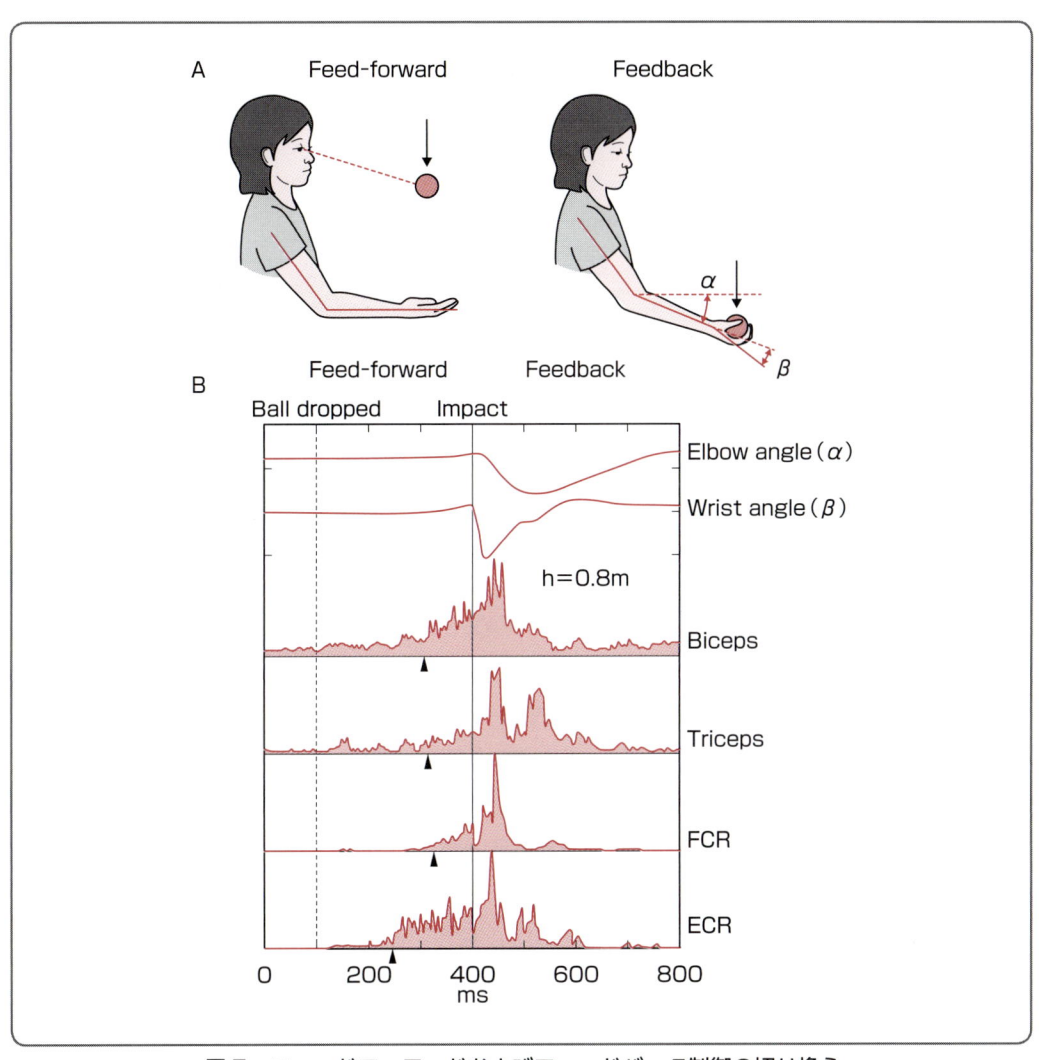

図7 フィードフォワードおよびフィードバック制御の切り換え

「Ghez C, Krakauer J：The organization of movement. Principles of Neural Science 4th Ed., Kandel ER, Schwartz JH, Jessell TM (eds.), p656, McGraw-Hill, New York, 2000」より引用

ロック以前の1.5倍以上の重さであると知覚していることが示されている．これは単に"いくら運動出力しても知覚できないので，より高い努力度で運動出力する"というような心理学的な理由ではなく，本来，反射によって運動出力がされていると，反射が貢献している部分は努力感としては自覚されにくいのに対して，神経ブロックで反射機構の運動出力に対する貢献度が減少してしまったことが関与していると考えられている[35]．

● 反射の利用

図7[37]では，ボールを受け取ろうとしている際，インパクトに先立って予備的に筋収縮があり，インパクトの直後に伸張反射が出現し，その後，一旦伸展された肘関節角度が屈曲してくる様子を示している．ここからわかることは，予備的な筋収縮が働筋と拮抗筋の

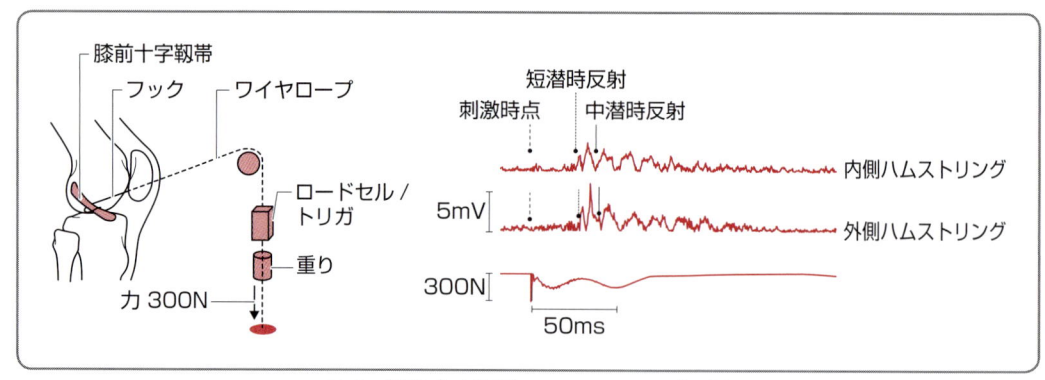

図8 膝前十字靱帯-ハムストリング反射
手術中にACLを伸張した際に、内側および外側ハムストリングから記録された反射の波形.
「Friemert B, Faist M, Spengler C et al：Intraoperative direct mechanical stimulation of the anterior cruciate ligament elicits short- and medium-latency hamstring reflexes. J Neurophysiol. 94(6)：3997-3998, 2005」より引用，著者訳

両方に起こることで肘関節と手関節の剛性を高め，インパクト後に起こる伸張反射の作用を調整しているということである[37]．このように，フィードフォワードからフィードバック制御への切り換えは，日常でよく行われており，フィードフォワードに調整される筋緊張がその後の反射の利得（フィードバック制御）を調整する．

では，靱帯損傷などのスポーツ傷害予防で行われる筋力強化運動は，どのような目的で行うと考えればよいのだろうか？　いざというときにより強い筋収縮力を発揮することで，関節の剛性を高めるのだろうか？　しかし，いくら剛性を高める筋収縮力が備わっても，受傷前までのタイミングに筋収縮が間に合わなくては宝の持ち腐れである．ここで知っておきたいのが，靱帯―筋反射の存在である[38]．図8[38]は，膝前十字靱帯（ACL）に実験的に伸張ストレスを加えたときに，ハムストリングから誘発されたACL-ハムストリング反射を示す．かなりの伸張ストレスを加えているので，日常的にこの反射が誘発されているとは考えにくいが，ハムストリングの予備的な緊張でこの反射の利得が変化することから考えると，靱帯損傷予防は，このような反射の利得を高めるための筋の予備緊張を高める方策をとることが好ましいという考えも必要かも知れない．ガチガチになってスポーツ動作を阻害しない程度の適切な予備的筋緊張を，標的とする筋で保っていることが障害予防として役立つ可能性がある．

また，伸張反射の利得は，長期間の運動経験によって変化することが示されている．例えば，ジャンプを含む動作で鍛えられた選手は，反射の利得が高く，反対に上位中枢の制御で巧みな筋の同時収縮を習慣的に行うようなバレーダンサーでは，反射の利得が低下する[39]．つまり，反射の制御においても運動課題に依存した適応が生じるということである．

> **メモ　皮膚反射とは？**
> 皮膚に対する伸張や電気などの刺激に伴って誘発されるものであり，筋から記録される活動電位の変化として表される．刺激強度などの刺激内容や，刺激する際に行っていた運動によって異なる様相を示す．

●歩行における反射の活躍

　歩行中に下腿三頭筋から記録された伸張反射は，歩行相や歩行速度に応じて変化する．立脚相においては，初期接地期と前遊脚期において二相性ピークを持つような変動を示す．このことは，下腿三頭筋，すなわち足関節の底屈筋群の活動は，歩行相に応じて，合目的的に伸張反射によって筋出力されることで動作依存的に関節モーメントの発生に役立っているものと理解できる[40]．

　また，皮膚反射の動作への貢献については，歩行相に依存的に変化するその応答特性から，足部の"感覚による操縦"と表現されている[41]．タイミング（歩行相）や刺激強度によって，その応答性は異なる．これまでにわかっている一部を紹介すると，前脛骨筋から記録される皮膚反射は，立脚相の終わりから遊脚相に移行するタイミングで，脛骨神経刺激によって増大し，浅腓骨神経刺激では減少する[42]．脛骨神経の皮枝は足底の皮膚に分布しているため，歩行で必要とされるクリアランスの保持に貢献して，足関節の背屈に役立っているのではないかと考えられる．

おわりに

　感覚入力は，単に知覚に貢献しているということではなく，動作の生成に大きく貢献している．この点からも，感覚・運動機能障害を呈する患者に対してどのように感覚を入力するかを考えることは意義深い．さらに，複数の感覚刺激を同時に行うことと，運動の意図，そして他の物理的刺激によって生じる信号を収束させることが，障害を受けた神経回路網の機能的再生につながる可能性は多く示されており，さらに今後の研究が待たれるところである．

> **▶若手理学療法士へひとこと◀**
> 感覚を生理学的にきちんと整理することは，機能診断学的にも重要であり，的確な評価を実施することにつながる．また，感覚入力が，どのような機能的役割を果たすかを理解することが，アプローチの創造につながる．専門基礎科目で学習したはずの感覚について，あらたに理学療法に結びつける視点から考えよう．

Further Reading

金子文成：Ⅱ 各種障害に対する運動療法の理論と実際．6 感覚障害に対する運動療法．運動療法学 第2版，市橋則明（編），pp292-307，文光堂，2014
▶ 感覚の生理学に関する基本をまとめ，その検査方法や治療への応用についても簡単に触れており，特に理学療法に関連する視点で感覚生理学についての知識を整理するために参考になる．

理学療法MOOK16 脳科学と理学療法，大西秀明・森岡 周（編），三輪書店，2009
▶ 最近の知見も交えて，神経可塑性を理解するために役立つ知識が解説されており，感覚入力やさまざまな刺激入力の影響を理解するために参考にしたい．

●―文献

1) 小川 尚：総論．標準生理学 第5版，本郷利憲，廣重 力（監修），pp200-210，医学書院，東京，2000
2) 田崎京二：序論．新生理科学大系 第9巻 感覚の生理学，田崎京二，小川哲朗（編），pp1-5，医学書院，東京，1989
3) Gandevia SC：4. Kinesthesia：Roles for Afferent Signals and Motor Commands. Handbook of Physiology Section 12 Exercise：Regulation and Integration of Multiple Systems, Rowell LB, Shepherd JT（eds.），pp128-172, Oxford University Press, New York, 1996
4) Wolpert DM, Pearson KG, Ghez CPJ：The Organization and Planning of Movement, Principles of Neural Science 5th Ed., Kandel ER, Schwartz JH, Jessell TM, et al（eds.），pp743-767, McGraw-Hill Medical, New York, 2013
5) 金子文成：運動感覚機能の向上は運動機能の向上に結びつくか．バイオメカニズム会誌．31(4)：196-200，2007
6) Roll JP, Vedel JP：Kinaesthetic role of muscle afferents in man, studied by tendon vibration and microneurography. Exp Brain Res. 47(2)：177-190, 1982
7) Ribot-Ciscar E, Hospod V, Roll JP et al：Fusimotor drive may adjust muscle spindle feedback to task requirements in humans. J Neurophysiol. 101(2)：633-640, 2009
8) Roll JP, Bergenheim M, Ribot-Ciscar E：Proprioceptive population coding of two-dimensional limb movements in humans：II. Muscle-spindle feedback during "drawing-like" movements. Exp Brain Res. 134(3)：311-321, 2000
9) Roll JP, Albert F, Ribot-Ciscar E et al："Proprioceptive signature" of cursive writing in humans：a multi-population coding. Exp Brain Res. 157(3)：359-368, 2004
10) Albert F, Bergenheim M, Ribot-Ciscar E et al：The Ia afferent feedback of a given movement evokes the illusion of the same movement when returned to the subject via muscle tendon vibration. Exp Brain Res. 172(2)：163-174, 2006
11) Roll JP, Albert F, Thyrion C et al：Inducing any virtual two-dimensional movement in humans by applying muscle tendon vibration. J Neurophysiol. 101(2)：816-823, 2009
12) Brown MC, Engberg I, Matthews PB：The relative sensitivity to vibration of muscle receptors of the cat. J Physiol. 192(3)：773-800, 1967
13) Allison L, Jeka JJ：Multisensory integration：Resolving ambiguities for human postural control. The Handbook of Multisensory Processes. Calvert GA, Spence C, Stein BE（eds.），pp785-797, The MIT Press, Cambridge, MA, 2004
14) Mergner T, Rosemeier T：Interaction of vestibular, somatosensory and visual signals for

postural control and motion perception under terrestrial and microgravity conditions--a conceptual model. Brain Res Brain Res Rev. 28(1-2): 118-135, 1998

15) Tanahashi S, Ujike H, Ukai K: Visual rotation axis and body position relative to the gravitational direction: Effects on circular vection. Iperception. 3(10): 804-819, 2012

16) Kaneko F, Yasojima T, Kizuka T: Kinesthetic illusory feeling induced by a finger movement movie effects on corticomotor excitability. Neuroscience. 149(4): 976-984, 2007

17) Kaneko F, Blanchard C, Lebar N, et al: Brain regions associated to a kinesthetic illusion evoked by watching a video of one's own moving hand. PLoS One. 10(8): e0131970, 2015

18) Aoyama T, Kaneko F, Hayami T et al: The effects of kinesthetic illusory sensation induced by a visual stimulus on the corticomotor excitability of the leg muscles. Neurosci Lett. 514(1): 106-109, 2012

19) Christensen MS, Lundbye-Jensen J, Grey MJ et al: Illusory sensation of movement induced by repetitive transcranial magnetic stimulation. PLoS One. 5(10): e13301, 2010

20) Desmurget M, Reilly KT, Richard N et al: Movement intention after parietal cortex stimulation in humans. Science. 324(5928): 811-813, 2009

21) Thyrion C, Roll JP: Predicting any arm movement feedback to induce three-dimensional illusory movements in humans. J Neurophysiol. 104(2): 949-959, 2010

22) Thyrion C, Roll JP: Perceptual integration of illusory and imagined kinesthetic images. J Neurosci. 29(26): 8483-8492, 2009

23) Guyton AC, Hall JE: 第46章 感覚受容器, 神経回路による情報処理. ガイトン生理学 原著第11版, 御手洗玄洋(総監訳), pp605-606, エルゼビア・ジャパン, 2010

24) Stefan K, Kunesch E, Cohen LG et al: Induction of plasticity in the human motor cortex by paired associative stimulation. Brain. 123(Pt 3): 572-584, 2000

25) Sugawara K, Yamaguchi T, Tanabe S et al: Time-dependent changes in motor cortical excitability by electrical stimulation combined with voluntary drive. Neuroreport. 25(6): 404-409, 2014

26) Cauraugh JH, Kim S: Two coupled motor recovery protocols are better than one: electromyogram-triggered neuromuscular stimulation and bilateral movements. Stroke. 33(6): 1589-1594, 2002

27) Bolton DA, Cauraugh JH, Hausenblas HA: Electromyogram-triggered neuromuscular stimulation and stroke motor recovery of arm/hand functions: a meta-analysis. J Neurol Sci. 223(2): 121-127, 2004

28) Doucet BM, Lam A, Griffin L: Neuromuscular electrical stimulation for skeletal muscle function. Yale J Biol Med. 85(2): 201-215, 2012

29) 里宇明元: 片麻痺上肢に対する新たなリハビリテーション手法の開発. 臨床神経. 52(11): 1178-1181, 2012

30) 中村隆一, 齋藤 宏, 長崎 浩: 運動の中枢神経機構. 基礎運動学 第6版, pp110-146, 医歯薬出版, 東京, 2003

31) McCloskey DI: Muscular and cutaneous mechanisms in the estimation of the weights of grasped objects. Neuropsychologia. 12(4): 513-520, 1974

32) Gandevia SC, McCloskey DI: Perceived heaviness of lifted objects and effects of sensory inputs from related, non-lifting parts. Brain Res. 109(2): 399-401, 1976

33) Gandevia SC, McCloskey DI: Effects of related sensory inputs on motor performances in

man studied through changes in perceived heaviness. J Physiol. 272(3) : 653-672, 1977

34) Jones LA, Hunter IW : Effect of fatigue on force sensation. Exp Neurol, 81(3) : 640-650, 1983

35) Luu BL, Day BL, Cole JD et al : The fusimotor and reafferent origin of the sense of force and weight. J Physiol. 589(pt 13) : 3135-3147, 2011

36) Gandevia SC, McCloskey DI, Potter EK : Alterations in perceived heaviness during digital anaesthesia. J Physiol. 306(1) : 365-375, 1980

37) Ghez C, Krakauer J : The organization of movement. Principles of Neural Science 4th Ed., Kandel ER, Schwartz JH, Jessell TM(eds.), pp653-673, McGraw-Hill, New York, 2000

38) Friemert B, Faist M, Spengler C et al : Intraoperative direct mechanical stimulation of the anterior cruciate ligament elicits short- and medium-latency hamstring reflexes. J Neurophysiol. 94(6) : 3996-4001, 2005

39) Nielsen J, Crone C, Hultborn H : H-reflexes are smaller in dancers from The Royal Danish Ballet than in well-trained athletes. Eur J Appl Physiol Occup Physiol. 66(2) : 116-121, 1993

40) Sinkjaer T, Andersen JB, Larsen B : Soleus stretch reflex modulation during gait in humans. J Neurophysiol. 76(2) : 1112-1120, 1996

41) Zehr EP, Nakajima T, Barss T et al : Cutaneous stimulation of discrete regions of the sole during locomotion produces "sensory steering" of the foot. BMC Sports Sci Med Rehabil. 6(1) : 33, 2014

42) Zehr EP, Komiyama T, Stein RB : Cutaneous reflexes during human gait : electromyographic and kinematic responses to electrical stimulation. J Neurophysiol. 77(6) : 3311-3325, 1997

Ⅲ. 感覚入力を知る！ 理学療法に必要な「感覚」の知識

２ 能動的知覚
―その研究史と生理学メカニズム―

岩村吉晃

> 知覚過程は本来能動的なものである．本項では主として体性感覚がかかわる重要な問題，能動的触覚（アクティヴタッチactive touchまたはハプティクスhaptics）について解説する．アクティヴタッチとは，手で自由に触わることによって生じる，対象の知覚をいう[1]．

皮膚感覚の要素感覚理論

19世紀末から20世紀前半に確立した要素感覚理論は，皮膚感覚をまったく受身の過程としてとらえた．例えばドイツの医師von Frey（1852-1932）は，受身の被験者が体験する要素皮膚感覚を触，圧，温冷，痛に分類し，それぞれに違った形態学的特徴を持つ受容器を割り当てた．この考えが現代の生理学にも根強く受け継がれている．これは手元にある教科書を見ればすぐわかる．受身の被験者の皮膚に刺激が与えられると，それぞれの刺激に適合する特殊化した受容器がそれをとらえて情報を脳に送ると説明されている．また体部位再現という言葉があるように，脳の表面には体の表面が忠実に再現されていて，受動的に外界が受容される，と考えられている．これらの記述はしかし手で自由に触わることによって生じる，対象の知覚のしくみを理解するにはほとんど役に立たない．このことを指摘した3人の心理学者たちがいた．

Katzの先駆的研究

ドイツの心理学者，Katz（1884-1953）は1925年，Der Aufbau der Tastweltを出版した[2]．その中でKatzは，当時の触覚研究で用いられていた点状刺激を厳しく批判し，受け身の被験者の皮膚では触，圧，温度受容器などを個別に刺激することも可能ではあるが，これは日常生活では起こらないことであること，能動的に触れてのみわれわれは外界をより充実して知覚できることを指摘した．

Katzは粗さやテクスチャー（手触り）の感覚での，刺激の動きの重要性と必要性とを強調した．能動的触覚には手の動きが必須であるが，粗さの知覚では特に，表面を受動的でなく能動的に触れたとき弁別がよりよいことを示した．

Katzはさらに振動感覚が圧覚とは独立した重要な感覚であり，刺激された部位に局在

しないこと，遠隔感覚の一つであること，材質，弾力性などの判定に貢献すること，爪や手にした道具や義肢を介しても，さらに歯で咥えても判定が可能なのは振動覚によることなどを指摘し，その重要性を強調した．

Katzはまた，触覚は客観的（すなわち対象の知覚），主観的（自己の身体での出来事）に大別されるが，体部位により異なり，手や口などでは客観性が強く，他の体部位では主観性が強いことを指摘した．また主観的知覚が他の感覚にはない体性感覚の特徴であることを強調した．

Reveszの研究

ハンガリー出身の心理学者Révész（1878-1955）は，盲人の触探索行為の解析によりハプティクス（haptics）の特徴をとらえることを試みた．視覚なしでの触覚の特徴を記述し，触覚と運動感覚が単純に分離できないものであることを確認した[3]．

Gibsonの研究

アメリカの心理学者Gibson（1904-1979）は，アクティヴタッチ（active touch），またはハプティクス（haptics）すなわち，手で自由に触わることによって生じる対象の知覚の重要性を説いた．彼の有名な総説Observations on active touch. Psychol Rev, 1962の記述を紹介しよう[4]．

1）アクティヴタッチ（active touch）とは？

アクティヴタッチは，触わること（touching）であり，触わられることとは厳密に区別されるべきことである．両者の違いは非常に重要なことであるにもかかわらず，感覚心理学の文献ではまだ強調されていない．アクティヴタッチは単なる受容感覚ではない．それは探索的な過程である．

2）ハプティクス（haptics）

KatzとReveszは，手は他の皮膚とは区別されるべき器官であると述べた．Reveszは盲人の触探索行為を解析し，ハプティクス（haptics）という未知の様式の経験を提唱した．これは古典的な触覚と運動覚（kinesthesia）という分類を超えるものである．この2人だけがアクティヴタッチをまじめに取り上げたのであるが，彼らの仕事はあまり追試されず，ハプティクスの語もあまり使われなかった．

3）運動が重要

探索的とは，対象物に触れるために手指を動かすこと，すなわち運動によって皮膚の刺激に変化を求めることで，指に起こる感覚は対象によるのはもちろんだが，自己の起こす運動にも依存する．動きによって特徴を捉え強調し，他を抑え，選別する（tactile scanning）．

4）運動覚（kinesthesia）

　心理学者はこれまで，touchingでは触覚と運動感覚という2つの異なった様式の感覚がブレンドされると考えてきた．すなわち接触と動きの感じが溶け合って1つの経験になると仮定するのだが，これには問題がある．ひとつにはtouchingの目的ある行動の面を考慮していないからである．touchingは刺激の探求である．それは触対象の知覚に必要な刺激を得るための努力なのである．だから指の動きは合目的的である．またkinesthesiaの多面性を考慮していない．kinesthesiaは動きの感覚，位置覚，力の感覚などいろいろなものを含むので，それ自体要素的な感覚ではない．

5）アクティヴタッチにかかわる受容器

　アクティヴタッチにかかわる受容器は皮膚，皮下組織，関節，腱，などにあり，これらが同時に刺激される．指から肩，背中までの関節がみな関与するのはもちろん，足裏の皮膚，前庭器官からの入力まで働くと考えられる．刺激は全体として大変複雑なものであるがその組み合わせはいい加減なものではない．この入力の組み合わせ様式が受け身の接触との違いを特徴づけるのだろう．またある特殊な組み合わせが起こることで触対象がなんであるかについての情報が得られるのであろう．アクティヴタッチは一つの感覚の種だという基準には合わない．それにもかかわらず，それは外界について一つのはっきりとした情報のチャネルを提供する．だからそれ自体，他から分離できる知覚の一形態である．

6）皮膚刺激のメカニズム

　皮膚が長時間一定の刺激を受け続けるというのは通常ありえない．刺激の形態は複雑，多様である．分類してみると，

- 1）短い刺激：押す，叩く，刺すなど．被刺激面の大きさ，持続時間に違いがあるが，総じて短い．
- 2）変位のない長い刺激：振動，引っ張り，揉む，つねるなど．
- 3）変位を伴う長い刺激：引っ掻く，こする，滑らせる，回転させるなど．

これらの変形の相違点は，2つの表面間の摩擦の程度にあり，皮膚表面縦方向への凹みと横方向への引っ張りの程度の違いである．動くのは対象でも皮膚でもよい．

7）地面との接触

　皮膚への地面からの上向きの圧迫は地上に暮らす動物にとって一定の背景刺激となる．内耳耳石からの刺激と共通である．ともにいわゆる支持感を形成する．重力の軸と地面の水平面とは触空間知覚のための基準枠組みを形成する．アクティヴタッチは視覚なしに環境空間の知覚を生じる．地面の触覚は自己の身体の動きや，他の対象の動きの基準となる，動かない環境を決めるための手段である．

8）能動的触覚の特徴

　(1) 2本の指で触れているのに1つの対象を知覚する（離れた2ヵ所が刺激されているのに2点が刺激されたとは感じない．これは5本の指の場合も，両手の場合も同じ）．

　(2) 対象の安定性．ものに触れたとき皮膚は動いているが対象は動いて感じられない．

（3）固さ，やわらかさの知覚．固い表面を押したり，固い物を握ったりしたとき，皮膚の圧の高まりは感知されず，対象の抵抗感，物質感を感じる．やわらかいものの場合も皮膚の変形は感じられず，相手の弾力性，やわらかさの感じが起こる．

（4）対象の形．角，エッジ，突起などが感じられるが，皮膚の形（圧変化のパタン）は感じない．

その後の能動的知覚研究

Gibson以後，アクティヴタッチに関して行われた研究はいくつかに分けられる．①KatzやGibsonの研究が示唆したように，能動的知覚が受動的知覚より認識の面でより優れているかどうかの検証，②能動的な知覚過程がどのようにして自己の身体（眼，手）ではなく対象に向かうのか，③いわゆる運動指令についてなどである．

アクティヴタッチは優れているか

アクティヴタッチは触わる行為すなわち，随意的に自ら作り出す接触運動によって生じる感覚である．一方パッシヴタッチすなわち受動的触覚あるいは触わられる感覚は，外界の何ものかによって刺激が与えられて生じる感覚である．どちらの場合も皮膚と接触物との間に動きがある場合（動的：dynamic）と，ない場合（静的：static）とがありうる．動的アクティヴタッチは探索行為によって獲得される感覚であり，静的アクティヴタッチは対象を把持している場合に生じる．一方，動的な受動的触覚とは実験室で設定される状況でのみ発生するもので，例えば動かない被験者の限定した皮膚表面に回転ドラムなどを用いて動く刺激を与える場合である．

1）粗さの識別は表面の性質と動きの有無で決まる

Katzは，粗さの知覚で，刺激の動きの重要性を強調し，表面を受動的でなく能動的に触れたとき弁別がよりよいと述べたが，その後Lederman[5]は，受動的と能動的の違いでは差がないと結論した．その他のいくつかの研究も皮膚表面の刺激に関する限り両者に差がないことを示した．粗さの知覚は，刺激すなわち接触表面の物理的形状だけで決まると考えられた[6,7]．

一方，能動的，受動的であまり変わらないどころか，受動的な条件のほうがかえってよいとする研究もある[8]．運動時には，中継核で触覚が抑制されることが知られている[9]が，これが，アクティヴタッチのほうが感覚情報の伝達が悪い理由になるのだろうか．

Morleyら[10]は，対象と皮膚の間に動きのある場合には，動きのない場合に比べ粗さの識別が良いとした．動きがない場合に比べ，動きのある場合に遅順応型，速順応型パチニ小体型受容器のすべてが，動きの速度に応じて刺激されるからであると説明した．

2）能動的な形の識別における深部感覚の重要性

触対象の形の知覚は，アクティヴタッチのほうがよいとする見解[11]と変わりがないとする見解とがある[8].

物体形状認識の有力な手がかりとなる角度の判定についてVoisinら[12]は，角度の判定は能動的な条件で向上すると報告し，能力向上の理由として，深部感覚関与の重要性を指摘した．Vignemontら[13]は，右上腕の屈筋あるいは伸筋に振動刺激を与えて筋伸長錯覚を起こさせると，右手でつまんだ左手の示指皮膚上に提示した2点間距離が大となることから，皮膚に触れたものの大きさの判定時に深部感覚が関与することを指摘した．

深部感覚の関与のしかたは，受身の条件と能動的な条件では異なると考えられる．例えば筋紡錘の感度は遠心性のガンマ系によってコントロールされるから随意運動時の筋紡錘の感度は受動的に筋が伸張されるときとは異なる．

指先皮膚の触覚に加えて，腕の深部感覚情報のフィードバックを可能にして実験を行うと探索時間が5秒以下と短いときにはactiveで成績が良く，30秒程度に長くなると差はなくなったという．これはactiveの探索効率がより良いことを示している[9].

探索する手ではなく対象が認識される仕組み

Katzは，触覚は客観的（すなわち対象の知覚），主観的（自己の身体での出来事）に大別され，体部位により異なり，手や口などでは客観性が強く，他の体部位では主観性が強いことを指摘した．また主観的知覚が他の感覚にはない体性感覚の特徴であることを強調した．Gibsonは，「われわれは，複雑な時空間パタンの圧刺激により，抽象された対象を皮膚の外側に感じる．なぜ知覚は刺激されている身体ではなく対象に向かうのか．この種の疑問への答はまだ得られてない」とした

運動時には，運動中枢から末梢運動器官に送られる運動指令のコピーが感覚中枢あるいは中継核に送られ，運動に起因する感覚情報がキャンセルされる（抑制される）という考えが提出されている．ドイツの生理学者Helmholzや心理学者von Holst[14]はわれわれが眼を動かして外界を見るとき，外界がぶれないでいるのは，動いている短い時間だけ外界情報が脳に入るのが抑制されるためであるとした．類似の抑制は体性感覚系にもみられる．運動時には，中継核で触覚が抑制されることがあるので，用いるタスクによってはアクティヴタッチのほうが感覚情報の伝達が良いとは限らないのである[9].

能動的触知覚における運動指令の重要性

能動的な運動の実行過程では必ず，大脳皮質運動野から脊髄に向かって指令が出る．この指令の一部が，遠心コピーとして，感覚野に行き知覚過程に影響を及ぼす可能性がHelmholzやvon Holstによって眼球運動について指摘された．これは眼球を随意的に動か

したときには外界がぶれて見えないのはなぜかを説明するためになされた．この問題はアクティヴタッチの場合にも，無視できない重要な問題である．

　感覚受容と運動の指令という2つの点を両方考えなければ，探索的な触知覚の過程は理解できない．手を動かして触対象を探るとき，対象物の表面の性質と，自分の皮膚の状態の相互作用によって受容器が刺激される．探索の結果，この受容器のシステムが興奮し，それが中枢に伝えられる．

　探索をする場合にはその制御の指令を出すところがあるはずである．これは運動野の役割である．運動の結果，関節や筋肉の固有感覚受容器や，皮膚の受容器が興奮する．これらの情報は体性感覚野に送られてくる．

　探索運動時には，その指令の一部，遠心コピーが体性感覚野に行き，指令の内容を知らせると考えられる．そこで，出された指令が探索にとって適当かどうかの照合が行われて，駄目な場合にはまた運動の方略が変わることになる．

　この問題に関連して，McKloskey[15]が指摘したのは，重さの感覚については，遠心性成分，つまり中枢からの指令が，末梢からの感覚情報と同様に重要な役割を演じていることである．筋肉を使うために中枢から出される指令つまり主観的な努力感の割に，筋を含めた末梢から大脳に戻される情報が少ない，つまり両者の間にアンバランスがあると，より重く感ずるのだという結論を彼は出している．

　Christensenら[16]は，健康な被験者で乏血的に神経をブロックして感覚をなくした後，fMRIにより，随意運動中に体性感覚野が活動することを示した．この活動は運動前野の活動増加と関連しており，運動前野から送られる随意運動の予測信号が運動感覚に貢献することが示唆された．

その他の研究

　アクティヴタッチの問題に関連して，LedermanとKlatzky[17]，KlatzkyとLederman[18]は，物の形と表面の性質に関する情報が，触わったり，握ったりすることによって具体的にどう集められるかについて研究した．そして探索の方略が対象の予測される性質によって異なり，それぞれ必要十分かつ最適であることから，手の動きは記憶にある対象の表象を窺い知る窓になると結論した．

　自分で自分に触るのをintra-active (self) touchといって，これが受動的あるいは能動的触覚とどう違うかを調べた研究者もいる[19]．

能動的認識の生理学的メカニズム：サル体性感覚野での研究

　能動的認識の生理学的メカニズムを考えるために，われわれが行ったサルの体性感覚野での実験結果について少し述べることにする[1,20~22]．

1）触わったものを脳のどこでどのように認知するのか

手で物に触れたり持ったりすると，多数の皮膚や深部の受容器が同時に刺激され，膨大な感覚情報が大脳皮質体性感覚野に送られる．これらの情報はどのように処理されるのか．その手がかりを得るためわれわれはサルの体性感覚野手指領域で単一ニューロン活動を記録し，受容野の形や刺激に対する応答のしかたを調べた．

ヒトやサルの体性感覚野は中心後回にあり，細胞構築学的には3a，3b，1，2野の4つに区分されている．3b野には細かい顆粒細胞が多いが，1野との境界で顆粒細胞の数が急に減り，錐体細胞の数が増えていく．このことは，体性感覚野は後ろのほうへいくとより連合野的になっていくということであり，頭頂間溝に沿った部分で頭頂連合野である5野または7野に移行する．

体性感覚野ニューロンの性質についてわれわれの実験結果を述べる．まずニホンザルを実験室の環境に慣れさせる．われわれがサルの手に触れてもいやがらないようになる．餌を眼前に提示したときには能動的に手を伸ばして，それをつまんで取る．手術をして回復後に，サルを専用のチェアに腰かけさせ，頭部を固定して，記録電極を脳内に挿入し，体性感覚野から単一ニューロン活動を無麻酔状態で記録する．

2）アクティヴタッチで活動する体性感覚野ニューロン

ここで述べるのは，体性感覚野のニューロンは具体的にどのような刺激条件下に活性化されるか，という問題である．複雑なパタンの刺激によりよく応答するニューロンがある．例えば皮膚をある一定方向に"こする"という刺激のみに応答するニューロン，あるいは指の屈伸でも，ある指を曲げて他の指を伸ばすという特殊な組み合わせによって，初めて最大に興奮するニューロンがある．

別のニューロンは単純な刺激には絶対に応答せず，サルの自発的な手や腕の運動に際してのみ発火するものがある．例えば中指と薬指と小指を使って物を握るサル独特のしぐさをしたとき非常によく発火するニューロンがある．また別のニューロンは，親指が参加するつまみ運動でのみ発火し，親指以外の4本の指だけで，ミカンの果肉をすくい取るような運動ではあまり強く発火しない．親指に触れたり，親指を曲げたりする受動的な刺激では，弱い興奮しか起こらない．つまり能動的に指を動かすと初めて，強い興奮が起こるというニューロンである．

さらに，物を取るために腕を伸ばすという動作で発火するニューロンもある．このニューロンも受動的な刺激にはまったく応答しない．能動的な動作をやらせて初めて応答する．このニューロンは物を手に入れた途端に発火が止んで，手に持っている間はむしろ応答が減る．物を手に入れる前の段階の運動にかかわっているわけである．

こういうニューロン，サルが能動的に動いたときによく応答するニューロンは，運動指令を傍受している可能性もある．

3）物の形の特徴に応じるニューロン

手で触わった対象の性質をとらえるニューロンだと思われるものについて述べる．指先

に細い針金あるいはエッジのある物をあてると，強い応答が起こるニューロンがある．指先を広く全面的に刺激すると応答しないので，エッジの検出ニューロンである．このニューロンは，刺激は受動的にでもいいし，サルが自分で対象物をつかんでも発火する．エッジという特徴を捉えたときに発火する．別の例は，サルが自分で能動的にエッジがある対象，すなわち四角い物をサルが握ったときにのみ発火した．

逆にエッジのない物，つまり丸い物をサルが握ったときに発火したニューロンもあった．ともに，一段進んだ特徴抽出ニューロンで，手の能動的な運動がかかわっているのである．丸いとか，四角いとかいう対象物の形を検出していると思われた．

4）物の材質の特徴に応じるニューロン

さらに別のニューロンはもっと複雑で，指の背面にものが触れたとき，これはサルが自発的に動いても動かなくてもどちらでもいいが，触れた対象の材質によって応答が違ってくるニューロンであった．毛足の長いブラシや，やわらかいチリ紙を何枚も重ねた物などに，指背部が触れると発火した．一方，アクリルでできた固いテーブルに手をあてた場合には応答しなかった．一方，このニューロンのそばで今度は逆にアクリルのテーブルに触れると応答して，ブラシとか，トイレットペーパーなどやわらかいものでは抑制されてしまうニューロンがあって，これが組みになっていた．このニューロン群は物の材質の違いを検出していると解釈できる．おそらく前者のニューロンは"毛づくろい"のような状況で，手を動かして探索していったときに，対象が自分の手の動きによって動く，つまりやわらかいときに興奮するのに対して，後者は対象が抵抗して動かない，つまり固いときに興奮するのだ，とも解釈できる．すなわち物の材質の判定という過程には，自分の運動がモニターされていて，それが背景にあって初めて，対象の性質の判定が可能になると想像される．

5）自分の身体との区別

これらのニューロンで面白いのは，自分の体は排除するという現象であった．自分の体に触わらせた場合には応答しなかった．自分の体毛も材質という点から考えると，ブラシとよく似ているにもかかわらず，そこに一種の選択が働いていて，自分の体は積極的に排除していたと解釈できる．多分，自分の体からの情報，自分の手が触れたときには，触わったほうと触わられたほうが同時に刺激されるから，自分の体が同時に刺激されたという情報がくると，それはキャンセルし合うという機構で解釈できる．

おわりに

能動的触覚について研究の歴史と，いくつかの最近の研究そしてわれわれがサルで行った実験の結果を解説した．脳画像技術などの進歩により，人間でのダイナミックなプロセスが解明されることを期待している．

●―文献

1) 岩村吉晃：タッチ．神経心理学コレクション，山鳥　重，他（編），医学書院，東京，2001
2) Katz D：Der Aufbau der Tastwelt，触覚の世界，東山篤規，岩切絹代（訳），新曜社，東京，2003
3) Révész G：Psychology and Art of the Blind（Wolff HA英訳），Longmans, Green and Co, London, 1950
4) Gibson JJ：Observations on active touch. Psychol Rev. 69(6)：477-491, 1962
5) Lederman SJ：The perception of surface roughness by active and passive touch. Bull Psychon Soc. 18(5)：253-255, 1981
6) Lederman SJ, Taylor MM：Fingertip force, surface geometry, and the perception of roughness by active touch. Percept Psychophysics. 12(5)：401-408, 1972
7) Meftah EM, Belingard L, Chapman CE：Relative effects of the spatial and temporal characteristics of scanned surfaces on human perception of tactile roughness using passive touch. Exp Brain Res. 132(3)：351-361, 2000
8) Helminen R, Mansikka H, Pertovaara A：Lowered or increased cutaneous sensitivity during movement depends on stimulus intensity. Percept Mot Skills. 78(3 Pt 1)：721-722, 1994
9) Chapman CE：Active versus passive touch：factors influencing the transmission of somatosensory signals to primary somatosensory cortex. Can J Physiol Pharmacol. 72(5)：558-570, 1994
10) Morley JW, Goodwin AW, Darian-Smith I：Tactile discrimination of gratings. Exp Brain Res. 49(2)：291-299, 1983
11) Heller MA, Rodgers GJ, Perry CL：Tactile pattern recognition with the Optacon：superior performance with active touch and the left hand. Neuropsychologia. 28(9)：1003-1006, 1990
12) Voisin J, Lamarre Y, Chapman CE：Haptic discrimination of object shape in humans：contribution of cutaneous and proprioceptive inputs. Exp Brain Res. 145(2)：251-260, 2002
13) Vignemont de F, Ehrsson HH, Haggard P：Bodily illusions modulate tactile perception. Curr Biol. 15(14)：1286-1290, 2005
14) von Holst E, Mittelstaedt H：Das Reafferenzprinzip（Wechselwirkungen zwischen Zentralnervensystem und Peripherie）. Naturwissenschaften. 37(20)：464-476, 1950
15) McCloskey DI：Kinesthetic Sensibility. Physiol Rev. 58(4)：763-820, 1978
16) Christensen MS, Lundbye-Jensen J, Geertsen SS, et al：Premotor cortex modulates somatosensory cortex during voluntary movements without proprioceptive feedback. Nat Neurosci. 10(4)：417-419, 2007
17) Lederman SJ, Klatzky RL：Hand movements：A window into haptic object recognition. Cogn Psychol. 19(3)：342-368, 1987
18) Klatzky RL, Lederman SJ：Stages of manual exploration in haptic object identification. Percept Psychophys. 52(6)：661-670, 1992
19) Bolanowski SJ, Verrillo RT, McGlone F：Passive, active and intra-active (self) touch. Behav Brain Res. 148(1-2)：41-45, 2004
20) 岩村吉晃：体性感覚の階層的処理と触知覚．神研の進歩．48(4)：510-521, 2004
21) 岩村吉晃：体性感覚野のsomatotopy. Brain Nerve. 61(12)：1373-1382, 2009
22) 岩村吉晃：タッチと体性感覚野―最新の知見．Brain Nerve. 66(4)：319-328, 2014

ミニレクチャー

末梢からの求心性入力 1

電気刺激による感覚入力を活用した歩行理学療法の促進

山口智史

1. はじめに

われわれ理学療法士にとって，脳卒中や脊髄損傷などの中枢神経損傷後の歩行能力の再獲得は重要な治療目的である．その治療手段として，徒手的な介助や補装具などを使用した歩行練習が行われ，限られた期間の中で最大限に歩行能力を向上させることが求められている．

回復期において理学療法を提供する場合，1人の対象者に対して1日1時間（3単位）を実施することが多い．実際の理学療法場面では，歩行だけではなく，寝返りや立ち上がりなどの動作練習やバランス練習など，日常生活動作の獲得を目的とした，さまざまな治療を行う必要がある．そのため，実際に歩行を行う時間は20分にも満たないことが多く，十分な歩行練習が実施できないことがある．

そこで筆者は，臨床場面において，電気刺激による感覚入力を活用した歩行理学療法を試みている．本レクチャーでは，体表から電気刺激を用いた感覚入力を活かした歩行理学療法の理論的背景と臨床応用についての話題を提供したい．

2. 中枢神経損傷後の歩行能力の再獲得に重要なこと

中枢神経疾患を持つ患者では，中枢神経の損傷によって上位中枢から脊髄への下行性入力が減少し，運動麻痺や異常筋緊張などの運動機能障害を呈している．この運動機能障害が，歩行時の適切な筋の適切なタイミングでの活動を妨げることで，異常な歩行パターンを生じさせている．したがって，歩行周期中に必要な筋を適切なタイミングで活動させることが，歩行能力の再獲得のための重要な理学療法戦略であると考えられる．具体的には，一次運動野など上位中枢から脊髄への下行性入力を増加させ，脊髄レベルにおいて歩行に関連した反射経路を賦活することで，歩行周期に合わせた適切な筋活動を促す必要がある．

さらに，この一連の神経活動を反復することで，残存機能に合った新しい歩行パターンを学習する必要がある．この新しい歩行パターンの学習には，シナプス形成による新しい神経機構を構築する過程が必要であり，この過程において，中枢神経系の可塑的変化が大きくかかわっている．すなわち，中枢神経損傷後の歩行能力の再獲得には，歩行に関連した神経経路におけるactivity-dependent plasticity（活動依存性可塑性）を誘導することが重要になる．

3. 電気刺激を用いた感覚入力は中枢神経系にどのような効果があるのか？

電気刺激による感覚入力は，中枢神経系の活動を高める効果が知られている（図1）．まず脊髄レベルにおいて，電気を知覚する強度の刺激は，感覚神経（Ia神経線維）の神経活動を賦活し，1つのシナプスを介して刺激した筋の運動ニューロンに到達する．この電気

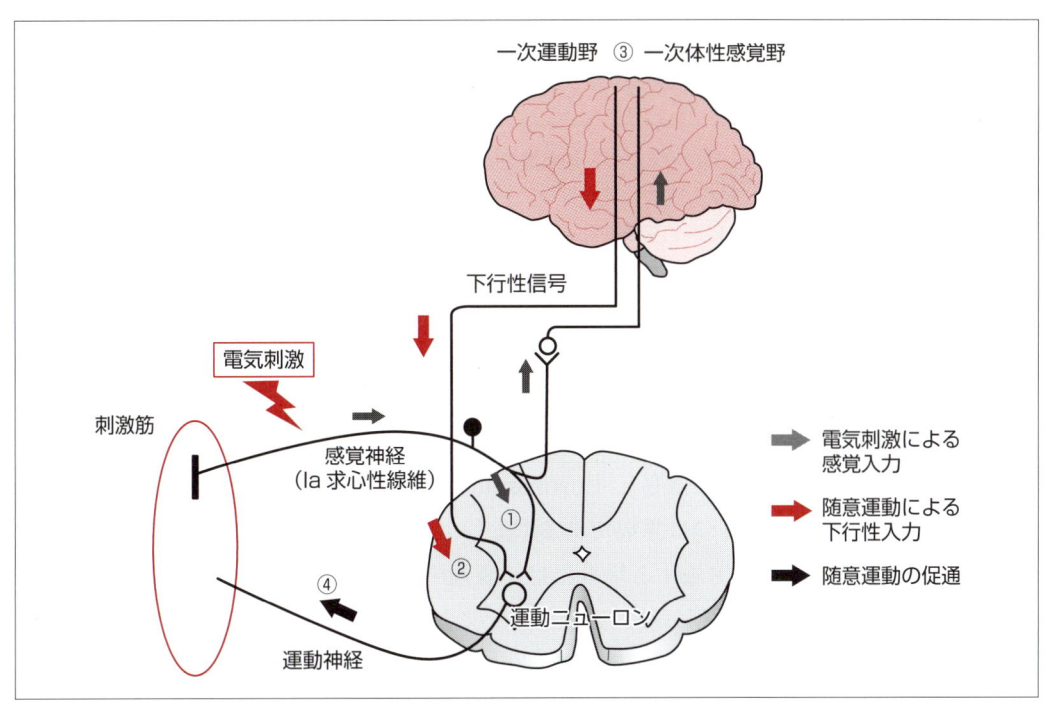

図1 電気刺激を用いた感覚入力による随意運動の促通

電気刺激によって感覚神経（Ia神経線維）を賦活することで，求心性に神経活動が伝導し，シナプスを介して刺激筋の運動ニューロンに到達する（図中①）．同時に，随意運動によって一次運動野から同一の運動ニューロンへ下行性入力が到達することで，より多くの運動ニューロンが興奮する（図中②）．また，求心性に脊髄を上行した神経活動は，感覚野および運動野を賦活し，一次運動野からの運動ニューロンへの下降性入力を増加させる（図中③）．これら電気刺激を用いた感覚入力の増加と随意運動による脊髄への下行性入力が組み合わさることで，刺激した筋の随意運動が促通する（図中④）．

刺激による運動ニューロンへの入力と同時に，随意的な運動によって一次運動野から下行してくる入力が同一の運動ニューロンに到達することで，より多くの運動ニューロンが興奮することが可能となり，随意運動を促通する．

脳レベルにおいては，体表から電気刺激によって感覚神経を賦活することで，刺激が求心性に伝導し脊髄後角に入り，対側脊髄を上行して視床を経由し一次体性感覚野に到達する．さらに，一次体性感覚野と隣接する運動野領域には機能的な結合を認めており，一次運動野の活動を促通する．そのため，随意的な運動時には，一次運動野の活動を高め，脊髄への下行性入力を増加することが可能になる．

これらの中枢神経系の賦活は，電気刺激による感覚入力を与えた麻痺筋の活動を相乗的に促通する．この麻痺筋の活動が促通した状態で運動を反復することで，電気刺激による体性感覚の入力がない状態と比べて，activity-dependent plasticityを促進することが可能になると考えられる．そのため，歩行練習と同時に体表から麻痺肢の神経や筋に通電することで，歩行に関連した神経経路を強化することが可能となる．

4. 電気刺激による感覚入力を活用した歩行の理学療法

臨床において，歩行能力の再獲得のための治療手段は多岐にわたる．しかしながら，歩

表1　歩行能力の再獲得のための治療法選択における重要ポイント

Task specificity (課題特異性)	周期的な歩行もしくは歩行に類似した下肢交互運動による運動を行う.
Dose-dependent (運動量依存)	質だけでなく，運動量を確保する.
Corticospinal modulation (皮質脊髄路による調節)	随意的な運動によって運動に関連した中枢神経領域を活動させる.
Feasibility (実現可能性)	治療手段としての使いやすさ，安全性，介助量などの臨床場面における実現可能性を考慮する.

行能力を最大限に向上させるための治療法の選択において，Task specificity（課題特異性），Dose-dependent（運動量依存），Corticospinal modulation（皮質脊髄路による調節），Feasibility（実現可能性）の4つは重要である（表1）.

筆者が臨床で歩行練習を実施する場合には，課題中持続的に感覚閾値強度（刺激を知覚する程度）の電気刺激を麻痺側下肢に適用している．具体的には，麻痺側下肢の大腿四頭筋と前脛骨筋および総腓骨神経に刺激電極を貼付し，感覚閾値強度の電気刺激を与えながら歩行を遂行している．感覚閾値強度の電気刺激は，電気刺激による筋収縮が生じないため，歩行を阻害することなく，歩行周期に合わせて目的とした筋活動を促通することが可能となる.

また，歩行練習として運動量を増やすため，1時間の理学療法終了後，麻痺側下肢に対して感覚閾値強度の電気刺激を与えた状態で，自転車エルゴメータを10～20分間実施している．自転車エルゴメータは，歩行と同様に，両側の股・膝・足関節における屈曲伸展運動であり，主動筋と拮抗筋の相反的かつ協調的な筋活動を賦活することから，歩行様の下肢交互運動の筋活動パターンを再学習するための治療法として注目されている．また自転車エルゴメータは，平地歩行やトレッドミル歩行と異なり，座位で運動が行えるため，転倒などのリスクが低く，長時間の立位や歩行が困難な患者においても安全に運動が可能である．したがって，一度設定を行えば自主練習として実施でき，歩行練習の運動量を増やすだけでなく，歩行に関連した神経経路のactivity-dependent plasticityを促進することで，効率的に歩行機能の向上を図ることができる.

5. おわりに

電気刺激による感覚入力の増大は，中枢神経系の可塑的変化を促し，運動療法による運動機能回復への効果を促進する可能性がある．一方，臨床場面で，電気刺激による感覚入力を活用していくには，電気刺激の知識のみならず，生理学や運動学などの知識を持ち，適切に使用することが必要である.

電気刺激は，従来から理学療法に位置づけられており，われわれ理学療法士にとって有効な治療手段の1つである．今後，電気刺激が運動療法を促進するための補助手段として，さらに臨床での使用が拡大していくことが望まれる.

MINI LECTURE

III. 感覚入力を知る！ 理学療法に必要な「感覚」の知識

③身体図式
―行為を支える脳内身体表象―

樋口貴広

> 身体に関する多様な情報は，身体図式を通して統合される．身体図式は，さまざまな形で行為を支えている．身体の状況を正確に把握することに加え，道具を手足の一部のように使いこなしたり，空間を正確に知覚したりすることにも，身体図式がかかわっている．身体図式の仕組みを理解することで，身体感覚や行為の異常に対するアプローチの一端がみえてくる．

身体図式とは？

身体に関する情報は多岐にわたる．身体に埋め込まれているセンサーからは，全身の状態を知らせる無数の情報（体性感覚情報）が脳に入力される．眼で見て確認できる情報（視覚情報）も，身体の状態を知るうえで有益な情報である．脳は，こうした無数の情報を統合し，解釈することで，身体全身の状態を正確に把握できる．身体図式とは，脳内での身体情報の統合のプロセスを総称的に表現する概念である．

> **メモ　身体図式の原型**
>
> 身体図式の原型は，HeadとHolmesが1911～1912年に発表した，「姿勢図式（postural schema）とされている．Headらは，脳損傷患者の身体知覚異常などを研究していく中で，身体姿勢を正しく認識するためには，それに先行する比較基準との無意識的な関連づけが必要と考え，その比較基準となる内部モデルを，姿勢図式と呼んだ．この発表から約100年が経過した現在，身体図式の概念は，身体に関する一般化・抽象化された基準系として，意識の研究や運動の研究など，さまざまなテーマの研究に登場している．

身体図式では，身体に関する以下のような情報が管理されている[1]．
①意味的表象：身体各部位の名称や機能に関する知識
②視空間性表象：身体各部位の形状や空間関係に関する知識
③オンライン表象：現在の身体姿勢や運動の状況をリアルタイムに表現

身体図式は，身体や運動の状態を正確に感じること（身体感覚，運動知覚）や，道具を自分の身体のように使いこなすこと（道具や物体の身体化），また行為を正しく行うための空間知覚（近位空間の表象）など，われわれが日常空間において正確に行為を遂行することを多面的に支えている（図1）．脳損傷などの理由によって身体図式が正常に機能し

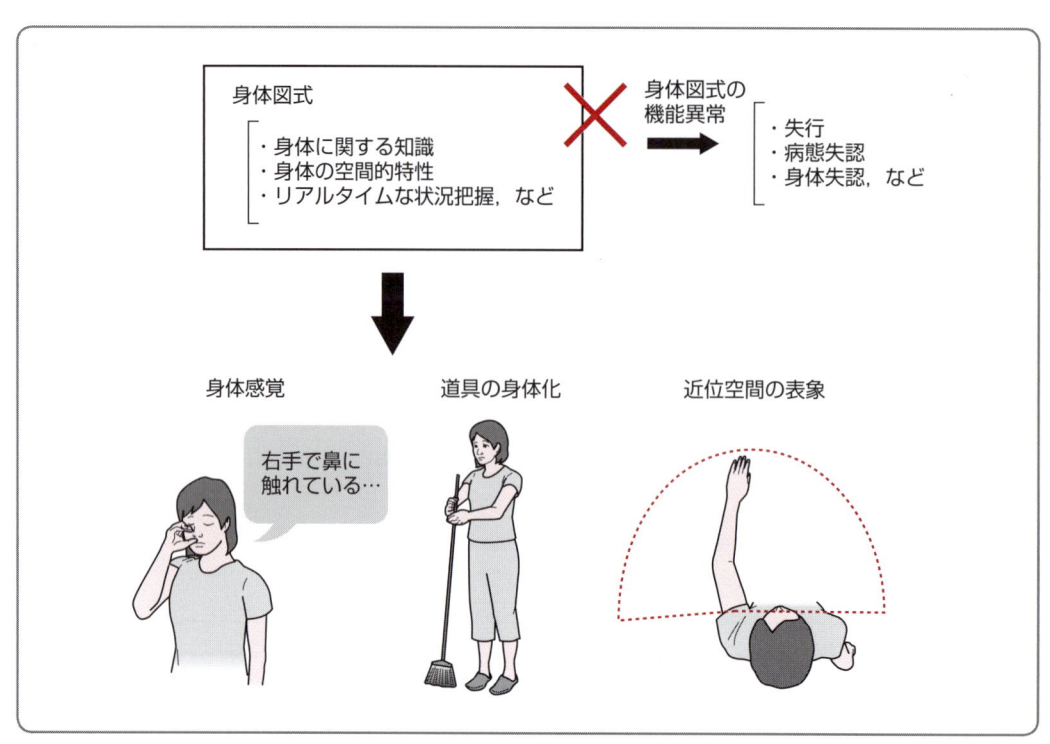

図1 身体図式の概念図
身体や行為にかかわる諸現象の情報基盤として機能している.

ないと，失行（一般的な運動機能が保持されているにもかかわらず，合目的的な運動ができない），病態失認（自分の障害を認識できない），身体失認（自分の四肢が自分のものであると認識できない，または自分の左半身が存在しないかのようにふるまうなど）といった問題が発生すると考えられている．

> **メモ　身体図式は広範な脳領域の総合的神経活動**
>
> 身体図式とは，決して脳の1ヵ所に"ステージ"として存在しているのではない．身体図式は，身体情報を得るために広範な脳領域の神経回路網が協調的に活動していることを，総称的に表現している．身体図式の基盤となる脳領域を検討している研究によれば，大脳右半球の頭頂領域と腹側運動前野，さらに体性感覚野や島皮質などの関与が指摘されている．

脳は矛盾を嫌う！：身体錯覚にみる身体図式のはたらき

脳は入力情報の間で矛盾があることを嫌う．身体にかかわる多様な情報が脳に入力されると，身体図式ではこれらの情報が矛盾ない形で統合・解釈されていく．こうした統合・解釈の結果として，われわれの身体感覚（身体に関する気づき）が生み出される．

このことを示す好例が，ピノキオ錯覚という身体錯覚である[2]（図2）．ピノキオ錯覚は，

図2 ピノキオ錯覚
振動刺激がもたらす運動錯覚現象を利用することで、まるで自分の鼻が伸びたかのように感じてしまう錯覚現象.

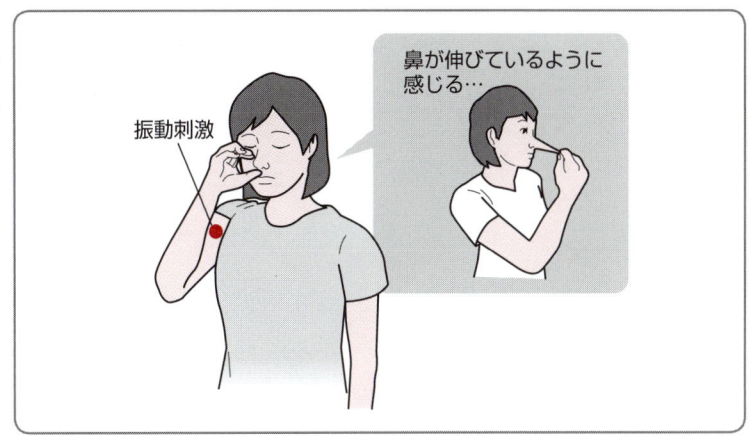

　指先で鼻をつまんでいる健常者の上腕二頭筋に振動刺激を与えると，鼻がピノキオのように伸びると感じる現象である．ピノキオ錯覚は，固定して動かない腕の上腕二頭筋に振動刺激を与えると，肘が伸展するように錯覚する現象を利用している．対象者は，自分の鼻が伸びるなどあり得ないとわかっている．にもかかわらず，あたかも鼻が伸びるような錯覚を感じてしまう．

　なぜこのような不思議な錯覚が生じるのだろうか．ピノキオ錯覚は，上腕二頭筋の振動によって生じた入力情報の間の矛盾が，身体図式において最も矛盾ない形で解釈された結果として生起する．すなわち，「自分の指先は鼻をつまんでいる」という状況と，「肘が伸展している（実際には動いていないが，振動刺激により動いているという情報が入力される）」という状況が同時に発生したとすれば，そこでは「鼻が伸びたのだろう」と解釈するのが，論理的に最も矛盾ない解釈となる．この論理的解釈とわれわれの感覚が一致することから，身体図式では実際に入力情報に対して，このような論理的解釈が加えられていることがわかる．

　身体錯覚は，健常な対象者においても生起する．つまり，これらの錯覚現象は，決して身体図式が損傷を受けたために起こるのではない．正常に機能している脳・身体図式が，外乱情報を積極的に身体情報として統合する結果，出力される身体感覚が，実際の身体状態とは著しくかけ離れた形で感じられるのである．

POINT

> 身体感覚（主観）が実際の状態（客観）から大きく逸脱する現象については，大きく2つの原因が考えられる．第1に，身体図式そのものは正常に機能しているが，身体に関する外乱情報が入るか，もしくは重要な情報が欠損している（例えば，無重力空間における前庭情報の欠如）という原因である．第2に，脳損傷などの原因により，身体図式自体の機能が異常をきたすという原因である．身体感覚の異常から理学療法対象患者の問題にアプローチする場合，まずは対象患者の問題が，これら2つの問題のいずれに該当するのかを同定する必要がある．

図3 ミラーセラピー

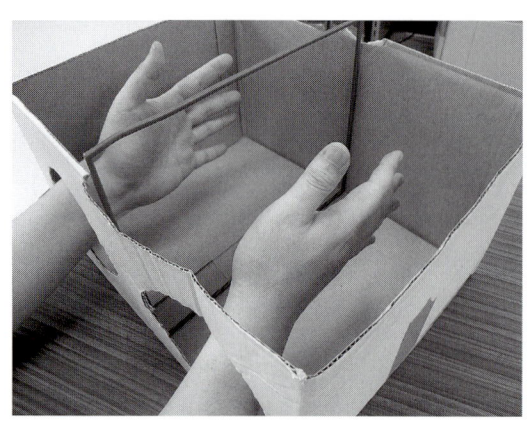

　身体錯覚の現象を理学療法に応用しようとする試みも行われている．脳卒中片麻痺患者の中には，患側肢が動くという感覚をつかむことができないケースもみられる．こうしたケースに対して，振動刺激を用いた身体錯覚を利用することで，患側肢が動くという感覚を取り戻すきっかけをつかめる可能性がある．

　また，身体図式が身体に関する視覚情報を積極的に利用するという性質を利用して，ミラーセラピー（鏡療法）が開発された（図3）．ミラーセラピーでは，鏡に映る健側肢の動きを利用して，患者に患側肢（もしくは切断肢）があたかも動いているような視覚情報を提供する．この視覚情報が身体図式の中で利用され，脳卒中により生じた片麻痺の改善や，幻肢痛の改善がみられるという報告がある．ミラーセラピーの最中には，鏡で隠れて見えない腕の動きを司る大脳皮質一次運動野の興奮性が高まるという報告もあり[3]，患側肢の運動回復に一定の貢献があると期待されている．

道具の"身体化"

　使い慣れた道具がまさに手足の一部として機能するのは，身体図式の柔軟な性質のおかげである．ボールペンで文章を書くとき，その書き味はペン先で感じる．感覚受容器は指先にあるにもかかわらず，主観的な体験はペン先まで延長するのである．同様に，野球やテニスのように道具を使うスポーツでは，バットやラケットが腕の延長物として機能している．

　身体図式は，身体外の物体を身体の一部として表象できるように，身体の物理的な制約に必ずしも捉われない柔軟な性質を持っている．身体図式のこのような性質のおかげで，大きめの荷物を持って歩いても，人にぶつからず歩くことができるし，自動車に乗ったときの車両感覚をつかむこともできる（図4，5[4,5]）．

図4 道具の身体化
身体図式が物体を身体の一部として表象できる柔軟性に支えられている.

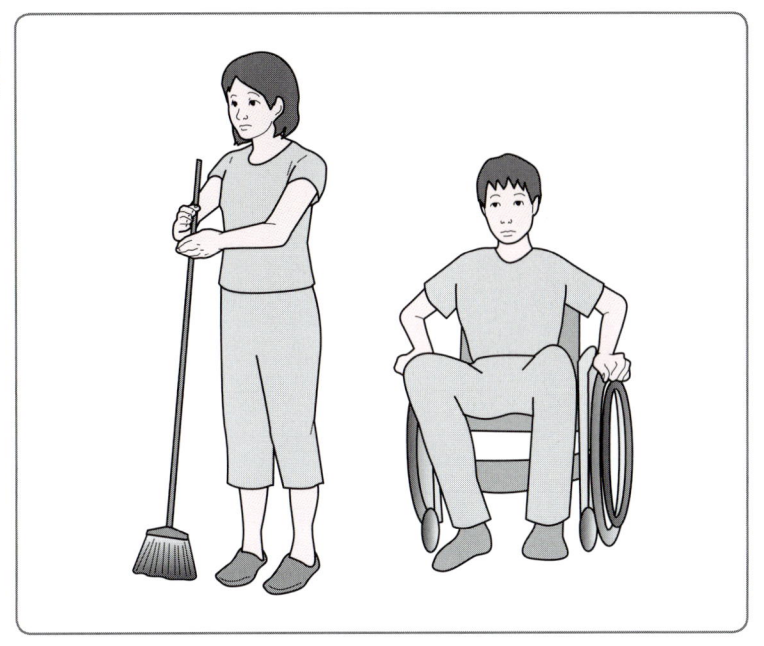

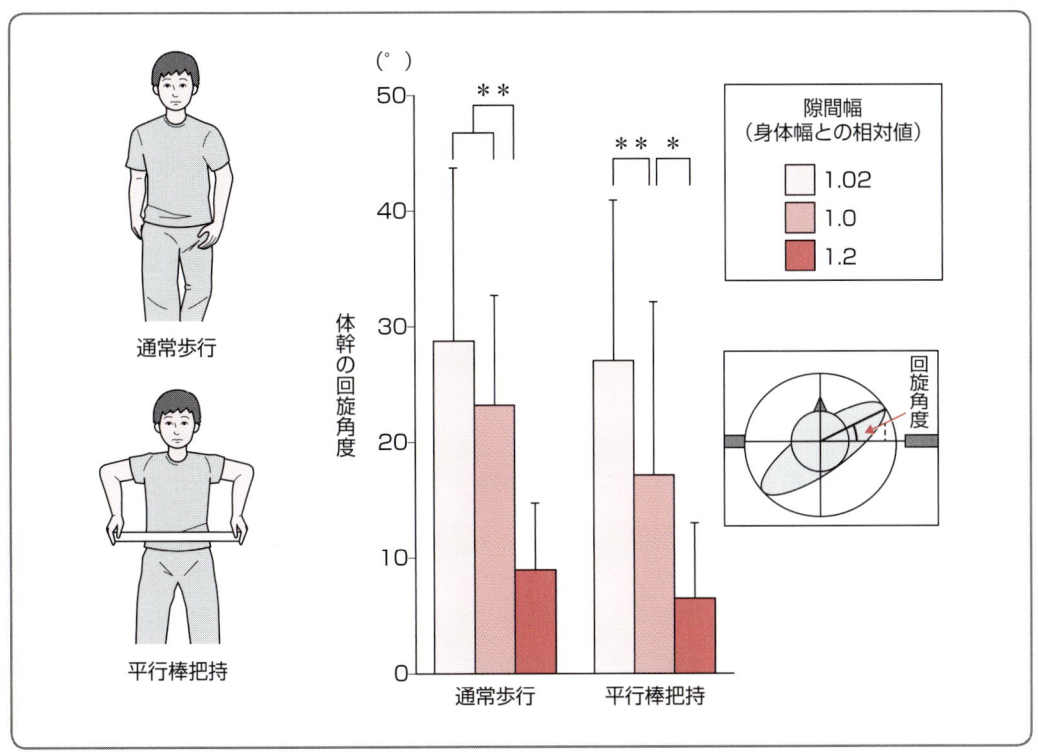

図5 手に平行棒を持って隙間を通過する際の体幹の回旋角度
棒グラフは隙間の大きさ（体幹の回旋なしに通過できるスペースの何倍か）に対応している．平行棒を持った場合にも，平行棒と空間の大きさの相対関係に応じて適切に体幹の回旋角度が調整されている．＊は5％レベルの有意差，＊＊は1％レベルの有意差．
オリジナル：「Higuchi T, Cinelli ME, Greig MA, et al：Locomotion through apertures when wider space for locomotion is necessary：adaptation to artificially altered bodily states. Exp Brain Res. 175(1)：54, 2006」
「樋口貴広：身体運動に利用される視覚情報，運動支援の心理学，p52，三輪書店，東京，2013」より引用

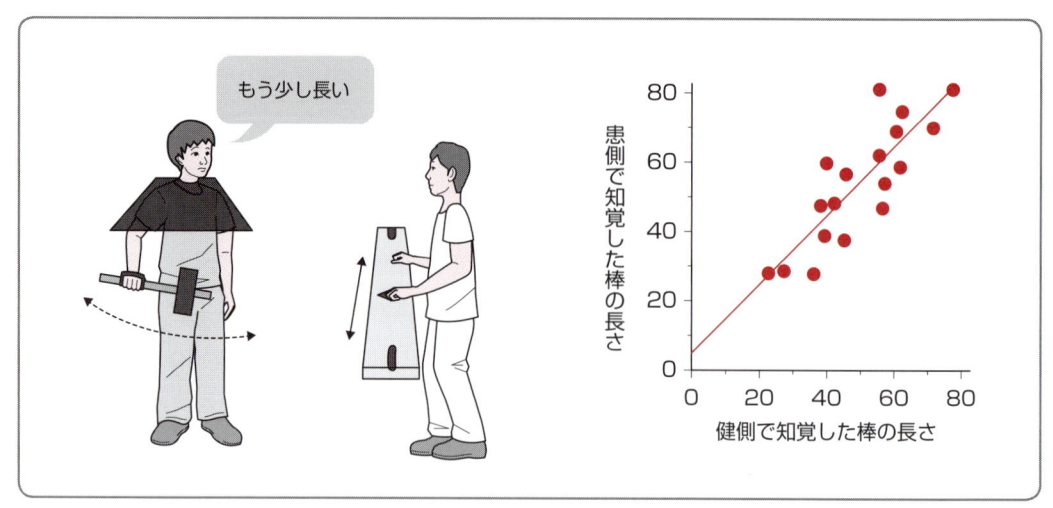

図6 脳卒中片麻痺患者のダイナミックタッチ
首から下を見えないようにし，棒を振ってもらった．患側肢の場合，棒を手で握るのではなく，手に固定させることで棒を振った．対象者は感じた棒の長さを口頭にて実験者に伝え，実験者の手元にある装置で長さを表現した．その結果，患側においても健側とほぼ同様の精度で棒の長さを知覚できた．
「Silva PL, Harrison S, Kinsella-Shaw J, et al：Lessons for Dynamic Touch From a Case of Stroke-Induced Motor Impairment. Ecol Psychol. 21（4）：294, 2009」より引用，著者訳

> **Advice** 健常者が荷物を持って歩行する場合のように，熟練した移動様式の中での道具（物体）の身体化は，非常に迅速で柔軟な特性を持つ．これに対して，初めて手動車椅子を利用する場合のように，行動様式そのものが大きく変わるような身体化については，長期の習熟プロセスを経る必要がある．脳卒中患者のように，移動様式が歩行から変わっていなくても，身体状態が以前とは大きく異なる場合には，やはり道具（物体）の身体化に長期の習熟プロセスを要すると想定される．

　感覚障害や運動障害を抱えている脳卒中片麻痺患者であっても，患側肢に取りつけられた棒を身体化できるという事例研究もある[6]．この研究が対象としたのは，ダイナミックタッチという能動的触知覚である．ダイナミックタッチの典型的研究では，手に細長い棒を持ってもらい，それを振ってもらう．すると，たとえ目隠ししていても，振ることで得られる感触により，その長さがおよそ正確に知覚できる．

　通常，棒を振ることで得られるダイナミックタッチには，手首を軸とする運動が重要な役割を果たす．脳卒中片麻痺患者の中には，手首を軸として器用に棒を振ることができないケースも珍しくない．しかし，ある片麻痺患者は，患側で棒を振ったときに知覚された棒の長さは，健側で棒を振ったときに知覚された棒の長さとほとんど変わらなかった（図6）[6]．この対象者は，主として肩関節を軸とした運動により棒を振っていた．つまり，麻痺側で実現可能な動作を駆使することにより，ほぼ正確に棒の長さを知覚できた．以上の

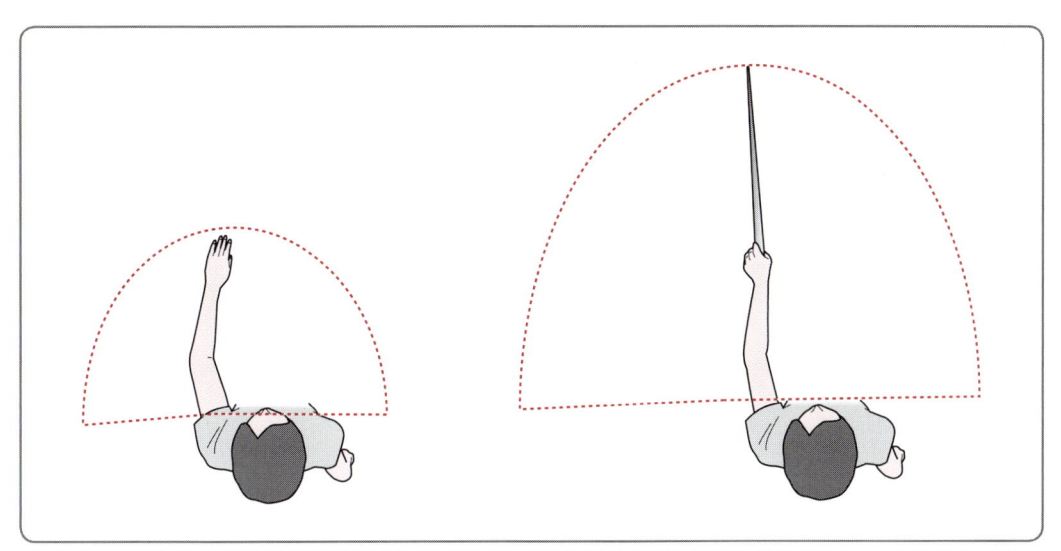

図7　脳は身体図式を利用して，手の届く空間（近位空間）を表象している
手に棒を持つことで，手の届く空間が拡大すれば，近位空間の表象もアップデートされる．

ことから，身体図式が物体や道具を身体化するときの情報は，決して特定の情報に限られるわけではないことがわかる．身体図式は，その状況で得られる情報を有効利用して，物体や道具を身体化できる．

身体図式を利用した"近位空間"の表現

　身体図式は，身体の表象だけでなく，身体近傍の空間の表象にも寄与している．目の前に広がる空間は，主観的には単一の存在である．しかし脳では，"手の届く空間"のように，身の回りの空間（近位空間，peripersonal space）が，それ以外の空間（遠位空間，extra personal space）と独立して表象されている（図7）．この事実は，半側空間無視の症状が，手の届く範囲に呈示された視対象だけに顕著な患者や，逆に身体から遠い空間でのみ顕著な患者の存在により，明らかになった．

　身体図式は，身体を正確に表象することで，"手の届く空間"の範囲を正確に把握できる．手に棒を持つことで手の届く距離が延長すると，近位空間の表象もそれに応じて変化する．近位空間とは，いわば"行為空間"である．四肢を使ってアクティブに作用する身体近傍の空間は，特別な場所として脳内で表象されている．身体図式は，空間の表象にも関与することで，行為を支えている．

　一部の高齢者は，手の届く空間が正確に表象されていないという指摘がある．上肢のリーチ距離がどの程度かを判断させると，若齢者が実際のリーチ距離よりも保守的な判断をするのに対して，高齢者は実際のリーチ距離よりも遠くまで届くと判断してしまう[7]（図8）．また，走り高跳びで使うようなバーを見せて，接触せずにまたぐことができる最大

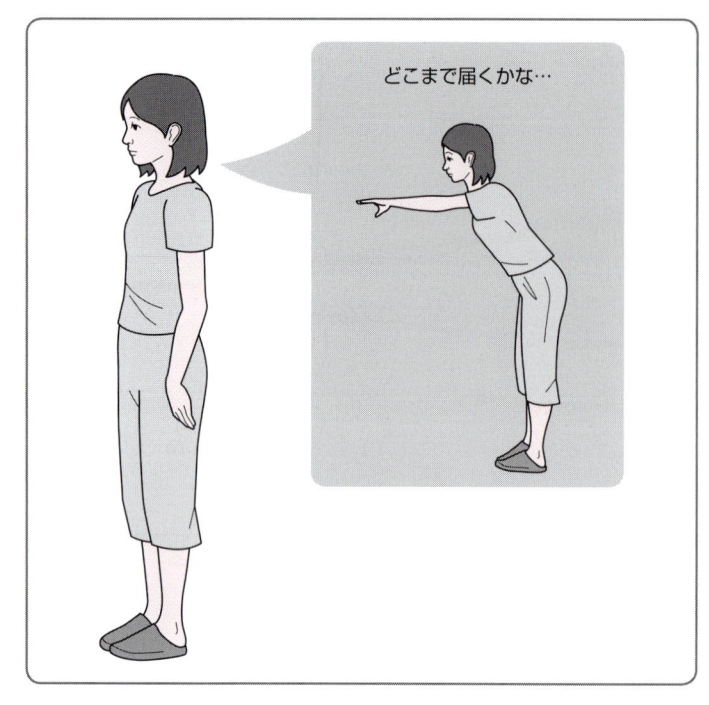

図8 手の届く距離（functional reach）の判断
高齢者は若齢者に比べて過大評価傾向にある．こうした過大評価は，本来は自分ができない行為を実行しようとして，転倒などのきっかけになる可能性もある．

限の高さを判断させると，本当は加齢に伴いその高さは徐々に低くなるにもかかわらず，若齢者と同じ高さを飛べると判断してしまう高齢者が少なくない[8]．特に日常での外出頻度が少ない高齢者ほど，その傾向が顕著という．高齢者の転倒予防を考えるうえで，運動機能や感覚機能だけに着目するのではなく，身体図式に基づく空間知覚の問題に着目することも有益であろう．

Further Reading

樋口貴広，森岡 周：身体運動学―知覚・認知からのメッセージ，三輪書店，2008
▶ 身体図式，身体感覚，道具の身体化に関する研究事例が網羅的に紹介されている．
樋口貴広：運動支援の心理学―知覚・認知を活かす，三輪書店，2013
▶ 身体感覚，行為を支える空間知覚に関するさまざまな研究について紹介している．

▶若手理学療法士へひとこと◀

多様な身体情報を束ねる脳の働きに着目しよう．たとえ指先の感覚ひとつをとっても，その感覚は多様な情報が身体図式において統合された結果として生起する．身体機能や行動の障害に対して，直接関連する身体部位だけに着目するのではなく，身体図式に統合された全身の身体情報が，その障害に関連しうるという可能性にも目を向けよう．

●文献

1) 鶴谷奈津子,小早川睦貴:身体図式の障害.Brain Nerve. 66(4):351-361, 2014
2) Lackner JR:Some proprioceptive influences on the perceptual representation of body shape and orientation. Brain. 111(Pt 2):281-297, 1988
3) Garry MI, Loftus A, Summers JJ:Mirror, mirror on the wall:viewing a mirror reflection of unilateral hand movements facilitates ipsilateral M1 excitability. Exp Brain Res. 163(1):118-122, 2005
4) Higuchi T, Cinelli ME, Greig MA, et al:Locomotion through apertures when wider space for locomotion is necessary:adaptation to artificially altered bodily states. Exp Brain Res. 175(1):50-59, 2006
5) 樋口貴広:身体運動に利用される視覚情報,運動支援の心理学,pp32-58,三輪書店,東京,2013
6) Silva PL, Harrison S, Kinsella-Shaw J, et al:Lessons for Dynamic Touch From a Case of Stroke-Induced Motor Impairment. Ecol Psychol. 21(4):291-307, 2009
7) Robinovitch SN, Cronin T:Perception of postural limits in elderly nursing home and day care participants. J Gerontol A Biol Sci Med Sci. 54(3):B124-131, 1999
8) Sakurai R, Fujiwara Y, Ishihara M, et al:Age-related self-overestimation of step-over ability in healthy older adults and its relationship to fall risk. BMC Geriatr. 13:44(9pages), 2013

4 感覚入力と脳の可塑性
―一次体性感覚野は運動学習に必要か？―

大西秀明

> 体性感覚刺激直後に一次運動野の興奮性が瞬間的に変動する．さらに，体性感覚刺激を反復することによって，一次運動野の興奮性が一定時間変動した状態が継続する．また，新しい運動を学習する際には，一次体性感覚野の活動が重要である．

体性感覚に関連する大脳皮質領域はどこか？

●一次体性感覚野

　大脳皮質の一次体性感覚野は中心溝の直下から後壁を形成している（図1）[1]．ブロードマンの3野，1野，2野の3領域が一次体性感覚野にあたる．3野はさらに3a野と3b野に分けることができ，それぞれ入力される体性感覚の種類が異なる（図2）[1]．
・3a野は中心溝の深層に位置し，深部感覚の求心性情報が入る．
・3b野は中心溝の後壁に位置しており，表在感覚の求心性情報が入る．
・1野と2野は3野の後方に位置しており，それぞれ表在感覚と深部感覚の両方の求心性情報が入るが，1野は主に表在感覚情報が入力し，2野は主に深部感覚情報が入力する．

　中心溝の前壁を形成するのは一次運動野（ブロードマンの4野）であり，一次体性感覚野とも密接な関係にある．しかし，3野と4野との直接的な連結は粗であり，2野と4野は強い線維連絡がある．

●頭頂連合野

　1野の後方に5野および7野が位置しており（図1）[1]，体性感覚情報処理の役割を担っている．ヒトの場合5野および7野を合わせて上頭頂小葉といい，また，7野のみ，または5野と7野を合わせて後頭頂皮質（posterior parietal cortex：PPC）ともいう．一次体性感覚野の3野は体部位局在が著明であるが，1野や2野では体部位局在が不明瞭になり，5野・7野はさらに不明瞭である．5野・7野は一次体性感覚野からの情報が伝わり感覚情報を統合している．手関節部で正中神経を刺激すると，20 ms程度で3野の活動が認められ，100 ms程度でPPCの活動が認められる[2]．

　PPCはさまざまな感覚情報と運動出力との関連にも重要な役割を果たす．例えば，視覚情報を手がかりとして運動を行う際，網膜で感知された視覚情報は，一次視覚野，二次視覚野からPPCを経由して，運動前野に情報を伝えられ，運動前野から一次運動野に情報が伝わる．選択反応課題の反復練習を行った研究では，反復練習により，反応時間が速

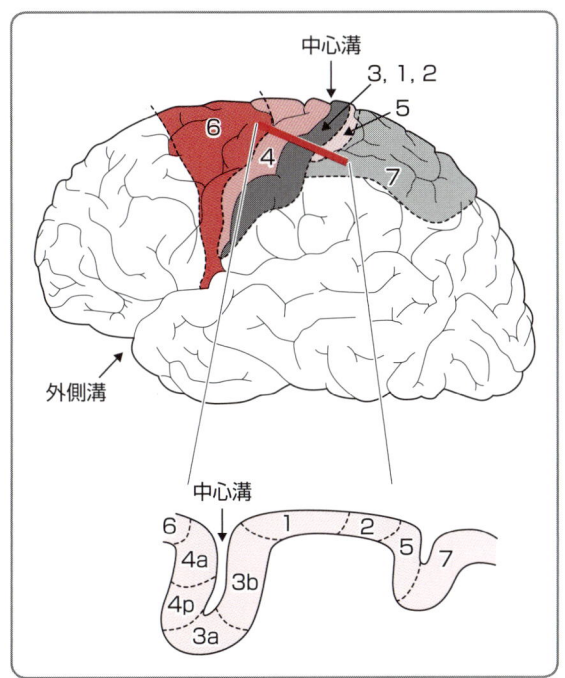

図1　大脳半球外側面とブロードマンの脳地図
一次体性感覚野（3野，1野，2野）は中心溝の後方に位置している．3a野は中心溝の深層に位置し，3b野は中心溝の後壁を形成している．3野の後方に1野，2野が続き，さらにその後方に高次体性感覚野の5野，7野が位置している．
一次運動野（4野）は中心溝の前壁を形成している．4野は4a野と4p野に分かれており，4p野が深層に位置している．
「大西秀明：神経の構造と機能，運動療法学 第2版，市橋則明（編），p97，文光堂，東京，2014」より引用

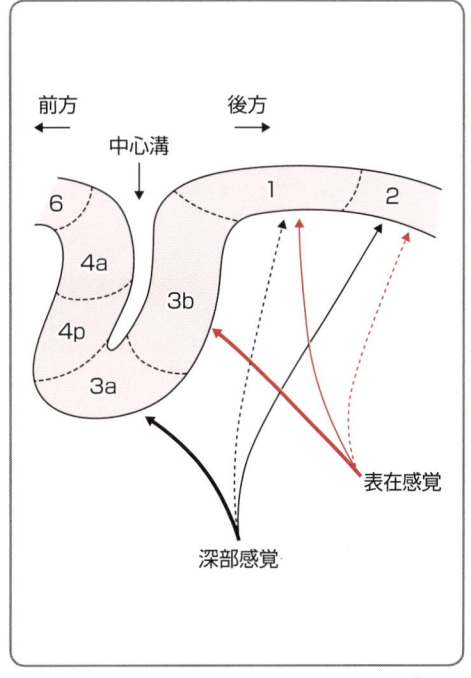

図2　一次体性感覚野と表在感覚および深部感覚の入力関係
「大西秀明：神経の構造と機能，運動療法学 第2版，市橋則明（編），p100，文光堂，東京，2014」より引用

くなるとともに，PPCにおける情報処理速度が速くなる[3]．さらに，刺激の識別にも重要な役割を果たすと考えられており，頻回刺激と逸脱刺激を用いた実験において，頻回刺激と逸脱刺激の空間的位置関係が遠いほどPPCの活動が大きくなることが報告されている[4]．

● 二次体性感覚野

　二次体性感覚野は外側溝の内側で頭頂弁蓋の上部に位置しており（図3）[5]，ブロードマンの43野にあたる．痛覚刺激時などに強く活動することから，痛覚刺激の中枢であると考えられていたこともあったが，単純な触覚刺激や[6]，他動運動刺激[7]，末梢神経刺激など[8]，さまざまな体性感覚入力に反応することが明らかになっている．その役割はまだ明確でないが，高次体性感覚野と同様，手関節付近で末梢神経を刺激した後100ms程度で活動する．また，二次体性感覚野は両側性に活動し，刺激と同側半球の活動は刺激と対側半球の活動よりやや遅くて小さい[8]．

　二次体性感覚野は視床だけでなく，同側一次体性感覚野，対側一次体性感覚野，対側二

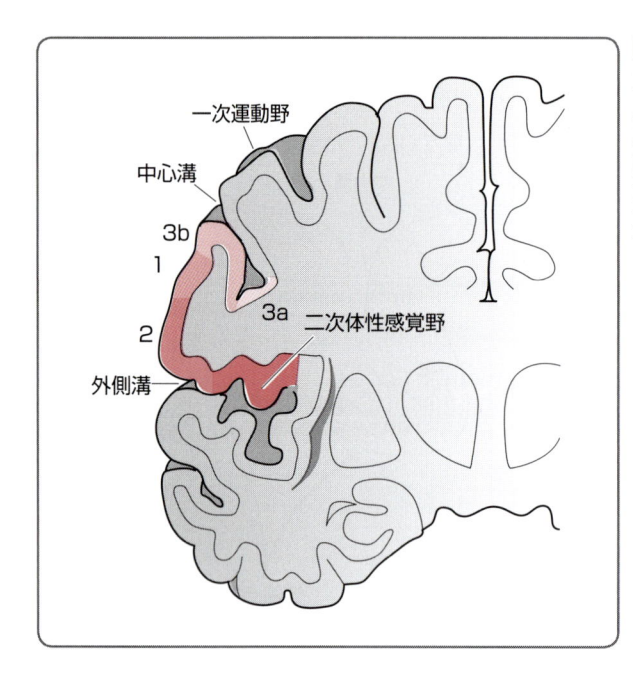

図3 二次体性感覚野
二次体性感覚野は外側溝の内側で，頭頂弁蓋の上部に位置している．ブロードマンの43野にあたる．
「Gardner EP, Johnson KO：Touch, Principles of Neural Science 5th Ed., Kandel ER, Schwartz JH, Jessell TM, et al（eds.），p512, McGraw-Hill, New York, 2013」より引用，著者訳

次体性感覚野からも入力を受ける．また，二次体性感覚野は隣接する島や7野，対側二次体性感覚野のほか，運動野や運動前野にも投射する．

● **一次運動野**

　一次運動野は中心溝の前壁を形成しておりブロードマンの4野である．運動指令の最終的な出力部であるが，体性感覚求心性入力によっても活動することが知られている．古くから数多くの研究報告があるが[9~11]，近年，ヒトを対象とした脳イメージング手法によっても明らかにされている[7,12~14]．4野は4a野と4p野に分かれており（図2），随意運動時や他動運動時には4a野も4p野も活動し，複雑な表在感覚刺激時にも4a野が活動することが報告されている[12]．表1はTerumitsuら[12]の研究結果をまとめたものであり，12人の被験者に対して，随意運動，他動運動，単純触覚刺激，複雑触覚刺激時における一次運動野および一次体性感覚野の活動をfMRIで計測した結果を示している．随意運動時には，4a野，4p野，3a野，3b野，1野，2野のすべてにおいて活動が認められている．一次体性感覚野（3a野，3b野，1野，2野）の活動は運動に伴う表在感覚や深部感覚からの求心性入力によると考えられる．一方，他動運動時においても，運動出力がないにもかかわらず4a野および4p野ともに活動が認められている．さらに，興味深いことに，単純な触覚刺激時には，4a野，4p野，3a野は活動しないが，複雑な触覚刺激時には4a野が活動する．

　fMRIを用いた実験では皮質活動の部位を詳細に同定できるが，活動の経時的変化を明らかにすることができない．一方，脳波や脳磁図などは時間分解能に優れており，皮質活動の経時的変化を観察することができる．他動運動を行った際には，他動運動開始後50ms以内に4野の活動が認められ，80ms程度で補足運動野やPPCが活動し，その後，

表1 随意運動時および体性感覚刺激時の一次運動野および一次体性感覚野の活動

皮質領野	随意運動	他動運動	単純触覚刺激	複雑触覚刺激
4a	12/12	12/12	0/12	11/12
4p	12/12	10/12	0/12	0/12
3a	10/12	11/12	1/12	1/12
3b	11/12	12/12	8/12	8/12
1&2	8/12	12/12	9/12	12/12

(人)

12名の健常者を対象に，随意運動，他動運動，単純触覚刺激，複雑触覚刺激により活動が誘発された皮質部位をfMRIを用いて計測した結果を示している．12名の被験者のうち各皮質領域の活動が認められた人数で示している．
「Terumitsu M, Ikeda K, Kwee IL, et al：Participation of primary motor cortex area 4a in complex sensory processing：3.0-T fMRI study. Neuroreport. 20(7)：680, 2009」より作表

130ms程度で両側の二次体性感覚野の活動が認められる[7]．

神経の可塑的変化とは？

　神経を一定頻度で刺激すると可塑的な変化が起こる．神経細胞の数は増えないが，シナプスの構造的・機能的変化を引き起こす．特に，樹状突起上に存在しているシナプス棘（スパイン）の数や形が変化し，シナプス伝達効率が変わる．スパインに反復した刺激を行うことにより，スパインが大きくなる（小さくなる），スパインにあるAMPA受容体の数が増える（減る），スパインの数が増える（減る）などの形態的変化を起こし，シナプス伝達効率が変化する．この形態的変化は学習などに寄与している．

●シナプス長期増強（long-term potentiation：LTP）とは？

　シナプスを高頻度で刺激すると，その後興奮性シナプス後電位（EPSP）は数時間以上増大する．この現象をLTPという．LTPはグルタミン酸を伝達物質とする興奮性シナプスで起こり，シナプス前終末部でのグルタミン酸放出量の増大と，スパイン上にあるシナプス後膜のAMPA受容体（グルタミン酸受容体）の増大による．このLTPにはグルタミン酸受容体であるNMDAが重要な役割を果たしており，NMDA受容体の活動を阻害することによりLTPは起こらなくなる．

　スパイン上にはNMDA受容体とAMPA受容体が存在するが，シナプス前細胞の単発刺激では，シナプス間隙に放出されたグルタミン酸によってAMPA受容体が活性化される．このとき，NMDA受容体にもグルタミン酸が結合するが，Mg^{2+}によってNa^+やCa^{2+}の流入が防がれている（図4a）[1]．刺激が高頻度になり，スパインのEPSPがある程度大きくなるとMg^{2+}がNMDA受容体から分離する（図4b）[1]．Mg^{2+}がNMDA受容体から分離することにより，NMDA受容体を通ってNa^+だけでなくCa^{2+}がスパイン内に流入してくる（図4b）[1]．このスパイン内に流入してきたCa^{2+}がAMPA受容体をスパイン先端のシ

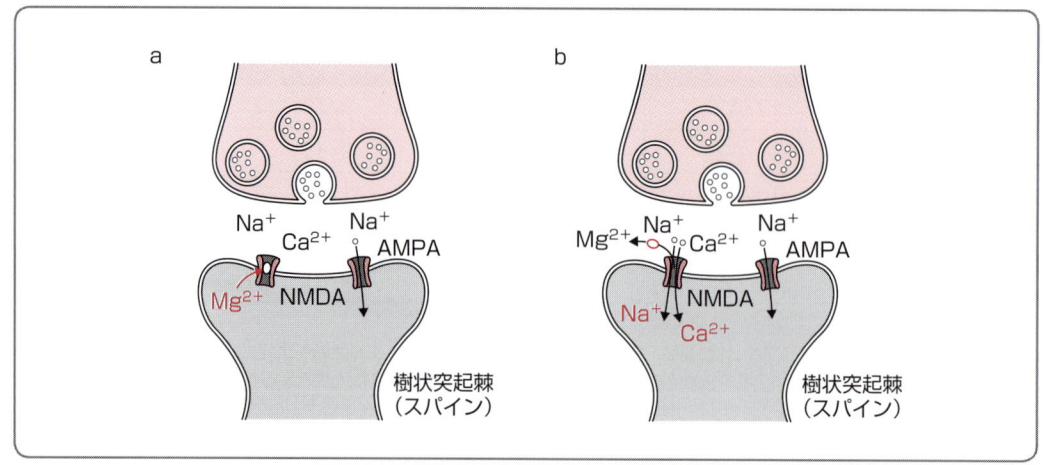

図4　樹状突起（スパイン）にある NMDA 受容体と AMPA 受容体の役割
a：NMDA に Mg^{2+} が結合しており，Na^+ や Ca^{2+} が通過できない．
b：シナプス後膜の電位がある程度大きくなると，Mg^{2+} が NMDA 受容体から遊離する．Mg^{2+} が遊離されると，Na^+ と Ca^{2+} の流入が開始する．
「大西秀明：神経の構造と機能．運動療法学 第2版，市橋則明（編），p94，文光堂，東京，2014」より一部改変して引用

ナプス後膜に移動させる．また，シナプス前神経の終末部におけるグルタミン酸の放出にもシナプス後膜の NMDA 受容体の活動がトリガーになっていると考えられている．この他，LTP には，スパインの大きさの変化や新しいスパインの成長も関与している．

● シナプス長期抑制（long-term depression：LTD）とは？

　LTP とは逆にシナプスを低頻度で刺激するとシナプスの伝達効率が減弱し，EPSP が長期にわたり小さくなる．この現象を LTD という．LTD はスパイン上のシナプス後膜において AMPA 受容体の数が減少することが関与している．AMPA 受容体の減少には，LTP と同様に NMDA 受容体の活性化による Ca^{2+} 流入が影響しているが，LTP と LTD を引き起こす NMDA 受容体は異なったサブタイプであるといわれている．

感覚入力によって一次運動野の興奮性は変化するのか？

　一次運動野の興奮性を評価する手法の一つとして，経頭蓋磁気刺激（transcranial magnetic stimulation：TMS）によって誘発される運動誘発電位（motor evoked potential：MEP）がある．一次運動野の興奮性が増大していると MEP 振幅値が大きくなり，興奮性が低下していると MEP 振幅値が小さくなる．そのため，この MEP を利用することによって一次運動野の興奮性の程度を評価することができる．

● 末梢神経を刺激することによって一次運動野の興奮性は変動するのか？

　末梢神経を刺激した後20〜40msで一次運動野の興奮性が一時的に減少する．この現象を short latency afferent inhibition（SAI）という[15]．また，刺激後50〜100msで一次運動

野の興奮性が一時的に増大し，afferent facilitation（AF）という[16,17]．このように末梢神経刺激直後に一次運動野の興奮性が増減することは数多くの報告で証明されている．

● 一定時間末梢神経を刺激すると一次運動野の興奮性はどのように変動するのか？

末梢神経を電気刺激した直後に一次運動野の興奮性が変動することは先述のとおりであるが，一定時間電気刺激を行った後，比較的長時間にわたって一次運動野の興奮性が変動することも報告されている．しかし，電気刺激の刺激強度，刺激周波数，刺激継続時間，刺激と休息の組み合わせ（duty cycle）などがその後の皮質脊髄路興奮性の変化に大きく影響する．そのため，電気刺激によって一次運動野の興奮性が増大するとの報告と，変化がないとの報告，減弱するとの報告などさまざまであり，まだ議論の余地がある．

しかしながら，運動閾値上の刺激強度で，連続刺激ではなく刺激と休息を繰り返すduty cycleを設定して20分以上の刺激を行った場合は一次運動野の興奮性が増大し[18〜23]，周波数にかかわらず運動閾値下の刺激強度では一次運動野の興奮性が減弱するとの報告が多い[20,24,25]．また，末梢神経電気刺激は一次運動野の興奮性を増大させるだけでなく，運動練習の学習効果を促すことも報告されている[26]．

● 他動運動を繰り返すことによって一次運動野の興奮性は変動するのか？

他動運動により一次運動野が活動することは先述のとおりであるが，他動運動を繰り返すことによって一次運動野の興奮性が変動する．例えば，他動運動を1時間繰り返すことにより一次運動野の興奮性が1時間以上増大する[27]．一方，10分間の他動運動により一次運動野の興奮性が一時的に減弱し，10分後には元にもどる[28]．また，他動運動中も一次運動野の興奮性が変動し，他動運動による筋伸張過程では一次運動野の興奮性が減弱し，筋短縮過程では一次運動野の興奮性が増大する[29]．

脳損傷後の動作パフォーマンス向上は何に起因しているのか？

● 脳内で新たなネットワークが構築されるか？

Nudoら[30〜35]は，リスザルを対象にして，一次運動野を人工的に損傷させた後の脳組織の再編成をていねいに検証している．一次運動野損傷前は，一次運動野と一次体性感覚野，一次運動野と腹側運動前野との間に強いネットワークがあるが，腹側運動前野と1野・2野のネットワークは認められない．しかし，一次運動野を損傷させた後，腹側運動前野と1野・2野とのネットワークが認められる（図5）[31,33]．このことは，脳損傷後に大脳皮質で領域間のネットワークが再構築されることを示している．

● 一次運動野の体部位局在は再構築されるか？

一次運動野の手指領域を部分的に損傷させた後，自然治癒のみの場合と理学療法を行った場合の一次運動野の体部位局在の変化を調べた実験によると[32]，手指領域の部分損傷後，自然回復の場合は残存している本来の手指領域は小さくなり，肩や肘の領域が大きくなる．しかし，麻痺手指を動かさないといけない状況を作り強制的に運動を実施させると，

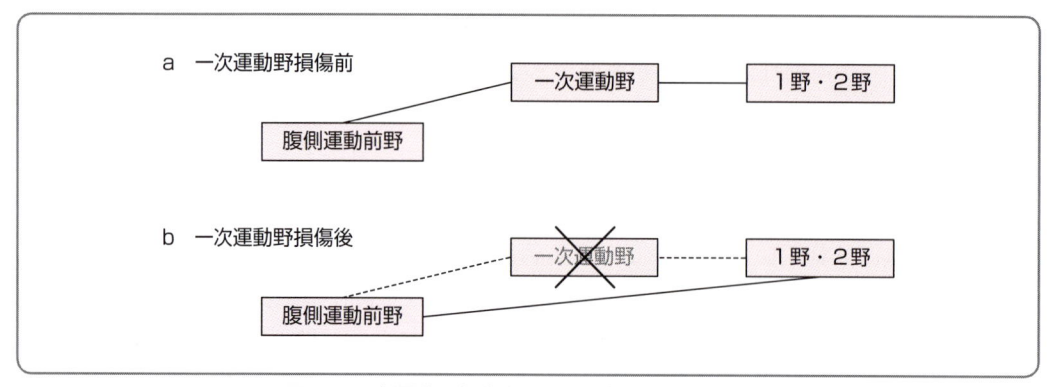

```
a  一次運動野損傷前
            ┌─────────┐    ┌─────────┐
            │ 一次運動野 │────│ 1野・2野 │
   ┌─────────┐     └─────────┘    └─────────┘
   │ 腹側運動前野 │─────┘
   └─────────┘

b  一次運動野損傷後
            ┌─────────┐    ┌─────────┐
            │ 一次運動野×│----│ 1野・2野 │
   ┌─────────┐              └─────────┘
   │ 腹側運動前野 │──────────────────┘
   └─────────┘
```

図5 一次運動野損傷前後の皮質間ネットワーク
一次運動野損傷後5ヵ月経過時には腹側運動前野と一次運動野の連結がなくなり，腹側運動前野と1野・2野との新たな連結が構築される．

手指領域が大きくなり，肩や肘の領域は大きくならない[32,35]．この結果は適切な運動を行うことにより，一次運動野において機能局在の再構築がみられることを示している．

● 再構築された体部位局在に応じて運動機能も改善するか？

Nudoら[30]は麻痺肢を練習する際，リスザルが非麻痺側の手を使わないように非麻痺側を固定するためのジャケットを装着させ，麻痺側のみで餌をとるようにして練習を行っている．一次運動野を損傷させた後，1個の餌をとる際の指の屈曲回数を数えると，自然回復の状態では4.3回から7.14回であったのが，強制的に手指の運動を行わせると1.64回に減少したと報告している（損傷前は2.44回である）．この結果は強制的に手指運動を行うことにより，指をうまく使えるようになったことを示しており，一次運動野の再組織化に伴い運動機能面でも改善が認められることを意味している．

上記のように適切な運動を行うことによって，大脳皮質レベルでの再組織化が認められ，運動機能も向上することが実験的に証明されている．また，大脳皮質の神経細胞レベルにおいても，スパイン密度の増加，シナプス有孔数の増加や複合シナプスボタンの増加が認められることが報告されている[34]．これらの報告は，運動を行うことが一次運動野の可塑的変化を誘導するために非常に重要であることを示唆しているが，運動をしようとする出力が大切なのか，運動により引き起こされる感覚入力が必要なのかは明確でない．

● 運動学習に一次体性感覚野の活動は必要か？

Asanumaら[36〜40]は一連の研究を通して一次体性感覚の活動が運動学習に必要であることを証明している．一次体性感覚野（2野）を微細電極で刺激すると一次運動野からEPSPが記録される．さらに，一次体性感覚野を高頻度で刺激すると，一次運動野から記録されるEPSPが増大する（LTPが認められる）．一方，視床のVL核を刺激した際にも一次運動野からEPSPが記録されるが，VL核のみを高頻度で刺激しても一次運動野でLTPは認められない．しかし，一次体性感覚野と視床VL核を同時に高頻度で刺激すると，その後，視床VL核を刺激した際にLTPが認められるようになる．Asanumaらはこれらの事象を

確認した後,一次体性感覚野を切除すると,新しい運動の学習が遅延することと,学習されている運動の遂行は阻害されないことを確認し,一次体性感覚野から一次運動野への入力および一次運動野でのLTPが新しく運動を習得する際に重要であると結論づけている.運動学習には小脳や基底核をはじめとするさまざまな神経系のネットワークが関与しているが,一次体性感覚野の活動も運動学習に重要な要因の一つであるといえる.

● 文献

1) 大西秀明:神経の構造と機能,運動療法学 第2版,市橋則明(編),pp90-104,文光堂,東京,2014

2) Forss N, Hari R, Salmelin R, et al:Activation of the human posterior parietal cortex by median nerve stimulation. Exp Brain Res. 99(2):309-315, 1994

3) Sugawara K, Onishi H, Yamashiro K, et al:Repeated practice of a Go/NoGo visuomotor task induces neuroplastic change in the human posterior parietal cortex:an MEG study. Exp Brain Res. 226(4):495-502, 2013

4) Yamashiro K, Sato D, Onishi H, et al:Effect of Changes in Stimulus Site on Activation of the Posterior Parietal Cortex. Brain Topogr. 28(2):261-268, 2014

5) Gardner EP, Johnson KO:Touch, Principles of Neural Science 5th Ed., Kandel ER, Schwartz JH, Jessell TM, et al(eds.), pp498-529, McGraw-Hill, New York, 2013

6) Onishi H, Oyama M, Soma T, et al:Neuromagnetic activation of primary and secondary somatosensory cortex following tactile-on and tactile-off stimulation. Clin Neurophysiol. 121(4):588-593, 2010

7) Onishi H, Sugawara K, Yamashiro K, et al:Neuromagnetic activation following active and passive finger movements. Brain Behav. 3(2):178-192, 2013

8) Hari R, Forss N:Magnetoencephalography in the study of human somatosensory cortical processing. Philos Trans R Soc Lond B Biol Sci. 354(1387):1145-1154, 1999

9) Goldring S, Ratcheson R:Human motor cortex:sensory input data from single neuron recordings. Science. 175(4029):1493-1495, 1972

10) Cooper R, Crow HJ, Papakostopoulos D:Response of the motor cortex to sensory input in man. J Physiol. 245(2):70P-72P, 1975

11) Papakostopoulos D, Cooper R, Crow HJ:Cortical potentials evoked by finger displacement in man. Nature. 252(5484):582-584, 1974

12) Terumitsu M, Ikeda K, Kwee IL, et al:Participation of primary motor cortex area 4a in complex sensory processing:3.0-T fMRI study. Neuroreport. 20(7):679-683, 2009

13) Reddy H, Floyer A, Donaghy M, et al:Altered cortical activation with finger movement after peripheral denervation:comparison of active and passive tasks. Exp Brain Res. 138(4):484-491, 2001

14) Onishi H, Oyama M, Soma T, et al:Muscle-afferent projection to the sensorimotor cortex after voluntary movement and motor-point stimulation:an MEG study. Clin Neurophysiol. 122(3):605-610, 2011

15) Tokimura H, Di Lazzaro V, Tokimura Y, et al:Short latency inhibition of human hand motor cortex by somatosensory input from the hand. J Physiol. 523(Pt 2):503-513, 2000

16) Kojima S, Onishi H, Sugawara K, et al:No relation between afferent facilitation induced

by digital nerve stimulation and the latency of cutaneomuscular reflexes and somatosensory evoked magnetic fields. Front Hum Neurosci. 8：1023, 2014

17) Komori T, Watson BV, Brown WF：Influence of peripheral afferents on cortical and spinal motoneuron excitability. Muscle Nerve. 15(1)：48-51, 1992

18) Ridding MC, Brouwer B, Miles TS, et al：Changes in muscle responses to stimulation of the motor cortex induced by peripheral nerve stimulation in human subjects. Exp Brain Res. 131(1)：135-143, 2000

19) Andrews RK, Schabrun SM, Ridding MC, et al：The effect of electrical stimulation on corticospinal excitability is dependent on application duration：a same subject pre-post test design. J Neuroeng Rehabil. 10：51, 2013

20) Chipchase LS, Schabrun SM, Hodges PW：Corticospinal excitability is dependent on the parameters of peripheral electric stimulation：a preliminary study. Arch Phys Med Rehabil. 92(9)：1423-1430, 2011

21) Golaszewski SM, Bergmann J, Christova M, et al：Modulation of motor cortex excitability by different levels of whole-hand afferent electrical stimulation. Clin Neurophysiol. 123(1)：193-199, 2012

22) Khaslavskaia S, Ladouceur M, Sinkjaer T：Increase in tibialis anterior motor cortex excitability following repetitive electrical stimulation of the common peroneal nerve. Exp Brain Res. 145(3)：309-315, 2002

23) Mang CS, Lagerquist O, Collins DF：Changes in corticospinal excitability evoked by common peroneal nerve stimulation depend on stimulation frequency. Exp Brain Res. 203(1)：11-20, 2010

24) Mima T, Oga T, Rothwell J, et al：Short-term high-frequency transcutaneous electrical nerve stimulation decreases human motor cortex excitability. Neurosci Lett. 355(1-2)：85-88, 2004

25) Murakami T, Sakuma K, Nomura T, et al：Short-interval intracortical inhibition is modulated by high-frequency peripheral mixed nerve stimulation. Neurosci Lett. 420(1)：72-75, 2007

26) McDonnell MN, Ridding MC：Afferent stimulation facilitates performance on a novel motor task. Exp Brain Res. 170(1)：109-115, 2006

27) Mace MJ, Levin O, Alaerts K, et al：Corticospinal facilitation following prolonged proprioceptive stimulation by means of passive wrist movement. J Clin Neurophysiol. 25(4)：202-209, 2008

28) Miyaguchi S, Onishi H, Kojima S, et al：Corticomotor excitability induced by anodal transcranial direct current stimulation with and without non-exhaustive movement. Brain Res. 1529(5)：83-91, 2013

29) Chye L, Nosaka K, Murray L, et al：Corticomotor excitability of wrist flexor and extensor muscles during active and passive movement. Hum Mov Sci. 29(4)：494-501, 2010

30) Barbay S, Plautz EJ, Friel KM, et al：Behavioral and neurophysiological effects of delayed training following a small ischemic infarct in primary motor cortex of squirrel monkeys. Exp Brain Res. 169(1)：106-116, 2006

31) Dancause N, Barbay S, Frost SB, et al：Extensive cortical rewiring after brain injury. J Neurosci. 25(44)：10167-10179, 2005

32) Nudo RJ：Remodeling of cortical motor representations after stroke：implications for re-

covery from brain damage. Mol Psychiatry. 2(3) : 188-191, 1997

33) Nudo RJ : Postinfarct cortical plasticity and behavioral recovery. Stroke. 38(2 Suppl) : 840-845, 2007

34) Nudo RJ, Plautz EJ, Frost SB : Role of adaptive plasticity in recovery of function after damage to motor cortex. Muscle Nerve. 24(8) : 1000-1019, 2001

35) Nudo RJ, Wise BM, SiFuentes F, et al : Neural substrates for the effects of rehabilitative training on motor recovery after ischemic infarct. Science. 272(5269) : 1791-1794, 1996

36) Iriki A, Pavlides C, Keller A, et al : Long-term potentiation in the motor cortex. Science. 245(4924) : 1385-1387, 1989

37) Keller A, Pavlides C, Asanuma H : Long-term potentiation in the cat somatosensory cortex. Neuroreport. 1(1) : 49-52, 1990

38) Iriki A, Pavlides C, Keller A, el al : Long-term potentiation of thalamic input to the motor cortex induced by coactivation of thalamocortical and corticocortical afferents. J Neurophysiol. 65(6) : 1435-1441, 1991

39) Pavlides C, Miyashita E, Asanuma H : Projection from the sensory to the motor cortex is important in learning motor skills in the monkey. J Neurophysiol. 70(2) : 733-741, 1993

40) Asanuma H, Pavlides C : Neurobiological basis of motor learning in mammals. Neuroreport. 8(4) : i-vi, 1997

5 異種感覚入力の統合により生じる運動感覚
―正確な運動を知覚するために必要な感覚は？―

柴田恵理子，金子文成

患者が自身で運動を実行する，あるいはイメージしなくとも，適当量の感覚刺激を付与することによって，目的とする運動の感覚を患者の脳内に誘導することができる．この運動感覚は，深部感覚や視覚など，異種の感覚種に対する刺激を組み合わせて与えることによって，より明瞭に知覚させることができる．さらに，それぞれの受容器に対する刺激量を調整することで，知覚する運動の特徴を意図的に操作できる．

はじめに

体性感覚のうち，運動に関する感覚を"運動感覚（kinesthesia）"という．運動感覚の誘導には，筋や腱，関節，そして皮膚などに存在するさまざまな感覚受容器からの入力信号，および運動指令に伴う中枢神経系の活動が寄与している[1,2]．例えば，肘を屈曲する場合，肘を曲げることで上腕二頭筋が短縮し，上腕三頭筋は伸張される．これに伴い，肘関節周囲筋の筋紡錘から求心性入力が生じる．一方，表在では上腕三頭筋側の皮膚が伸張され，上腕二頭筋側の皮膚が圧迫されることによって，皮膚に存在する感覚受容器から求心性入力が生じる．さらに中枢では，肘を曲げるという運動指令に伴い，遠心性コピーあるいは随伴放電と呼ばれる活動が生じている[3]．このように，さまざまな感覚受容器からの入力や，運動を実行しようとする際に発せられる運動指令が同時に生じているような状況下で，われわれは運動の感覚を知覚する．言い換えると，随意的に運動をしているときに生じる運動感覚は，これら複数の感覚種の情報が統合されたものであるといえる．

本項では，その中でも特に，四肢に存在する"異なる感覚受容器から生じる入力の統合"に焦点をあて，運動感覚について考える．なお本項では，生理学的意義から分類した感覚種を使用する（詳細はPART Ⅲ．1．p134を参照）．

他動的に誘導される運動感覚

これまで，運動感覚の生成機構に関する探索は，深部感覚や視覚といったさまざまな感覚種の入力によって，受動的に運動をしている感覚を知覚させる方法を利用して行われてきた．このように，安静にしているにもかかわらず，何らかの感覚入力によって，自らが運動しているように知覚することを「自己運動錯覚」という[4]．四肢の自己運動錯覚は，振

動刺激[5-7]や皮膚への伸張刺激[8-10]，視覚刺激[11-13]などによってもたらされ，現在までにも多岐にわたる報告がみられる（詳細はPART Ⅲ.1.p134を参照）.

振動刺激に伴って生じる（いわば人為的な）感覚入力によって，運動感覚が誘導できることは，約40年前に初めて報告された[5,14]．そして，微小神経電図という神経の発射活動を電気的に調べる手法によって，筋や腱に振動刺激を行った際には，主に刺激された筋の筋紡錘Ia群線維に発射活動が生じていることが明らかになった[6,15,16]．Ia群線維は，筋が伸張される速度への感受性が高い[17]．そのため，Ia群線維に発射活動が生じることで（たとえそれが振動刺激によって生じた感覚入力であったとしても），刺激した筋が伸張する方向への関節運動を知覚すると考えられている[6]．

四肢を見ている状態で刺激されているとき，あるいは刺激された筋が収縮しているときに振動刺激を与えると，刺激された筋には筋収縮が生じる[5]．この反応は，"緊張性振動反射（tonic vibration reflex：TVR）"と呼ばれている[18]．TVRが生じることにより，刺激された筋の拮抗筋は弛緩するため，従来，振動刺激は脳卒中片麻痺患者で生じる痙縮の抑制を目的としたアプローチとして用いられた[19,20]．ただし，その効果が持続する時間は30分程度であることが報告されており[21]，現在では振動刺激によって痙縮を抑制した直後に促通反復療法を併用する[22]といったように，運動麻痺の回復を目的としたアプローチとして応用されている．

これに対し，閉眼，かつ完全にリラックスした状態の筋へ振動刺激を与えると，関節運動を知覚し，刺激した筋の拮抗筋には興奮性の応答が生じる[23-25]．つまり，意識していないにもかかわらず拮抗筋に筋収縮が引き起こされるのである．これは，知覚した運動を実際に行う場合に収縮する筋にのみ生じる現象であり，関節運動を知覚しているときにしかみられない[23]．さらに，誘導された運動感覚の強度に応じて，引き起こされる筋活動量も変化する[23]．そして，知覚した運動に応じた筋活動が生じるという現象は，深部感覚のみならず，表在感覚や視覚によって運動感覚が誘導されている場合にも生じることがわかっている（図1）[26]．**この現象から，感覚入力によって他動的に運動感覚が誘導されるということと，現実に筋活動を生じるということが同時に起こるほど，感覚入力は運動出力系へ強く影響するということがわかる．**

メモ antagonist vibratory responseとは？

振動刺激によって関節運動を知覚している最中に，刺激した筋の拮抗筋の筋活動が増大する反応のことである[23-25]．antagonist vibratory response（AVR）[24]，あるいはinverted TVR[25]と呼ばれる．AVRは，運動感覚を知覚しているときにしか生じず，仮に刺激されている四肢を被験者が見てしまった場合，実際には関節運動が生じていないことを認識した途端に消失する反応である．なお，AVRが消失した場合，入れ替わりでTVRが出現することがわかっている[24]．

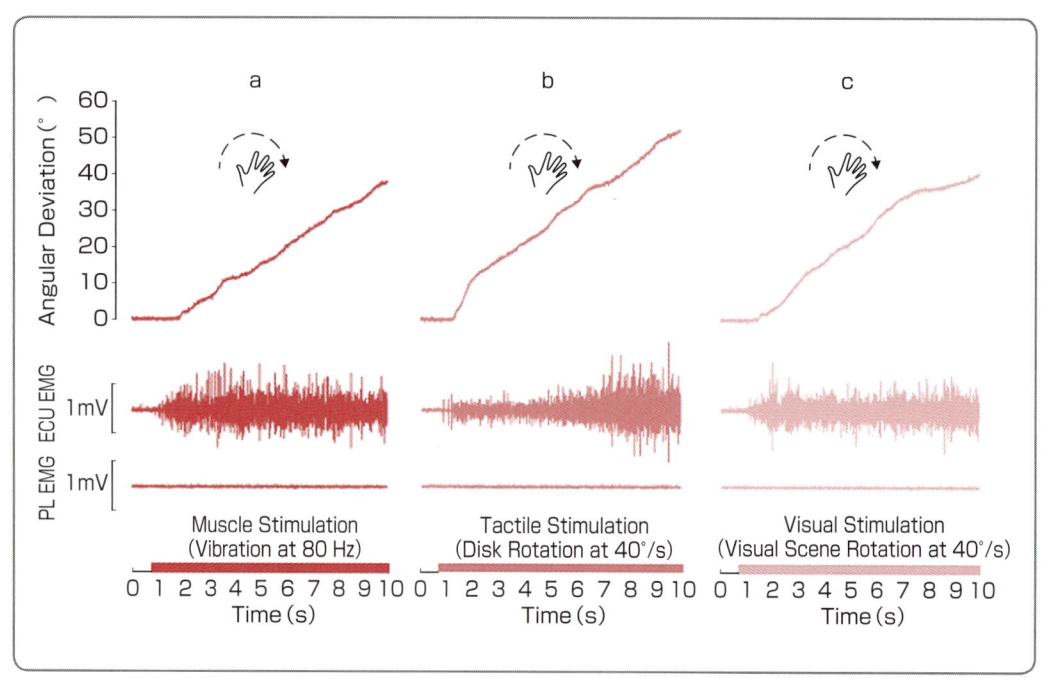

図1 運動感覚の誘起に伴って生じる筋活動

振動刺激（●），触覚刺激（●），視覚刺激（●）によって知覚した手関節尺屈運動角度（上段）と，その際に尺側手根伸筋（ECU）と長母指伸筋（PL）から記録した筋電図（下段）を示す．どの感覚入力によって運動感覚が誘導されたかにかかわらず，尺屈運動を知覚しているときには，尺屈筋であるECUの筋活動が増大する．一方，PLの筋活動は変化しない．

「Blanchard C, Roll R, Roll JP, et al：Differential contributions of vision, touch and muscle proprioception to the coding of hand movements. PLoS One. 8（4）：e62475, p5, 2013」より引用

感覚入力が統合されると運動感覚は変化するのか？

　例えば，動筋・拮抗筋のような拮抗関係にある筋において，同じタイミングで筋紡錘Ia群線維の発射活動が増加した場合，ヒトはどのような運動を感じるのだろうか．つまり，一見矛盾するような情報を持った感覚信号が同種の感覚受容器から同期して生じた場合，それらの感覚信号はどのようにして脳まで達し，運動として知覚されるのだろうか．ここではまず，単独の感覚種において，異なる運動感覚を誘導するような複数の感覚入力が同時に生じた場合，例えば，それぞれ単独では異なる方向への関節運動を知覚させるような感覚入力が生じた場合，結果としてどのような特徴（方向や速度）を持った運動を知覚するのかについて解説する．

　筋腱に対して振動刺激を行った場合，刺激によって生じた筋紡錘からの求心性入力は，主に後索─内側毛帯路を上行し，大脳皮質に投射される．後索─内側毛帯路では，延髄の後索核と視床の後外側腹側核でシナプスを介する[27]．そして，後外側腹側核からの線維は，一次体性感覚野を経て，二次体性感覚野および頭頂連合野に伝えられ，それらの感覚入力が統合されて運動感覚が生じる．この後索─内側毛帯路において筋紡錘からの求心性入力

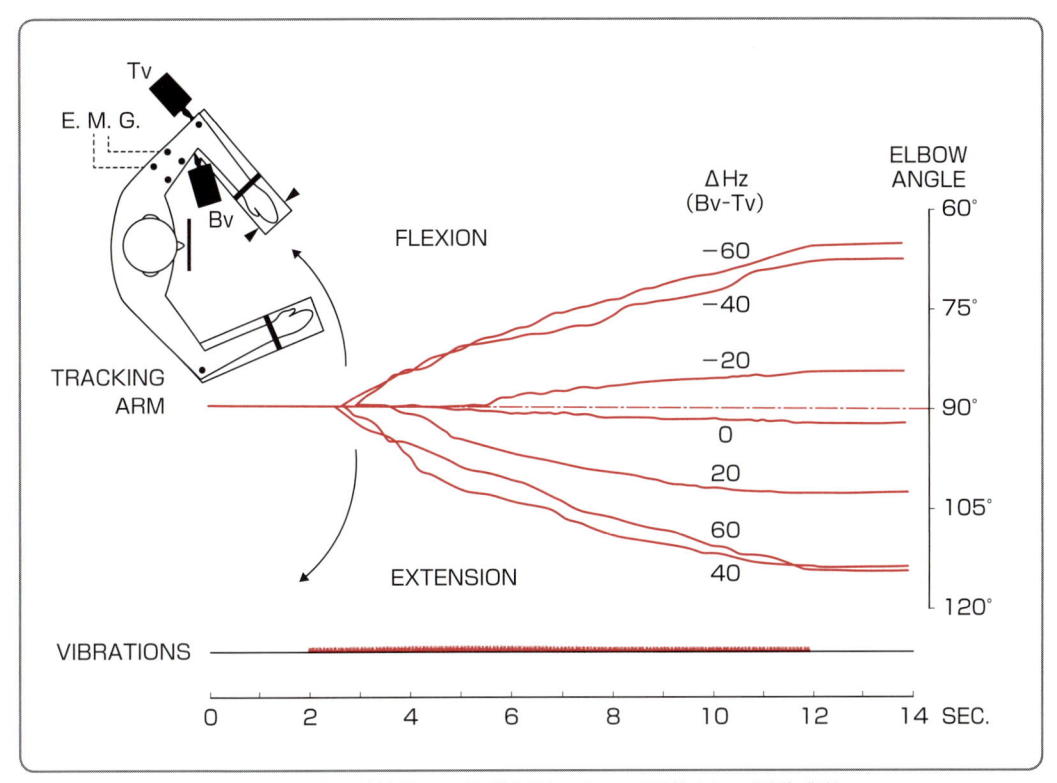

図2 動筋・拮抗筋への振動刺激によって誘導される運動感覚

左側の上腕二頭筋と上腕三頭筋へ同時に振動刺激を与えたときに知覚した運動を右側で再現したときの角度変化を示す．上腕二頭筋のほうが高い周波数で刺激されたときは肘関節の伸展運動を知覚し，上腕三頭筋のほうが高い周波数の場合は屈曲運動を知覚する．

「Gilhodes JC, Roll JP, Tardy-Gervet MF : Perceptual and motor effects of agonist-antagonist muscle vibration in man. Exp Brain Res. 61 (2) : 397, 1986」より引用

は，中継核を介す際に末梢からの入力同士の，あるいは大脳皮質から下行性の修飾を受ける[28]．そして，修飾された求心性入力が上位中枢に伝えられ，最終的に運動を知覚するとされている[29]．

　上腕二頭筋と上腕三頭筋のような動筋・拮抗筋の関係にある筋に対して，同じタイミングで振動刺激を行った場合，どちらの方向への運動を感じるかは，振動刺激の周波数，つまり感覚信号の量によって決まる（**図2**）[29]．刺激周波数が両筋で異なる場合，より高い周波数で刺激された筋が伸張する方向への関節運動を知覚するのである[23,29]．さらに興味深いことに，例えば上腕二頭筋を100 Hz，上腕三頭筋を40 Hzで同時に刺激した場合には，上腕二頭筋のみを60 Hzで刺激した場合に知覚する運動と同じ速度の運動を知覚する．この場合，60 Hzという値は100 Hzと40 Hzの差に等しい．つまり，動筋・拮抗筋の筋紡錘から発射される感覚信号の差に応じた運動感覚が誘導されると言い換えることができる．先に述べたとおり，筋紡錘からの求心性入力は，大脳皮質に至るまでにいくつかの中継核でシナプス伝達を繰り返す．その際，動筋・拮抗筋の筋紡錘から生じた求心性入力がさま

ざまな中継核でシナプスを介す際に，互いに修飾し合い，最終的にあたかも加算や減算といった演算処理がなされたかのような関係で統合されるような機構が存在したとすれば，両筋からの感覚信号の差に応じた速度・方向の運動が，運動感覚として知覚されたことを説明づけられると考える．

> **メモ 振動刺激の周波数が同じ場合に知覚する運動は？**
>
> Gilhodesら[29]は，上腕二頭筋と上腕三頭筋に同じ周波数で振動刺激を与えた場合，関節運動を知覚しないことを報告した．これは，それぞれの筋紡錘から生じた求心性入力が打ち消し合うように統合された結果，最終的に運動として意識にのぼらない閾下での神経活動となったため，運動感覚が誘導されなかったものと考えられる．

異なる感覚種は統合されるのか？

●空間的に近接した受容器を持つ感覚種の統合

先に述べたとおり，動筋と拮抗筋の筋紡錘のように，同種の感覚受容器から生じた求心性入力は，それらが演算されるような関係で統合される．それでは，深部感覚と表在感覚のように，空間的に近い位置に感覚受容器を有する異種の感覚入力が同時に生じた場合，どのような特徴をもった運動を知覚するのであろうか．

振動刺激によって誘導される運動感覚には，皮膚からの入力の有無が大きく影響することがわかっている[8,10,30,31]．例えば，示指の伸筋腱への振動刺激と同時に示指DIP関節とPIP関節背側の皮膚を伸張することによって，示指がより深く屈曲しているように感じさせることができる[8,10]（図3）[10]．それぞれの感覚刺激を単独で付与した場合には，どちらの刺激でも示指を屈曲するような関節運動を知覚する．しかし，それらの刺激を同時に与えることにより，知覚する関節運動の角度が拡大するのである．この場合，知覚した運動の角度は運動感覚の強さを示している．そのため，筋紡錘と皮膚に存在する感覚受容器からの求心性入力が，どちらも同じ方向への運動感覚を誘導するような入力であった場合，それらが同時に生じることで，より強い運動感覚が誘導されたと言い換えることができる．そして，単独の感覚種よりも複数の感覚種における入力が同時に生じたほうが，運動を知覚するまでの時間が短く[31]，その運動感覚の強さは，皮膚伸張の強さと振動刺激の周波数，つまりそれぞれの感覚受容器から発射される感覚信号の量に依存することがわかっている[10,30]．

これらの知見から，**感覚入力によって他動的に誘導される運動感覚は，それぞれの感覚受容器に付与する刺激の強さを操作することによって，知覚が生じるタイミングやその明瞭さを意図的に調整できる**ことがわかる．臨床場面においては，麻痺や関節固定などで実際に運動することが困難な患者に対し，能動的に運動のイメージを想起させることが運動機能の回復に効果的である[32]．しかし，麻痺や長期の不動により，適切な運動を脳内でイメージするという行為自体が困難な場合もある．このような場合，患者が随意的に運動を

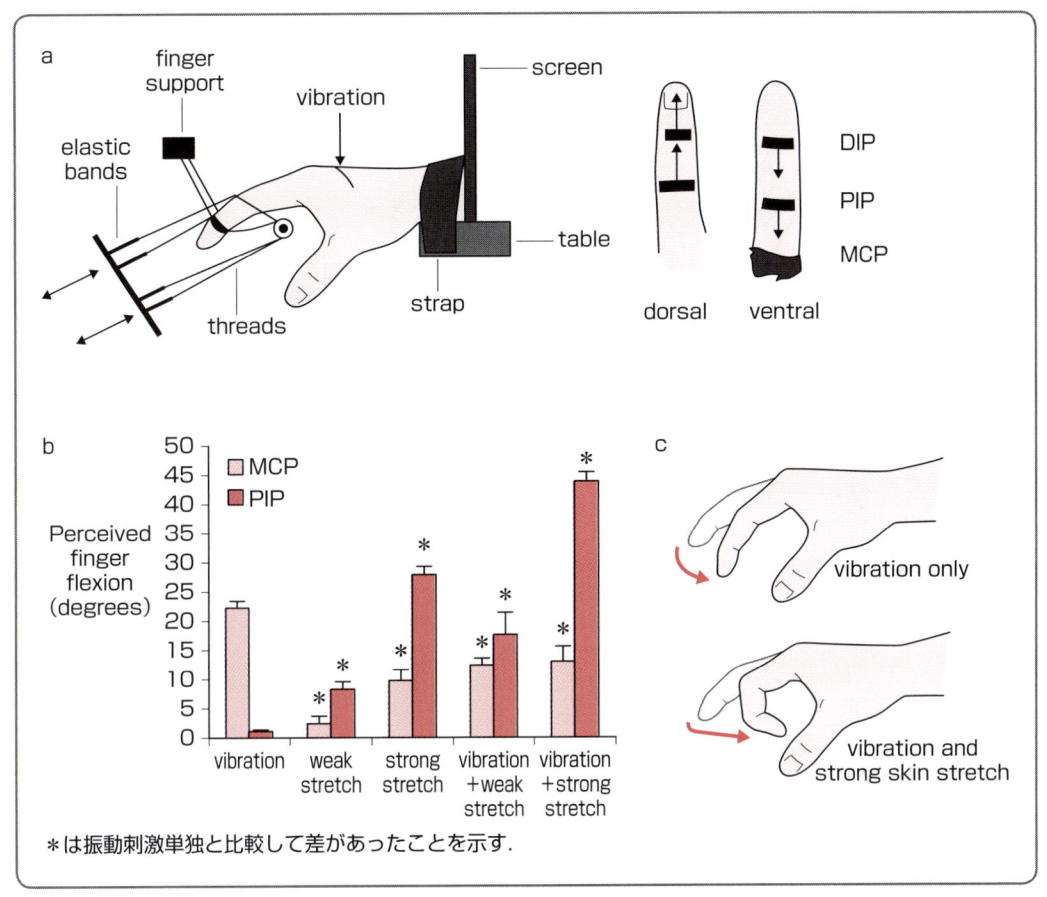

図3　深部感覚と表在感覚の統合

示指の伸筋腱への振動刺激と同時に示指DIP関節とPIP関節周囲の皮膚を伸張したときに知覚する示指屈曲角度を示す．上段aは振動刺激と皮膚伸張の方法を示しており，示指背側を遠位に掌側を近位へ同時に伸張している．振動刺激と皮膚伸張を同時に与えることによって，示指PIP，DIP関節がより深く屈曲しているように感じる（下段c）．さらに強く伸張した場合に知覚するPIP関節の屈曲角度が増大する（下段b）．

「Collins DF, Refshauge KM, Todd G, et al：Cutaneous receptors contribute to kinesthesia at the index finger, elbow, and knee. J Neurophysiol. 94（3）：1700, 1702, 2005」より引用

イメージしなくても，感覚入力を利用することによって，目的とする運動の感覚を誘導できるのであれば，自己運動錯覚は運動機能の回復を目的としたアプローチとして適用範囲が広く，有用な手法であるといえるのではないだろうか．

メモ　異種感覚入力の統合における脳神経回路網活動

筋紡錘あるいは皮膚に存在する感覚受容器からの入力によって運動感覚を知覚している最中には，その運動感覚がどの感覚種によって誘導されたかにかかわらず，共通した感覚運動皮質の神経回路網活動がみられる[31]．一方，それら複数の感覚受容器からの入力が同時に生じた場合には，下頭頂小葉や上側頭回，島といった部位の活動が変化することも報告されている[31,33]．

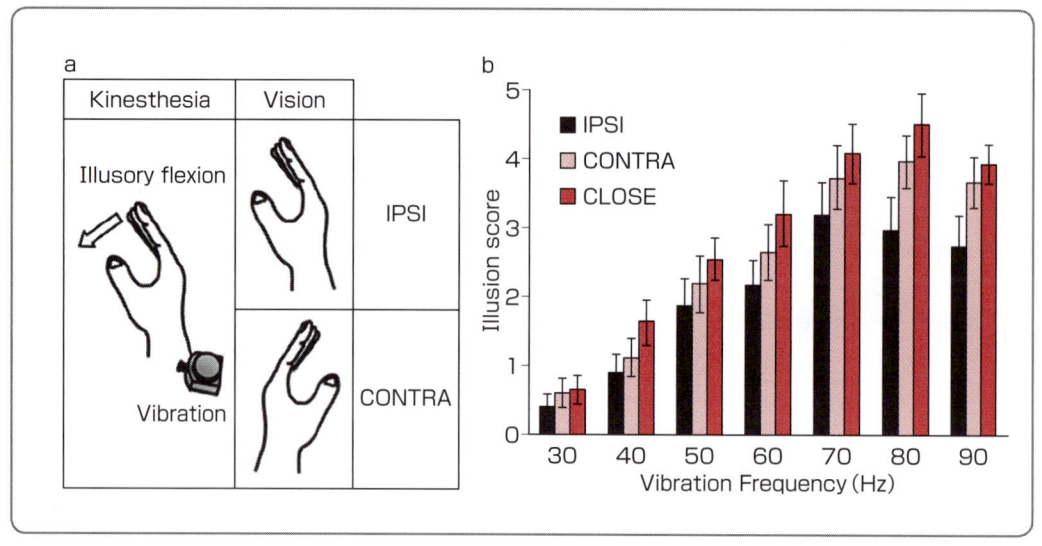

図4　深部感覚と視覚の統合

右側の手関節伸筋へ振動刺激を与え，同時に刺激手（IPSI）と非刺激手（CONTRA）の静止画を観察させたときに知覚する運動感覚の強度を示す（a：刺激の組み合わせ，b：運動感覚の強度）．振動刺激と同時に視覚刺激を与える場合，刺激手，非刺激手，閉眼の順に運動感覚へ及ぼす影響が弱くなる．

「Hagura N, Takei T, Hirose S, et al：Activity in the posterior parietal cortex mediates visual dominance over kinesthesia. J Neurosci. 27（26）：7048, 2007」より引用

● 視覚と深部感覚は統合されるのか？

　脳卒中片麻痺患者では，どの身体部位に生じるか，あるいはどの感覚種に生じるかによっても異なるが，感覚機能障害が発生する割合は高い．体性感覚（深部感覚，表在感覚）が鈍麻である患者に対しても，視覚入力を利用することによって，末梢への感覚入力なしに運動感覚を誘導することができる[11〜13,34]．この手法を脳卒中片麻痺患者に対するアプローチとして適用した場合には，痙縮が即時的に低減し，上肢の自動運動可動域が拡大するといったような急性効果が得られている[35,36]．

　これまで，筋紡錘からの入力によって誘導される運動感覚は，拮抗筋の筋紡錘および皮膚などの末梢に存在する感覚受容器からの入力に影響を受けることを示してきた．この運動感覚は，視覚情報を遮断し，自身の四肢の位置が認識できない状態で刺激を付与するという方法を用いて検証されている．これは，自身の四肢が動いていないことが視覚入力された状態では，筋紡錘からの入力によって明確な運動を知覚しないためである．実際に，ヘッドマウントディスプレイ内に自身の手の静止画を映し出し，その映像を観察しながら振動刺激を行った場合には，閉眼の状態で振動刺激を行った場合と比較して，運動を知覚しにくくなることがわかっている（図4）[33]．さらに，ディスプレイに提示する映像が，振動刺激を与えている側の手であるか，それとも非刺激側の手であるかによっても，知覚する運動感覚の程度が変わる．これは，視覚を介して手関節が動いていないという情報が得られることで，筋紡錘からの求心性入力によって誘導される運動感覚が変化するというこ

とを示している．つまり，**視覚は他の感覚種からの情報によって誘導される運動感覚に影響を及ぼす**ということがいえる．

> **メモ　振動刺激中に四肢が動いている映像を提示した場合は？**
>
> 手関節背屈筋に振動刺激を与え，手関節掌屈運動を知覚させた状態で，自身の手関節がさまざまな速度で掌屈している動画を観察させた場合，提示する動画の速度に応じて知覚する関節運動の角度が変化することがわかっている[37]．

各種感覚入力はどのように運動感覚に影響するのか？

　さまざまな感覚受容器からの入力が統合され，運動感覚が誘導されることについては，すでに一定の見解が得られているといえるだろう．しかし，深部感覚，表在感覚，視覚への刺激に伴う感覚入力が統合される過程において，それぞれの感覚受容器からの入力が等しい割合で運動感覚の生成に寄与するわけではない．事実，それら3つの感覚種への刺激を組み合わせて与えた研究[26]では，"深部感覚と表在感覚"あるいは"深部感覚と視覚"への2種の刺激を与えた場合と，"深部感覚，表在感覚，視覚"への刺激を3種すべて同時に与えた場合で，知覚する運動感覚の強さに差はなかったことが報告されている（図5）[26]．それに対し，深部感覚以外の2種，つまり"表在感覚と視覚"へ刺激を与えた場合よりも，3種を同時に刺激した条件のほうが，強い運動感覚を知覚した．つまり，単に組み合わせる感覚種を増やすことで運動感覚が強くなるのではなく，深部感覚を他の感覚種と組み合わせることによって，知覚する運動感覚が強まるのである．このことからも，**深部感覚，表在感覚，視覚はそれぞれ運動感覚に影響するが，それらが運動感覚の生成に寄与する割合は等しくない**ということがわかる．

おわりに

　重篤な末梢感覚神経障害で求心路が遮断された場合には，四肢の位置や筋出力を保持したり，新たな運動を学習したりすることが難しくなる[38]．そのため，運動の制御や習熟においては，運動にかかわる感覚入力によるフィードバックが重要であるといえる．脊髄後索の損傷などにより感覚機能が障害された症例では，感覚性運動失調が生じることからも，感覚機能と運動機能の関係を切り離して考えることはできない．

　これまで本項で解説してきたように，感覚入力によって運動感覚が誘導され，複数の異なる感覚種からの入力が統合されることで知覚は強化される．そのため，目的とする運動の知覚を，より明瞭に生じさせたい場合には，単独の感覚種を対象として刺激を行うよりも，各種の感覚種に対して適当量の感覚刺激を組み合わせて付与するほうが，効果的であるかもしれない．しかし，感覚入力の統合により運動感覚を強化させるという観点からの

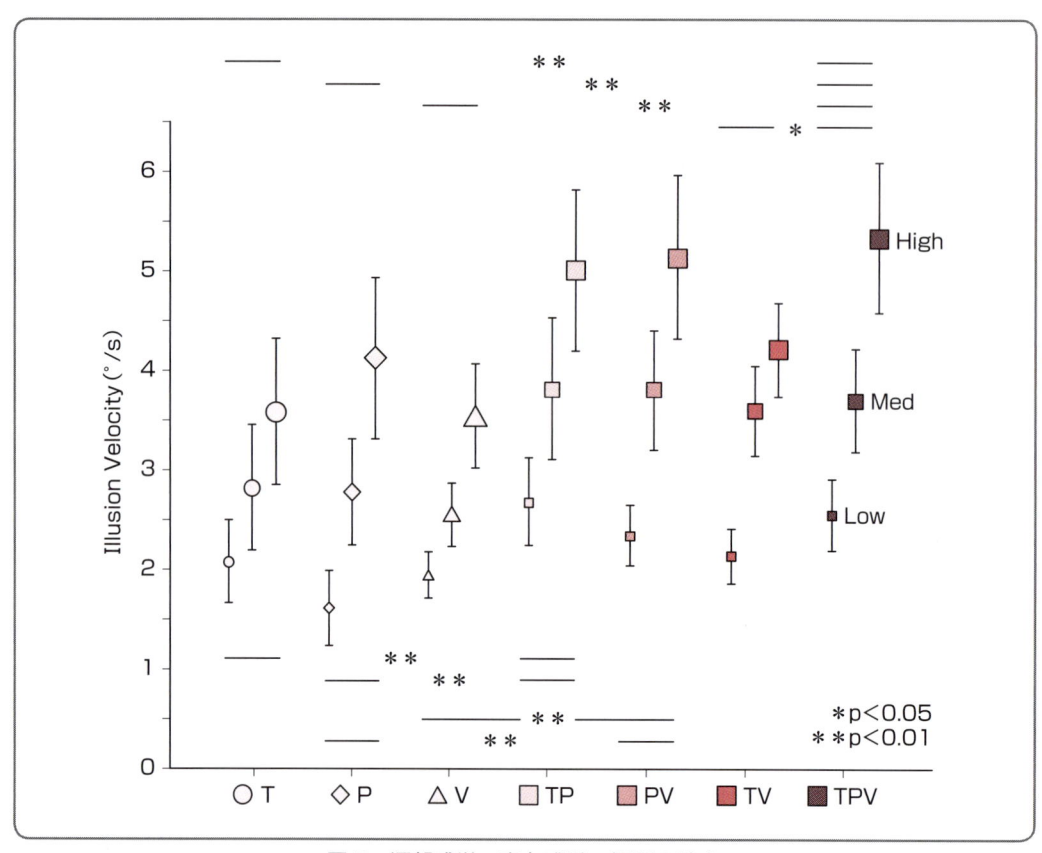

図5 深部感覚，表在感覚，視覚の統合

振動刺激，皮膚表面を擦るような刺激，動画を用いた視覚刺激をさまざまに組み合わせたときに知覚する手関節尺屈角度を示す．□で示した「振動刺激と触覚刺激（TP）」あるいは□で示した「振動刺激と視覚刺激（PV）」の2種の感覚刺激を組み合わせた場合と，■で示した3種すべての刺激を組み合わせた場合（TPV）では，知覚する関節角度に差はなかった．一方で，3種を組み合わせた場合は，■で示した「触覚刺激と視覚刺激（TV）」の組み合わせよりも，知覚する関節角度が増大した．

「Blanchard C, Roll R, Roll JP, et al：Differential contributions of vision, touch and muscle proprioception to the coding of hand movements. PLoS One. 8（4）：e62475, p7, 2013」より引用

アプローチは，まだまだこれからといった段階である．今後のさらなる研究の発展を期待したい．

▶若手理学療法士へひとこと◀

自分では手を動かすことができないような症例であっても，適切な感覚刺激を与えることで「動いている感覚」を経験させることができる．これは運動機能の向上だけではなく，理学療法に対するモチベーションの向上にもつながるだろう．ぜひ知識の視野を広げ，目的にあったアプローチを選択し，活用していただきたい．

●――文献

1) 金子文成：脳卒中片麻痺患者における体性感覚障害が運動機能に及ぼす影響．PTジャーナル．48(9)：809-816, 2014
2) 金子文成：感覚障害に対する理学療法．運動療法学 第2版．市橋則明(編)，pp292-307，文光堂，東京，2014
3) von Holst E：Relations between the central nervous system and the peripheral organs. Br J Anim Behav. 11(2)：89-94, 1954
4) 金子文成：運動錯覚．神経科学の最前線とリハビリテーション，里字明元，牛場潤一(監修)，pp173-176，医歯薬出版，東京，2015
5) Goodwin GM, McCloskey DI, Matthews PB：The contribution of muscle afferents to kinaesthesia shown by vibration induced illusions of movement and by the effects of paralysing joint afferents. Brain. 95(4)：705-748, 1972
6) Roll JP, Vedel JP：Kinaesthetic role of muscle afferents in man, studied by tendon vibration and microneurography. Exp Brain Res. 47(2)：177-190, 1982
7) Naito E, Kochiyama T, Kitada R, et al：Internally simulated movement sensations during motor imagery activate cortical motor areas and the cerebellum. J Neurosci. 22(9)：3683-3691, 2002
8) Collins DF, Refshauge KM, Gandevia SC：Sensory integration in the perception of movements at the human metacarpophalangeal joint. J Physiol. 529(2)：505-515, 2000
9) Collins DF, Prochazka A：Movement illusions evoked by ensemble cutaneous input from the dorsum of the human hand. J Physiol. 496(3)：857-871, 1996
10) Collins DF, Refshauge KM, Todd G, et al：Cutaneous receptors contribute to kinesthesia at the index finger, elbow, and knee. J Neurophysiol. 94(3)：1699-1706, 2005
11) Ramachandran VS, Rogers-Ramachandran D, Cobb S：Touching the phantom limb. Nature. 377(6549)：489-490, 1995
12) Kaneko F, Yasojima T, Kizuka T：Kinesthetic illusory feeling induced by a finger movement movie effects on corticomotor excitability. Neuroscience. 149(4)：976-984, 2007
13) Aoyama T, Kaneko F, Hayami T, et al：The effects of kinesthetic illusory sensation induced by a visual stimulus on the corticomotor excitability of the leg muscles. Neurosci Lett. 514(1)：106-109, 2012
14) Goodwin GM, McCloskey DI, Matthews PB：Proprioceptive illusions induced by muscle vibration：contribution by muscle spindles to perception? Science. 175(4028)：1382-1384, 1972
15) Roll JP, Vedel JP, Ribot E：Alteration of proprioceptive messages induced by tendon vibration in man：a microneurographic study. Exp Brain Res. 76(1)：213-222, 1989
16) Burke D, Hagbarth KE, Löfstedt L, et al：The responses of human muscle spindle endings to vibration of non-contracting muscles. J Physiol. 261(3)：673-693, 1976
17) 吉村　惠：体性感覚．標準生理学，小澤瀞司，他(編)，pp221-233，医学書院，東京，2009
18) Matthews PB：The reflex excitation of the soleus muscle of the decerebrate cat caused by vibration applied to its tendon. J Physiol. 184(2)：450-472, 1966
19) Bishop B：Vibratory stimulation. Part II. Vibratory stimulation as an evaluation tool. Phys Ther. 55(1)：28-34, 1975
20) Hagbarth KE, Eklund G：Tonic vibration reflexes(TVR)in spasticity. Brain Res. 2(2)：

201-203, 1966

21) Noma T, Matsumoto S, Shimodozono M, et al：Anti-spastic effects of the direct application of vibratory stimuli to the spastic muscles of hemiplegic limbs in post-stroke patients：a proof-of-principle study. J Rehabil Med. 44(4)：325-330, 2012

22) 野間知一, 鎌田克也, 海 唯子, 他：振動刺激による痙縮抑制と促通反復療法の併用によって上肢機能の改善が促進された2症例. 総合リハ. 36(2)：171-175, 2008

23) Calvin-Figuière S, Romaiguère P, Gilhodes JC, et al：Antagonist motor responses correlate with kinesthetic illusions induced by tendon vibration. Exp Brain Res. 124(3)：342-350, 1999

24) Roll JP, Gilhodes JC, Tardy-Gervet MF：Perceptive and motor effects of muscular vibrations in the normal human：demonstration of a response by opposing muscles. Arch Ital Biol. 118(1)：51-71, 1980

25) Feldman AG, Latash ML：Inversions of vibration-induced senso-motor events caused by supraspinal influences in man. Neurosci Lett. 31(2)：147-151, 1982

26) Blanchard C, Roll R, Roll JP, et al：Differential contributions of vision, touch and muscle proprioception to the coding of hand movements. PLoS One. 8(4)：e62475, 2013

27) 工藤典雄：脊髄. 標準生理学, 小澤瀞司, 他(編), pp320-340, 医学書院, 東京, 2009

28) Mariño J, Martinez L, Canedo A：Sensorimotor Integration at the Dorsal Column Nuclei. News Physiol Sci. 14：231-237, 1999

29) Gilhodes JC, Roll JP, Tardy-Gervet MF：Perceptual and motor effects of agonist-antagonist muscle vibration in man. Exp Brain Res. 61(2)：395-402, 1986

30) Blanchard C, Roll R, Roll JP, et al：Combined contribution of tactile and proprioceptive feedback to hand movement perception. Brain Res. 1382：219-229, 2011

31) Kavounoudias A, Roll JP, Anton JL, et al：Proprio-tactile integration for kinesthetic perception：an fMRI study. Neuropsychologia. 46(2)：567-575, 2008

32) Page SJ, Levine P, Leonard A：Mental practice in chronic stroke：results of a randomized, placebo-controlled trial. Stroke. 38(4)：1293-1297, 2007

33) Hagura N, Takei T, Hirose S, et al：Activity in the posterior parietal cortex mediates visual dominance over kinesthesia. J Neurosci. 27(26)：7047-7053, 2007

34) Kaneko F, Blanchard C, Lebar N, et al：Brain regions associated to a kinesthetic illusion evoked by watching a video of one's own moving hand. PLoS One. 10(8)：e0131970, 2015

35) 松田直樹, 金子文成, 稲田 亨, 他：慢性期脳卒中片麻痺患者に対する運動錯覚と運動イメージを組み合わせた治療的介入の急性効果. 理学療法学 41巻大会特別号2 page 0499 第49回日本理学療法学術大会, 2014

36) 稲田 亨, 金子文成, 松田直樹, 他：脳卒中片麻痺者の上肢運動障害に対する視覚入力を用いた運動錯覚介入により即時効果を示した症例. 理学療法学 40巻大会特別号3 page O-B神経-128 第48回日本理学療法学術大会, 2013

37) Hagura N, Oouchida Y, Aramaki Y, et al：Visuokinesthetic perception of hand movement is mediated by cerebro-cerebellar interaction between the left cerebellum and right parietal cortex. Cereb Cortex. 19(1)：176-186, 2009

38) Rothwell JC, Traub MM, Day BL, et al：Manual motor performance in a deafferented man. Brain. 105(3)：515-542, 1982

6 知覚機能に対する運動の実時間的影響とトレーナビリティ
― 体性感覚入力の処理過程は，柔軟に変化する！―

八田有洋

　ヒトが日常生活動作やスポーツ活動を行うとき，外界の視覚情報や聴覚情報を速やかに処理する必要がある．それと同時に皮膚や筋肉，関節などの深部感覚から自分の身体情報を知覚することも重要であり，理学療法も含めたあらゆる運動において，体性感覚情報の処理過程が重要な役割を担っている．本項では，体性感覚入力の中枢処理過程について解説し，体性感覚入力と運動の関連，さらに，長期運動トレーニングおよび短期の反復練習による影響について最新の知見を紹介する．

体性感覚入力の中枢処理過程

　体性感覚情報は，脊髄の後根から脊髄を上行し，視床を中継して大脳皮質の一次体性感覚野へと到達する．一次体性感覚野は，中心溝を境に一次運動野と隣接し，両者の間は連合線維で固く結ばれている．また，一次体性感覚野は，運動前野や補足運動野などの運動関連領域とも連携しながらスムーズな運動の実現に貢献している．

　体性感覚情報の入力系を頭皮上から記録したものが，「**体性感覚誘発電位（somatosensory evoked potential：SEP）**」である．誘発電位とは，何らかの刺激により中枢神経系（脊髄─視床─大脳皮質）において刺激と対応する部位に誘発される電気的反応であり，誘発反応とも呼ばれる．誘発電位はそれ自体がきわめて小さいため，同じ刺激を反復して与え，刺激の開始時点をトリガーとして加算平均することで記録される．加算平均によってノイズは相殺され，その刺激に関連した反応のみが引き立って記録される[1]．

　SEPは，その出現潜時によって短潜時成分，中潜時成分，長潜時成分に分類され，その波形の極性（陰性："N"negative／陽性："P"positive）と頂点潜時により特定の成分が命名されている．例えば，正中神経を手関節部にて数百回以上刺激を繰り返し，刺激後20msに陰性頂点を示す短潜時成分は"N20"と呼ばれ，その起源は一次体性感覚野の3b野であることが明らかにされている．また，"N20"に先行して出現する"P9"，"P11"，"P14"は，それぞれ腕神経叢，脊髄後索，脳幹がその起源と考えられている（図1）[2]．

　"N20"などの短潜時成分は再現性が高く，生理的・心理的変化に対して影響を受けず安定して出現することから，異常がみられる場合には，神経学的または感覚機能低下の兆候とみなして古くより臨床応用されている[3]．

　SEPを記録する際には，被験神経を末梢側にて電気刺激する方法が一般的であり，上肢

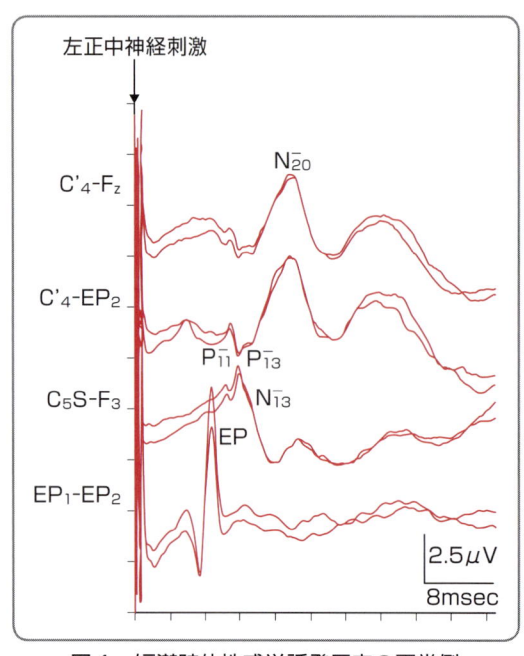

図1　短潜時体性感覚誘発反応の正常例
「江部　充，本間伊佐子：脳誘発反応．図解脳波テキスト　第2版，p294，文光堂，東京，1989」より引用

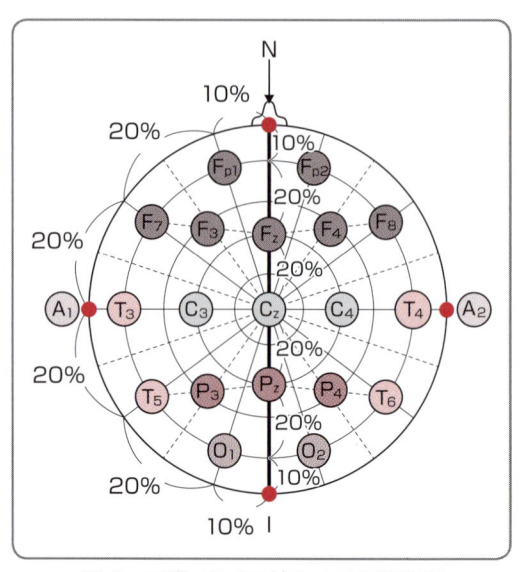

図2　国際10-20法による電極配置
「江部　充，本間伊佐子：脳波の導出法，図解脳波テキスト　第2版，p28，文光堂，東京，1989」より引用

では正中神経を手関節部で，下肢では脛骨神経を足関節部で刺激することが多い．通常，電気刺激は矩形波刺激を用い，刺激持続時間が0.2～0.3ms，刺激強度が支配筋の収縮閾値，あるいは感覚閾値の3倍程度，刺激頻度は3Hzにて行う[1]．上肢刺激の場合，探査電極は刺激と同側および反対側の頭皮上の一次体性感覚野の手領域（C3'：国際10-20法によるC3の2cm後方，C4'：国際10-20法によるC4の2cm後方）に設置する．また，下肢刺激の場合，頭皮上の足感覚領野（Cz'：国際10-20法によるCzの2cm後方）に設置する（図2）[2]．接地電極は，刺激部位の近位部におき，基準電極は両耳朶連結やFzまたはFPzとする[1]．詳細については，専門書[1~4]などを参考にしてほしい．

　一次体性感覚野の反応は，皮質の表面側と深部側で極性が交互に変わりながら，刺激後約20～200msまで続くことが知られている[4]．特に，"N20"などの短潜時成分を除いた中・長潜時成分は，麻酔や意識・注意レベルによって潜時・振幅が大きく変動し，その発現には一次体性感覚野だけでなく，一次運動野や他の皮質領域とのクロストークなどさまざまな経路による一次体性感覚野の活性がかかわっているものと考えられている[4]．中・長潜時成分は，被験者の心理変化や課題遂行に必要な心理過程によって変化することから，実験心理学やスポーツ科学などの分野において中枢内情報処理過程の研究に応用されている．

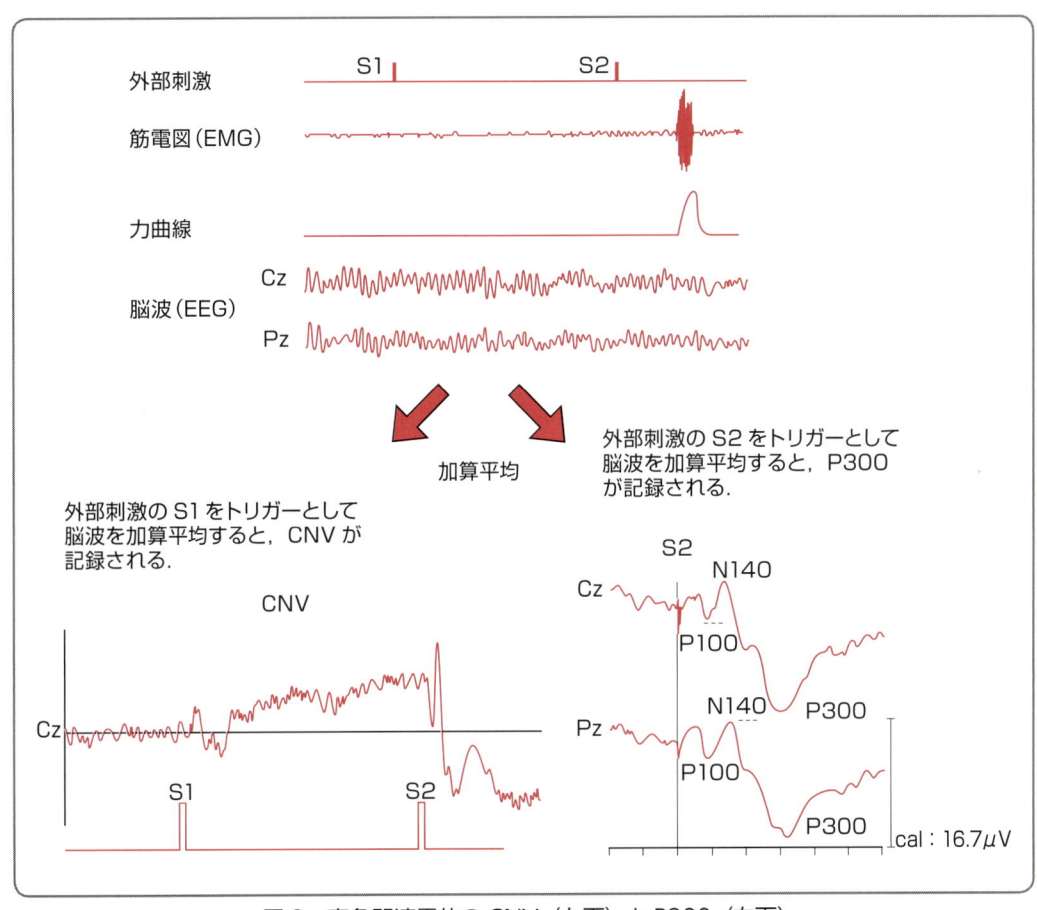

図3 事象関連電位のCNV（左下）とP300（右下）

運動と体性感覚入力系

　ヒトの感覚入力から運動出力までの中枢内情報処理過程を評価する指標として，「事象関連電位（event-related potentials：ERP）」がある．ERPは，何らかの課題を行わせたときに記録した脳波を加算平均することによって得られる誘発電位成分の1つであり，時間分解能に優れ，筋電図や反応時間と同じミリ秒オーダーで神経活動の変化を評価できる．その代表として，随伴陰性変動（contingent negative variation：CNV）とP300がある（図3）．CNVは，予告刺激と反応刺激の刺激間に頭皮上に記録される陰性の緩電位変動であり，前期成分は予告刺激に対する定位反応を反映し[5]，後期成分は反応刺激に対する期待や運動の準備などを反映する[6]と考えられている．一方，刺激後約300 ms付近で最大陽性電位を示すP300は，認知機能を反映すると考えられている．P300潜時は刺激評価時間[7]を，その振幅はワーキングメモリー[8]や注意処理資源量[9]を反映すると考えられている．

●準備期の体性感覚入力系

　動作遂行中にSEPの振幅が，安静状態で記録したSEP振幅（安静値）よりも減衰するこ

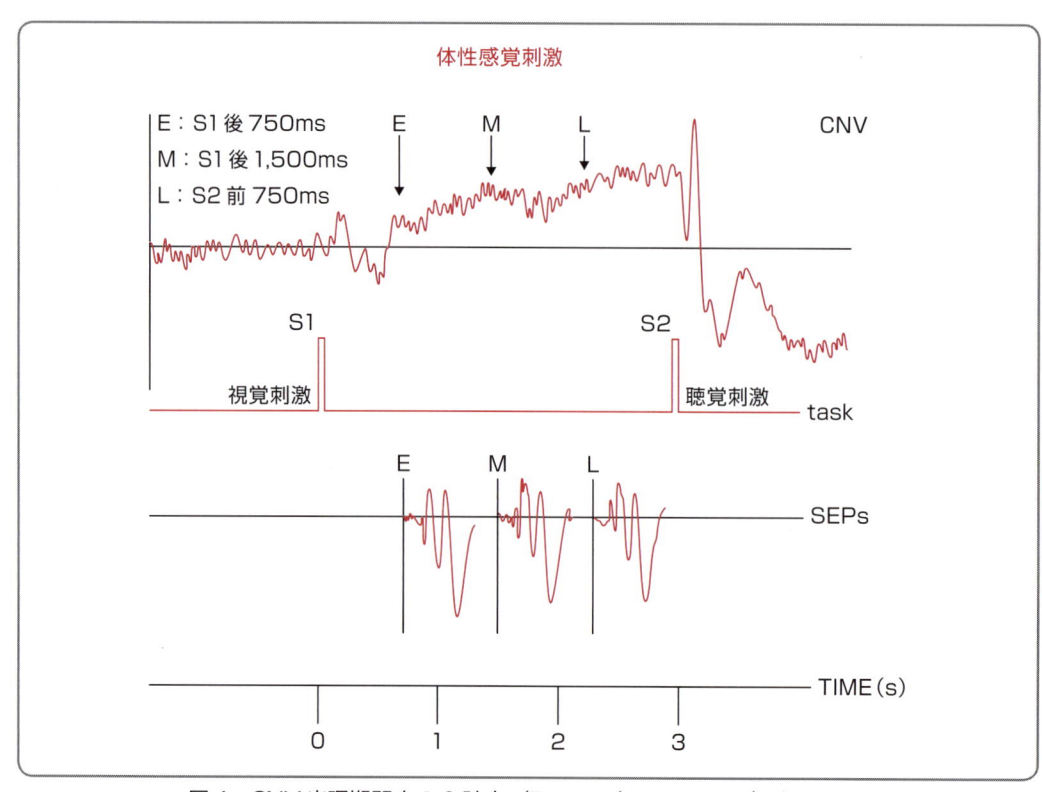

図4 CNV出現期間中の3時点（E, M, L）よりSEPが記録された

と[10〜12]）が知られており，この現象は，"gating"と呼ばれている．動作遂行中に生じるSEPの変動は，SEPを誘発するための電気刺激によって生じた上行性の求心性インパルスとその運動に関連する下行性の遠心性インパルスとの干渉作用（中枢遠心性の"centrifugal gating"）によるものと考えられている[10〜12]．また，運動開始前の準備期に生じるSEPの変動は，中枢遠心性の要因によるものと考えられているが，そのメカニズムについては不明な点が多い．

CNV出現期間中の体性感覚入力系について調べた研究[13]では，被験者に対して赤と緑の2種類のLEDによる予告刺激（S1）とヘッドホンからのクリック音による反応刺激（S2）を呈示し，S1が赤のときは最大随意収縮（maximum voluntary contraction：MVC）の50%に相当する50%MVC，S1が緑のときは20%MVCで右肘関節伸展動作を行うよう指示した．SEPを記録するため，S1後750ms（E），S1後1,500ms（M），S2前750ms（L）の3時点より正中神経刺激を動作肢と同側の手首側より行った（図4）．その結果，準備期における"P40"（刺激後約40msに生じる陽性成分）は，安静値と比較して差はないが，"N60"以降の中・長潜時成分の振幅は，準備期において有意に増大した（図5）．一方，20%MVCと50%MVCの発揮張力の大小によるSEPの差は得られなかった．

"P40"が準備期と安静値との間で差が得られなかった理由には，一次体性感覚野由来の

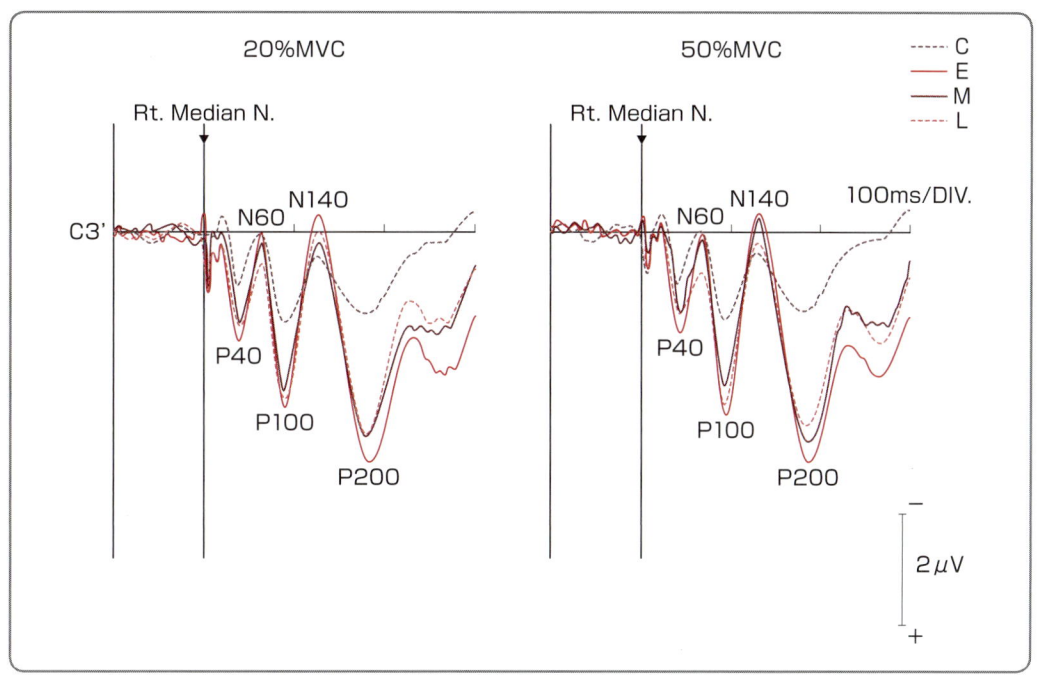

図5 CNV出現期間中に誘発されたSEPの中・長潜時成分
左は20%MVCの力発揮時，右は50%MVCの力発揮時．
CNV出現期間中の準備期には，N60, P100, N140, P200の中・長潜時成分の振幅が有意に増大する．

外因性成分の特徴が強く現れた可能性が考えられる[13]．刺激後20～40msまでの短潜時成分は，刺激と反対側の一次体性感覚野起源であると考えられている[14]．一方，"N60"以降の中・長潜時成分は，一次体性感覚野由来の外因性成分に加えて，注意や精神活動といった他の皮質からの影響を受ける内因性成分であり，準備期の全般にわたって有意な増大を示したと考えられる[13]．刺激後40msまでの成分は，選択的注意による有意な変動はみられないが，"N60"は注意刺激に対して有意に増大し，その頭皮上分布も安静値とは異なることが報告されている[15]．刺激後100ms付近に出現する"P100"は，体性感覚刺激に特有な陽性成分であり，入力された刺激が標的刺激（自分が注意を向けている刺激）であるかどうかを判別する際，標的刺激の記憶の鋳型（テンプレート）と外界からの刺激が同一であるかどうかを同定するプロセスを反映すると考えられている[16]．さらに，刺激後140ms付近に出現する"N140"は，標的刺激や注意刺激に対してより振幅が増大するため，注意に関連した陰性電位成分であると考えられている[15]．したがって，準備期における中・長潜時成分の増大は，中枢遠心性の要因によるものと考えられる[13,17]．

● 運動疲労時の体性感覚入力系

黒岩ら[18]は，疲労による運動パフォーマンスの低下が，体性感覚入力系の機能低下と関連性があるのではないかと考え，被験者に30%MVCで5秒間の握力発揮を5秒間の休息を入れて断続的に行わせ，30%MVCの握力発揮が維持できなくなるまで疲労させたとき

のSEPを記録した．正中神経を肘レベルで電気刺激することによって誘発された"N15"（正中神経を手首で刺激したときに記録される"N20"に相当）振幅が，運動時間の経過と疲労の増加に伴い握力発揮課題の序盤・中盤と比較して有意に低下した（図6）[18]．つまり，課題の終盤は，序盤に比べて相対的な努力量が増加していたことが考えられ，筋疲労の増大に伴い遠心性指令の増大による中枢遠心性の"centrifugal gating"が生じたことが示唆された．また，5秒の休息期間中の"N15"と"P20"の両振幅が，課題終盤において課題序盤よりも有意に低下する結果が得られた（図7）[18]．課題終盤におけるSEP振幅の低下は，疲労に伴う痛みや皮膚，筋感覚などの求心性神経活動の増大が影響しているかもしれない．つまり，局所運動の疲労による体性感覚入力系の低下は，その運動によって生じた求心性インパルスと電気刺激による求心性インパルスとの干渉作用（中枢求心性の"centripetal gating"）も関与している可能性が考えられる．

　これらの結果は，スポーツ場面における筋疲労に伴うパフォーマンス低下の要因の1つが，体性感覚入力系の低下にあることを示唆している．さらに，疲労を身体の防衛反応と考えると，疲労に伴うSEP振幅の低下は，運動をこれ以上継続させないように中枢レベルで不要な体性感覚入力系を制御した結果と考えることもできる[18]．

POINT

- 運動開始前の準備期から体性感覚入力系は刻々と変動する．
- 筋疲労に伴う体性感覚入力系の低下が，スポーツにおけるパフォーマンス低下の要因の1つであると考えられる．

トレーニングによって体性感覚入力系が変化する!?

　弦楽器奏者の一次体性感覚野の左手指領域が非音楽家と比較して拡大していることが報告され，長期の練習によって脳に構造的・機能的な変化が生じることが示された[19]．反復練習することによって意識しなくとも正確にできるようになるプロセスを「運動学習」という[20]．一次体性感覚野から一次運動野や補足運動野などの運動関連領域に皮質—皮質間の投射があり，運動学習には一次体性感覚野が重要な役割を演じている[21]．

●長期運動トレーニングに伴う体性感覚入力系の変動

　長期トレーニングを積んだサッカー選手とラケット競技選手を対象にSEPを記録し，非競技者と比較した研究[22]において，サッカー選手の後脛骨神経刺激によって誘発された"P37-N45"振幅（"P37"から"N45"までの頂点間振幅）は，非競技者よりも有意に大きい値を示し，ラケット競技者の正中神経刺激によって誘発された"N20-P25"振幅（"N20"から"P25"までの頂点間振幅）が，サッカー選手および非競技者よりも有意に大きい値を示した．これらの結果は，長期運動トレーニングが，求心性入力に対する一次体性感覚野の興奮性を増加させ，アスリートの一次体性感覚野に競技特性の違いによる部位特異性の可

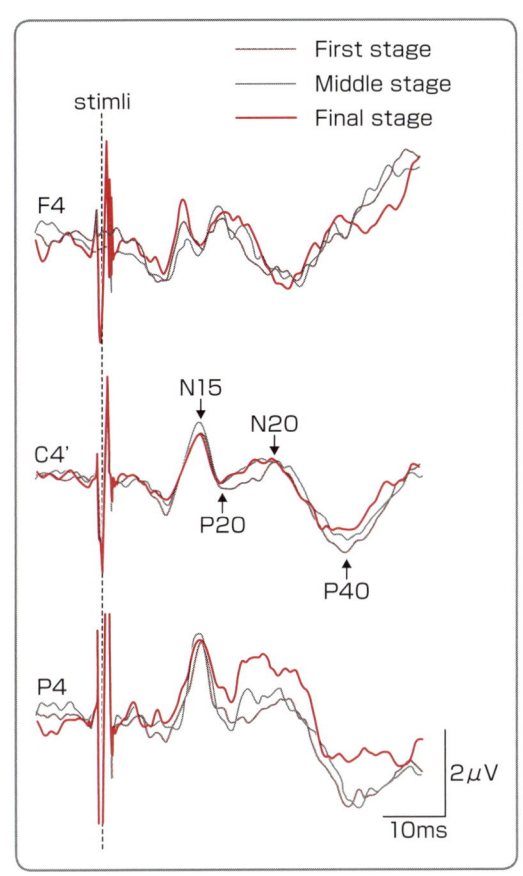

図6 最大随意収縮の30％（30％MVC）による断続的握力発揮課題（5秒収縮，5秒休息）を維持できなくなるまで行ったときのSEPの変化

課題終盤（太い実線）のN15振幅が，課題序盤（細い実線）と課題中盤（灰色）よりも有意に低下した．

「黒岩一雄，西平賀昭，八田有洋，他：局所的筋疲労に伴う体性感覚入力の変動．体力科学．52(4)：437, 2003」より許諾を得て転載

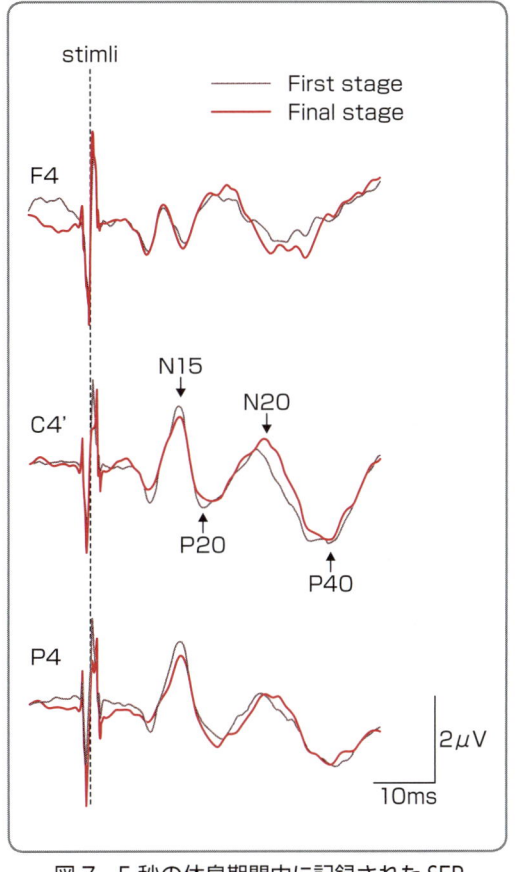

図7 5秒の休息期間中に記録されたSEP

課題終盤（太い実線）のN15とP20振幅が，課題序盤（細い実線）よりも有意に低下した．

「黒岩一雄，西平賀昭，八田有洋，他：局所的筋疲労に伴う体性感覚入力の変動．体力科学．52(4)：438, 2003」より許諾を得て転載

塑的変化が生じることを示唆するものである[22]．

Iwadateら[23]は，サッカー選手と非競技者を対象に体性感覚刺激によって誘発されたERPを記録し，その違いを比較した．被験者は，上肢課題と下肢課題の2種類の選択反応課題を実施した．上肢課題では，左手首に2種類の正中神経刺激（①運動閾値の1.1倍の刺激強度：呈示頻度20％，②感覚閾値の1.5倍：呈示頻度80％）が与えられ，下肢課題では，左足首に2種類の後脛骨神経刺激（①運動閾値の1.1倍の刺激強度：呈示頻度20％，②感覚閾値の1.5倍：呈示頻度80％）が与えられ，いずれの課題も刺激強度のより強い運動閾値刺激に対してのみ，できるだけ素早く右親指でボタン押しを行った．認知機能を反映するP300は，下肢課題においてのみ，サッカー選手が非競技者よりも有意に大きい振幅を示し，その潜時も有意に短縮する結果が得られたことから，日々のトレーニングによって，

サッカー選手の一次体性感覚野の足領域に加えて，体性感覚入力から刺激の認知処理過程に可塑的変化が生じる可能性が示唆された[23]．

● 短期反復練習によって体性感覚入力系が変化するのか？

20分の親指による特殊なタイピング課題を反復する前後で体性感覚入力系にどのような変化が生じるかについて調べた研究[24]では，課題反復後の正中神経刺激によって誘発された"N24"と"N30"の振幅が，課題反復前と比較して有意に増大することが報告された．これら短潜時成分の増加は，反復練習に伴う感覚─運動統合過程の変化を反映しているものと考えられる[24]．

最近，タッチスクリーンを頻繁に使用することによって，使用する指の体性感覚領野が変化する可能性があること[25]が報告された．この研究では，スマートフォンのタッチスクリーン使用群と旧型の携帯電話を使用するタッチスクリーン非使用群を対象に指先に体性感覚刺激を与えて誘発電位を記録し，両群で比較を行った．タッチスクリーン使用群は，主に利き側の親指に依存しており，非使用群と比較して親指，人差し指，中指刺激による誘発電位（約40～60 msに出現する陽性電位）が有意に大きい値を示したことから，タッチスクリーン使用群の指先に対応する体性感覚領野に再編（可塑的変化）が生じる可能性が示唆された[25]．これらの研究は，短期の反復的・多頻度使用によって生じる体性感覚領野の再編は，合目的的な適応変化であると同時に不適応型（"maladaptive"）の可塑的変化である可能性も指摘している[24,25]．したがって，SEPは，楽器演奏者と書家の腱鞘炎やジストニーなどの評価指標としての有用性もあり，痛みの軽減や予防も含めた理学療法分野への応用も期待される．

POINT

- 一次体性感覚野は，運動学習に重要な役割を演じており，体性感覚入力系が変化すると，その中枢処理過程と出力系も変化する．
- 長期運動トレーニングおよび短期の反復練習によって，その使用部位に対応する一次体性感覚野と運動関連領域に可塑的変化が生じる．

▶若手理学療法士へひとこと◀

SEPは，反復練習や運動学習による感覚中枢処理過程の可塑的変化を評価する有用な指標であり，理学療法分野に応用できるため，研究ツールとして活用してください．

Further Reading

運動と高次神経機能，西平賀昭，大築立志　編集，杏林書院，2005
▶ 特に3章「運動における感覚系の重要性」では，運動制御における体性感覚系の役割について多くの先行研究を基にわかりやすくまとめられ，参考となる一冊である．

● 文献

1) 人見健文，目崎高広，柴崎　浩：中枢神経系の構造と機能［5］誘発電位．脳神経科学（伊藤正夫 監修），pp399-403，三輪書店，東京，2003

2) 江部　充，本間伊佐子：図解脳波テキスト 第2版．文光堂，東京，1989

3) 下河内稔，投石保広，小山幸子：事象関連電位．誘発電位（下地恒毅編），pp152-168，西村書店，新潟，1992

4) 尾崎　勇，橋本　勲：体性感覚誘発電位と体性感覚誘発脳磁場の最近の進歩．臨床神経生理学．40(1)：19-28，2012

5) Loveless NE, Sanford AJ：Slow potential correlates of preparatory set. Biol Psychol. 1(4)：303-314, 1974

6) van Boxtel GJ, Brunia CH：Motor and non-motor aspects of slow brain potentials. Biol Psychol. 38(1)：37-51, 1994

7) Kutas M, McCarthy G, Donchin E：Augmenting mental chronometry：The P300 as a measure of stimulus evaluation time. Science. 197(4305)：792-795, 1977

8) Donchin E, Coles MGH：Is the P300 component a manifestation of context updating? Behav Brain Sci. 11(3)：357-374, 1988

9) Wickens C, Kramer AF, Vanasse L, et al：Performance of concurrent tasks：a psychophysiological analysis of the reciprocity of information-processing resources. Science. 221(4615)：1080-1082, 1983

10) Angel RW, Boylls CC, Weinrich M：Cerebral evoked potentials and somatosensory perception. Neurology. 34(1)：123-126, 1984

11) Nishihira Y, Araki H, Funase K, et al：Somatosensory evoked potentials following voluntary movement during upper arm compression. Electromyogr Clin Neurophysiol. 36(1)：21-28, 1996

12) Starr A, Cohen LG："Gating" of somatosensory evoked potentials begins before the onset of voluntary movement in man. Brain Res. 348(1)：183-186, 1985

13) 八田有洋，西平賀昭，下田政博，他：随意動作に先行する中・長潜時体性感覚誘発電位成分の変動．脳波と筋電図．26(4・5)：323-331，1998

14) Allison T, McCarthy G, Wood CC, et al：Potentials evoked in human and monkey cerebral cortex by stimulation of the median nerve. A review of scalp and intracranial recordings. Brain. 114(Pt 6)：2465-2503, 1991

15) Garcia-Larrea L, Bastuji H, Mauguière F：Mapping study of somatosensory evoked potentials during selective spatial attention. Electroencephalogr Clin Neurophysiol. 80(3)：201-214, 1991

16) Desmedt JE, Huy NT, Bouruet M：The cognitive P40, N60 and P100 components of somatosensory evoked potentials and the earliest electrical signs of sensory processing in

man. Electroencephalogr Clin Neurophysiol. 56(4) : 272-282, 1983

17) Hatta A, Nishihira Y, Ogawa-Akiyama S : Central sensorimotor processing preceding voluntary movement. Adv Exerc Sports Physiol. 20(2) : 29-33, 2014

18) 黒岩一雄, 西平賀昭, 八田有洋, 他 : 局所的筋疲労に伴う体性感覚入力の変動. 体力科学. 52(4) : 433-442, 2003

19) Elbert T, Pantev C, Wienbruch C, et al : Increased cortical representation of fingers of the left hand in string players. Science. 270(5234) : 305-307, 1995

20) Dayan E, Cohen LG : Neuroplasticity subserving motor skill learning. Neuron. 72(3) : 443-454, 2011

21) Pavlides C, Miyashita E, Asanuma H : Projection from the sensory to the motor cortex in important in learning motor skills in the monkey. J Neurophysiol. 70(2) : 733-741, 1993

22) Murakami T, Sakuma K, Nakashima K : Somatosensory evoked potentials and high-frequency oscillations in athletes. Clin Neurophysiol. 119(12) : 2862-2869, 2008

23) Iwadate M, Mori A, Ashizuka T, et al : Long-term physical exercise and somatosensory event-related potentials. Exp Brain Res. 160(4) : 528-532, 2005

24) Andrew D, Haavik H, Dancey E, et al : Somatosensory evoked potentials show plastic changes following a novel motor training task with the thumb. Clin Neurophysiol. 126(3) : 575-580, 2015

25) Gindrat AD, Chytiris M, Balerna M, et al : Use-dependent cortical processing from fingertips in touchscreen phone users. Curr Biol. 25(1) : 109-116, 2015

ミニレクチャー

私はこうしている 7

徒手による感覚入力 3
―感覚入力による筋活動の定量化，視覚化を図る―

今田 健

1. 主観に依存しやすい感覚入力と科学的手法

　日々の理学療法において，提供するプログラムに対して患者（依頼者）の身体がどのように呼応しているかを感じとることは必須である．入力した感覚に対して身体がどのように応じるか（出力），入力と出力の差を評価し続けながら実施していると換言でき，徒手による感覚入力を抜きにした理学療法は成立しないといっても過言ではない．しかしながら，徒手による感覚入力は主観に依存しやすく，順序尺度に基づく指標が多いことからも，自らの希望的観測との区別や他患者との比較，他理学療法士との共有が難しい．

　表面筋電図（electromyogram：EMG）は筋収縮時に生じる微弱な活動電位を捉え記録すること[1]であり，1980年代より世界的に広く用いられるようになった．1985年にJohn V. BasmajianとCarlo J. De Lucaにより執筆されたMuscles Alive[2]はEMGに関する名著として知られている．現在，EMGはスポーツ，工学，産業保健分野などで幅広く用いられている．EMGにより収集された数値は間隔尺度に基づいており，他者との比較や共有が可能である．

2. 症例供覧を通じて感覚入力を表面筋電図にて計る

　ここで2名の理学療法士による，同一被験者に対する下肢への深部感覚入力を試みた際の中殿筋および大腿直筋の活動を供覧したい．両理学療法士の免許取得後年数は同一とし，ともに運動の目的および手順を説明した後に表面筋電図を用いて計測した．右側下肢整形外科疾患を想定し，側臥位にて股関節伸展，外転位をとり，両理学療法士は足底より大腿骨頭を臼蓋に近づけるイメージに基づく下肢長軸に沿った圧を加えた．患者はその三次元のベクトルを持つ軸圧を感じ取り，それに対して適切に抗することができるよう促すことで中殿筋を含めた股関節周囲筋群の活動を促している場面である（図1）．外見上，両理学療法士は同様の手順で実施し，同じ反応が得られているようにもみえるが，EMGによる波形は対照的な値を示した．

　理学療法士aによる感覚入力では，目的とした中殿筋の活動を促すことができていたのに対し，理学療法士bにおいては，膝の伸展筋である大腿直筋が主として活動しており，目的とした中殿筋の活動は得られていなかった（図2）．

　徒手による感覚入力では，こちらの意図する反応が関節運動を伴わない，外観上静的な場合も多く，適切な入出力がなされているかの客観的な把握が困難であることを意味している．米国政府初のデータサイエンティスト（CDSaDCTODT）であるPatil[3]は，計測・測定できないものは，修正もできないと述べている．前回の感覚入力時との比較や他者に

MINI LECTURE

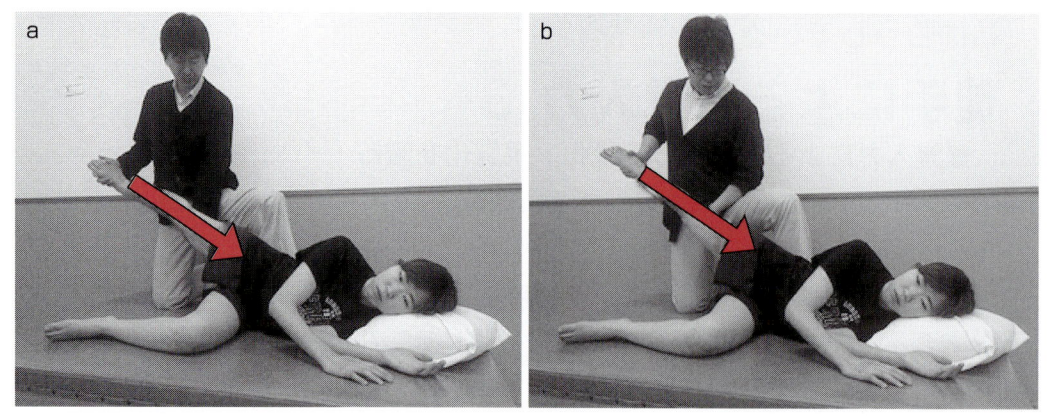

図1 2名の理学療法士（左：理学療法士a，右：理学療法士b）による，同一被験者に対する同一のアプローチの様子
被験者の足底より股関節に向けて，下肢長軸に沿った圧感覚を加えることで中殿筋筋活動を促している．

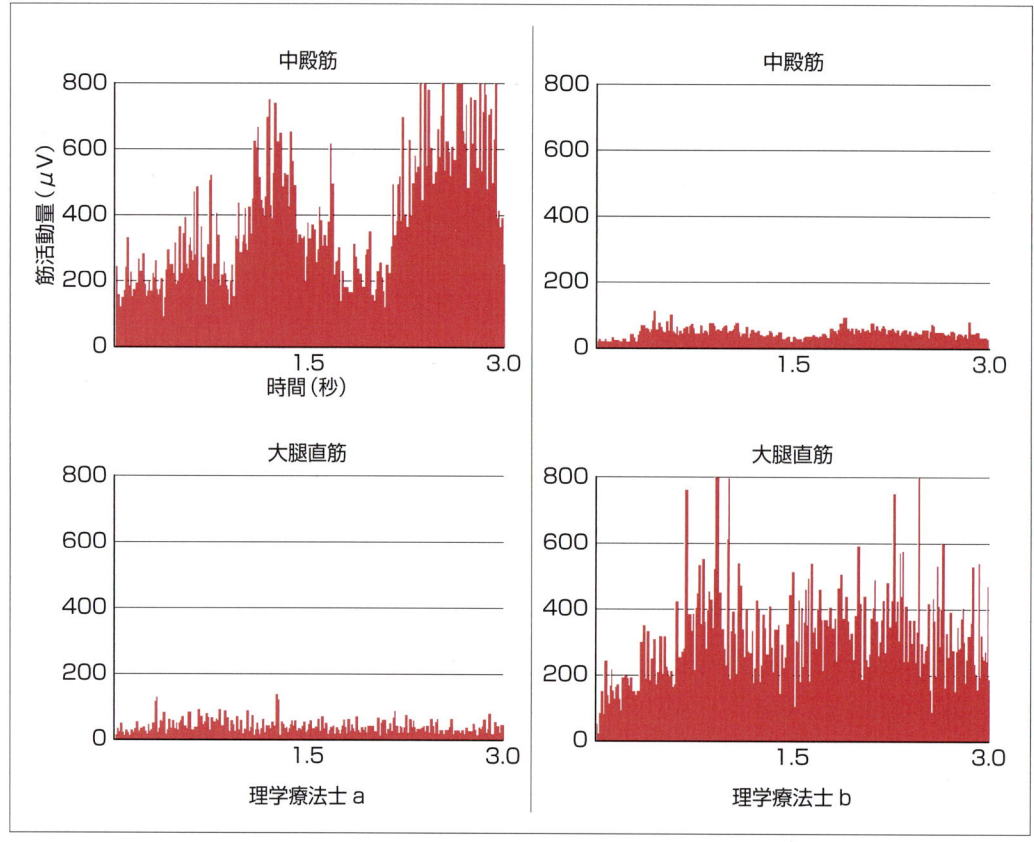

図2 2名の理学療法士による，図1を実施した際のEMGの結果
得られた3秒間の生波形データに対して整流処理を行った．理学療法士aは目的とする中殿筋の筋活動が促せているのに対して，理学療法士bによる実施では大腿直筋の活動が顕著であり，中殿筋の活動が得られていないことがわかる．

MINI LECTURE

伝えられるよう感覚入力を可視化する視点を持ち，臨むことが感覚入力の質的向上に不可欠である．

●─文献

1) 木塚朝博，増田　正，木竜　徹，他：表面筋電図とは．バイオメカニズムライブラリー表面筋電図，バイオメカニズム学会（編），pp1-11，東京電機大学出版局，東京，2006
2) Basmajian JV, De Luca CJ：Muscles Alive：Their Foundation Revealed by Electromyography 5th ed., Williams and Wilkins, Baltimore, 1985
3) White House Names DJ Patil as the First US Chief Data Scientist［internet］：http://www.wired.com/2015/02/white-house-names-dj-patil-first-us-chief-data-scientist/［accessed 2015-11-24］, WIRED, CONDÉ NAST, 2015

7 タイミングの感覚とトレーナビリティ
―運動に利用する時間，運動が変える時間―

羽倉信宏，宮崎 真

> 「時間」の処理は特定の感覚様式に依存しない．ゆえにわれわれの脳は時間の処理に特化した受容器は持っていない．では，われわれはどのように時間情報を取得し，それを円滑な運動に役立てているのだろうか？ 本項では，脳が時間情報取得のためにとる方略や，その利用法について概説する．

はじめに

「ヨーイ，ドン！」の合図とともに走り出す．野球のピッチャーの投じる球にバットを合わせる．バットの先端が意図したタイミングで球を捉えるように，正確な順序で腕の各筋を動かす．これらの例のように，スポーツの多くの場面では，どの運動を行うのか，という運動内容とともに，どのタイミングでその運動を実行するのかという時間情報をも正確にパフォーマンスに反映することが求められる．時間情報の運動への重要性はなにもスポーツ場面に限られたことではなく，われわれが日常生活で何の苦もなく実行している能力である．例えば，われわれは電車の閉まりそうなドアを見て，するりと飛び込むこともできる．また，筆者はいまキーボードを一心不乱に打つことでこの原稿を書いているが，適切な順序とタイミングでキーを押さなければ，紙面に現れる文字列は滅茶苦茶なものになってしまう．果たして，われわれの脳はどのように適切にタイミングを利用して円滑な運動につなげているのだろうか？ そのとき，運動の時間やタイミングについて，われわれはどのように感じているのだろうか？ 果たして，運動内容とタイミングは同じように処理されているのだろうか，それとも別々に処理されているのだろうか？ この項では，われわれの脳が時間情報をどのように運動に利用し，そしてそれを知覚に反映させているのかについて，具体的な研究を紹介しながら概説する．本項で解説する時間を運動に利用するメカニズムについての知識は，臨床場面における患者の行動や主観的経験を体系的に理解するうえでの一助となると確信している．

本当はいつ起こったのか？ 外界で起こるイベントの「真」のタイミングを知る難しさ

ある感覚入力（スタートの合図）をもとに運動を開始したい場合，実際にいつそれが生

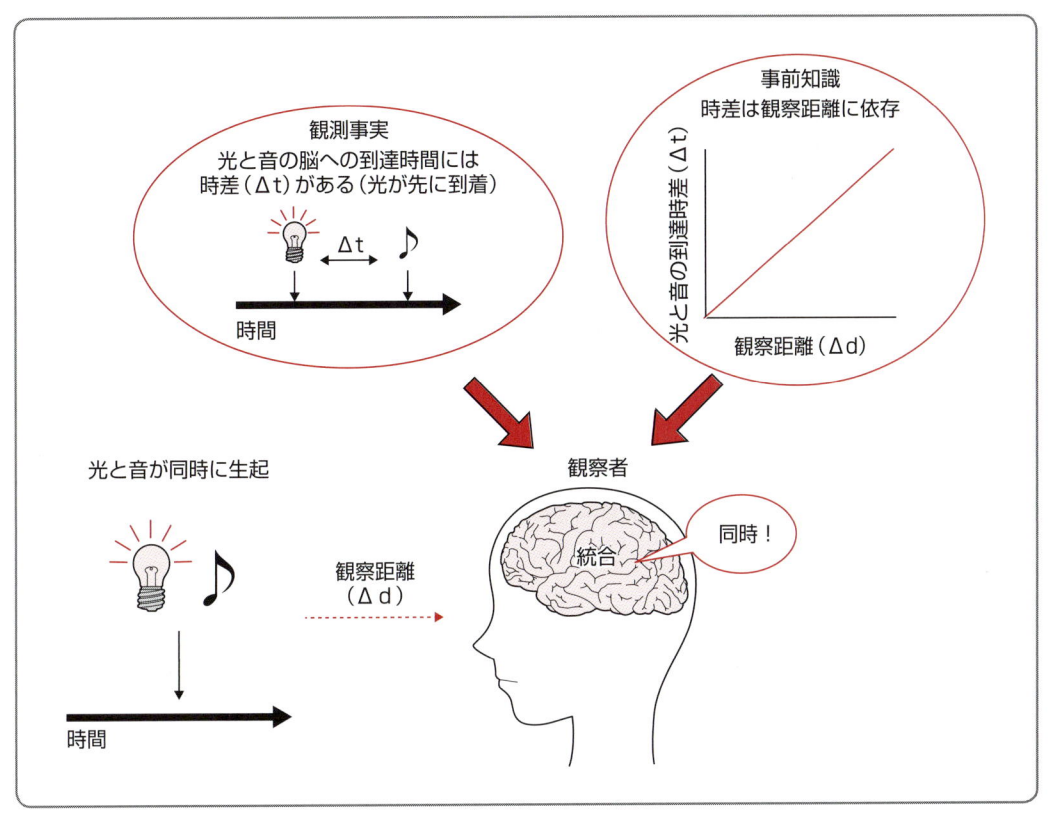

図1 脳で神経活動の生じるタイミングと物理的世界のタイミング

光と音が同時に生起しても，観察距離（Δd）に依存して，光と音の観察者への到達時刻には時差（Δt）ができてしまう．脳は観察距離と時差の関係性についての事前知識を，現在得られた観測事実と統合して，光と音との同時性を判定する．

「Sugita Y, Suzuki Y：Audiovisual perception：Implicit estimation of sound-arrival time. Nature. 421（6926）：911, 2003」より作図

じた（る）のかを正確に知ることができれば，それをもとに運動を開始することは簡単な作業のように思える．しかし，「実際にいつイベントが起こったのかを知ること」，というのは，実はそれほど簡単なことではない．まずはイベントのタイミングの知覚について，花火見物を例に考えてみたい．花火が打ち上げられたとき，まず視覚的に花火が知覚され（i.e. 花火が見えた！），その後，打ち上げに伴う音が聞こえてくる．これは光と音の伝達速度の違いによって，物理的には同時に生じた現象であっても，光のほうが音よりも観察者に先に到達するためである．これが環境によって生じる時差である（物理的時差）．また観察者に刺激が到達した後も，さらに時差は生じる．視覚神経と聴覚神経では，脳への距離や伝達速度が異なるため，たとえ視聴覚刺激の感覚器（目，耳）への入力が同時であったとしても，それぞれ別々のタイミングで脳に到達する．これは刺激の処理装置（脳）によって規定される時差である（生理的時差）．これら物理的・生理的に生じる時差により，脳で神経活動の生じるタイミングは物理的世界におけるイベントのタイミングを正確には反映しない（図1）[1]．つまり，脳が神経活動のタイミングにのみに注目して視聴覚イベン

トの関係性を計算しようとしたとき，果たして光と音が同時に生じたが時差によってタイミングがずれているのか，それとも実際に光と音の生じた時間がずれているのかの区別をつけることができない．

　数百メートル離れたところで生じる花火については，わかりやすい極端な例として挙げたが，同じような時差は，わずか数メートル離れた人と話すときにも生じているはずである．であるにもかかわらず，その際，われわれは「口が動いてから遅れて声が聞こえた」などと感じることはなく，口の動きと声がちゃんと同時に生じているように知覚する．それでは，われわれの脳は，外界の「真」の時間状態を把握するために，これらの時差をどのように補正しているのだろうか？

経験がものを言う？　入力信号の統計的性質を利用した感覚入力タイミングの把握

　前項で述べたように，脳が現在の状態を知るために神経活動のタイミングだけに注目していると，現状を反映しない答えを算出してしまう可能性を避けられない (i.e. 光と音が同時に生じても，光が先行すると感じてしまう)．そのような間違った答えを避けるために，脳はそれまでに培った経験から，入力信号の統計的性質を学習し，その学習結果を「事前知識」として，現在得られる情報の解釈に適用しているようである．

　Sugitaら[1]は被験者に光と音の2つの刺激をさまざまなタイミングで与え，どちらが先に提示されたかを判断させた(時間順序判断)．その際，光の提示位置からの被験者の観察距離を1mから40mまで変化させた．すると，光源が被験者に近い場合にくらべて遠くにある場合は，光が音に先行すると感じる音の提示時間が遅くなることがわかった(図2)[1]．通常，観察者から光源までの距離が遠ければ遠いほど，光と音の到達時間誤差は大きくなり，光が先に観察者に到達しても，実際の音刺激との差は小さくなる．つまりこの結果は，われわれの脳が視聴覚刺激の距離と到達時間の物理的関係性の事前知識を有しており，光と音の時間順序判断にそれを適用していることを示している(図1)[1]．

　さらに別の実験でFujisakiら[2]は，光と音の間に固定の遅延を入れて被験者に繰り返し提示し(順応期)，その後に光と音の時間順序判断を行ってもらった．すると，例えば光が音に先行する状況下に長く順応すると，光・音間に挿入されている遅延が相殺され，実際には光が音に先行して呈示されても，両者が同時に提示されたと知覚するようになることを示した．これは，順応期の光と音の提示環境を脳が外界の統計的性質として再学習し，その学習結果を直後の視聴覚タイミングの知覚に適用するためだと考えられる．これまでの日常生活の経験則だけでなく，どうやら脳は特定の文脈での感覚入力の統計的性質を素早く柔軟に学習し，利用するようである．

　以上の2つの研究は，脳が感覚入力のタイミングを算出するとき，不確実性の高い神経活動のタイミング情報をそのまま解釈するのではなく，これまでの経験から得られる入力

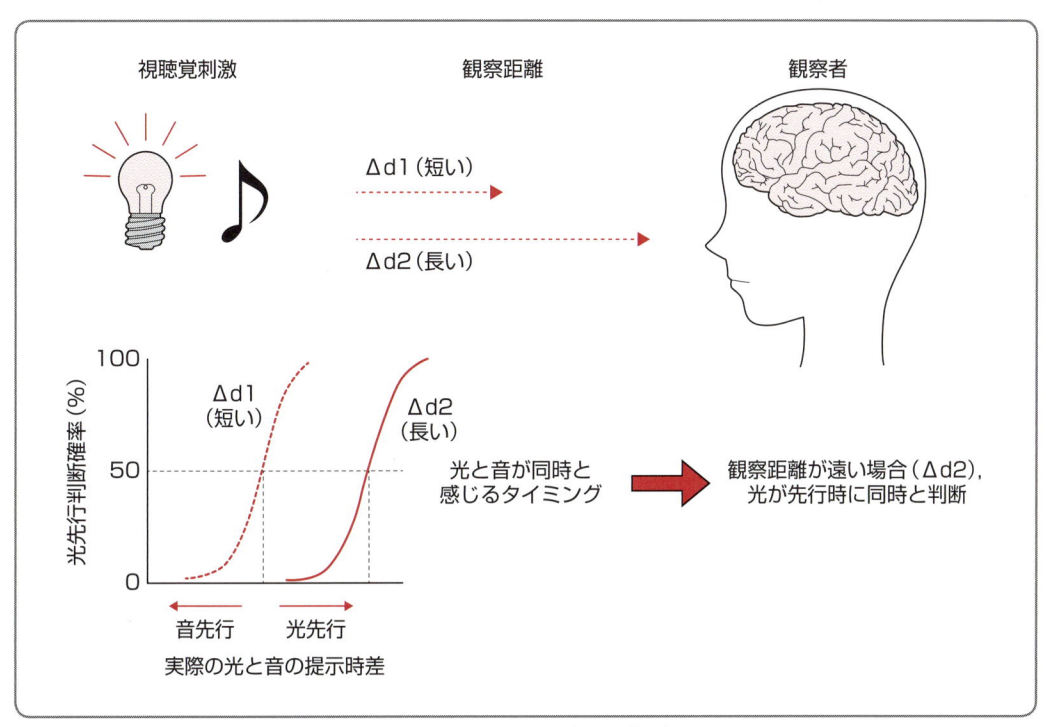

図2 Sugitaらの実験の概略

観察距離が長いときには，より光が音よりも先行した状況でも，両者が同時であると判断した．これは，現在の得られた視聴覚刺激の時間的関係性について，脳が観察距離と到達時差の事前知識を適用して解釈していることを示している．

「Sugita Y, Suzuki Y：Audiovisual perception：Implicit estimation of sound-arrival time. Nature. 421(6926)：911, 2003」より作図

情報の統計的性質（事前知識）を利用して，なるべく正確な推定を行う努力をしていることを示している．

POINT

脳活動は外界の真の時間状態をそのまま反映するわけではない！ よって，各文脈において適切な時間情報を取得するためには，得られる脳活動から真の状態を推定する必要がある．これは何も時間情報に限ったことでなく，すべての知覚現象は脳活動から外界を推定した結果である．患者で何か障害が見つかった場合，①末梢の損傷などによって脳への入力信号が阻害されているのか，②入力信号からの推定が阻害されたのか，の区別は，理学療法などを計画するうえできわめて重要となってくる．

投手の癖を運動に生かす！ ボールはいつ来るのかのタイミング予測も経験に依存

前項では，われわれの脳が，例えば視聴覚情報の場合，両感覚間の関係性についての事

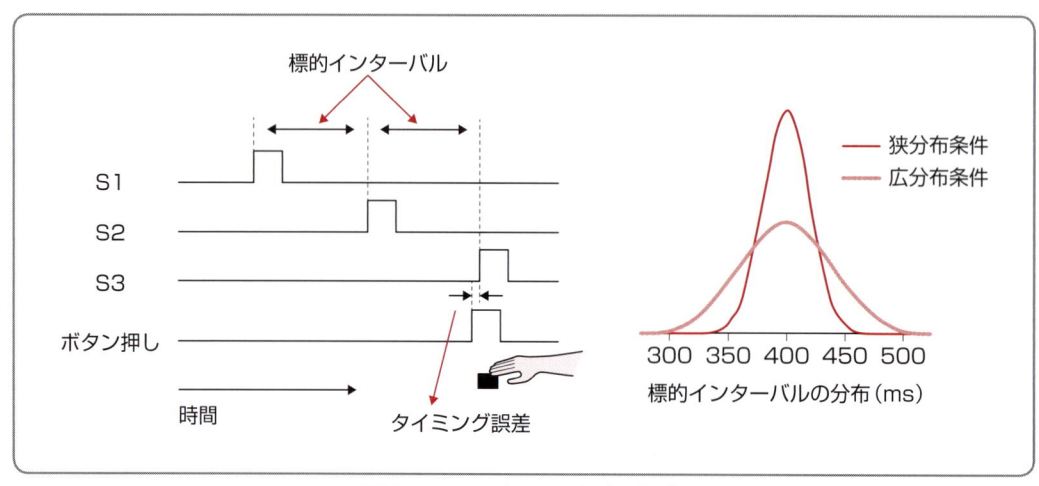

図3　Miyazakiらの実験の概略

被験者は光刺激S1〜S2間の時間インターバルを標的として，S2から同じインターバルで提示されるS3のタイミングでボタンを押すことを求められた．標的インターバルの分布は，狭い条件と広い条件が設定された．被験者がこの分布の情報を事前知識としてボタン押しの実行タイミングに適切に生かしている結果が得られた．

「Miyazaki M, Nozaki D, Nakajima Y：Testing Bayesian models of human coincidence timing. J Neurophysiol. 94(1)：395-399, 2005」より作図

　前知識を利用して両入力の時間的関係性を知覚する例を紹介した．それでは，感覚情報を運動に変換する場合は同じように感覚入力の統計的性質を利用しているのだろうか？

　例として野球のバッティング場面を考えたい．2人の名投手，AさんとBさん，と対戦する際の打者の脳の計算について考えてみたい．両投手とも平均の球速は同じであるとしよう．しかし，投手Aの球速のばらつきは非常に大きく，ゆっくりした球を投げたかと思えば，非常に速い球を投げることもある．逆に投手Bの球速のばらつきは小さく，基本的には平均速度近辺である．果たして，打者は投手ごとに異なるこの球速のばらつきについての統計情報を，適切にバッティング開始のタイミングに利用できるのであろうか？

　Miyazakiら[3]はこの問いを実験環境に落とし込んで調査した．実験では3つの光刺激が提示され(S1，S2，S3)，S1〜S2間とS2〜S3間の時間インターバルは同一に保たれている(図3)[3]．被験者の課題は，S1〜S2を見て，S3が提示されるタイミングを予測して，S3の出現と同時にボタンを押すことである．つまり，S2が投球，S3がバッティングで，S1〜S2はその試行での球速(球の到達時間)を教えてくれる指標である．脳が「球速」の統計的性質を利用しているかどうかを調査するために，S1〜S2の時間間隔の試行間のばらつき具合が異なる2つの分布が用意された．分布は2つとも平均値が400msに設定された正規分布であるが，1つはばらつきが小さくなるように(狭分布条件：標準偏差が20ms)，もう1つはばらつきが大きくなるように(広分布条件：標準偏差が40ms)設定された．この2つの分布が異なる球速パターンを持つ2人の投手に対応する．もし，入力刺激の統計的性質(球速のばらつき)がまったくこの課題の考慮に入れられていないのならば，分布の狭い/広いは被験者の課題の遂行にまったく影響を与えないはずである．しかし，もし

分布の情報を課題の遂行に取り入れているのであれば，課題の遂行の応答は分布条件によって異なるはずである．

結果は，後者の仮説が支持され，狭い分布にしたときのほうがより応答バイアスが大きくなることがわかった．そしてこの分布についての事前知識の利用方法は，与えられたその試行での球速を統計的に最も正確なタイミングで数学的に予測できる形式（ベイズ推定法）に従うことが示された．

適切なタイミングで運動を開始できるよう，脳は利用できる知識は貪欲に利用して，不完全でばらつきを有する各試行の情報を補っている．この研究は，投手の球速の性質をしっかり頭に入れておいたほうが良いパフォーマンスが期待できる，というのを，科学的に示している一例であるといえる．

メモ　ベイズ推定とは？

現在の状態を，事象の事前確率（事前知識）に基づいて解釈するとき，ベイズ則（事後確率∝事前確率×尤度）に基づいて計算することで，数学的に最適な推定（事後確率最大化）が行えることが示されている．これがベイズ推定である．このルールは迷惑メールのフィルタリングや，カーナビの探索プログラムなど，広く一般的に使用されている原理であり，脳も同様の原理に基づいて現在の状態を理解しているという例がいくつも提出されている．

運動場面における時間の推定：知覚時間は長くなったり，短くなったり？

脳の情報処理について最も重要な点なのでもう一度繰り返すが，脳が外界から得ることのできる情報は不完全なものであり，脳はその不完全な情報から外界の状態をより正確に推定する努力を常にしている．運動中，脳は外界の状態をなるべく正確に追跡するために，さまざまな方略を用いている．ここまで記してきたことはこれまでの経験から入力情報の統計的性質を学習し，それを事前知識として現在の入力の解釈や次に行う運動に利用しているというものである．

この項では，運動に付随する情報処理が，今度はどのようにわれわれの時間の知覚そのものに影響を与えるのかについて，いくつかの研究例を紹介する．われわれは自分たちがよどみのない，一定のスピードで流れる時間の中に身をおいていると考えている．しかし，前項でも述べたように，さまざまな内部要因や外部要因により，感覚情報の入力タイミングは不完全となるため，よどみのない時間の流れを脳が保つのは実は難しい．特に運動中には，運動していない状況と比較して感覚情報入力がさまざまな形で変化してしまう．このような状況下で被験者の時間の知覚を細かく調査すると，どうやら時間は実際よりもときには短く，ときには長く感じられているようである．以下に紹介する研究は脳がどのように運動中の感覚情報処理から時間の知覚を補正しているのかの方略についての示唆を与えてくれると同時に，「時間とはなんなのか」ということも考えさせてくれる（図4）[4~6]．

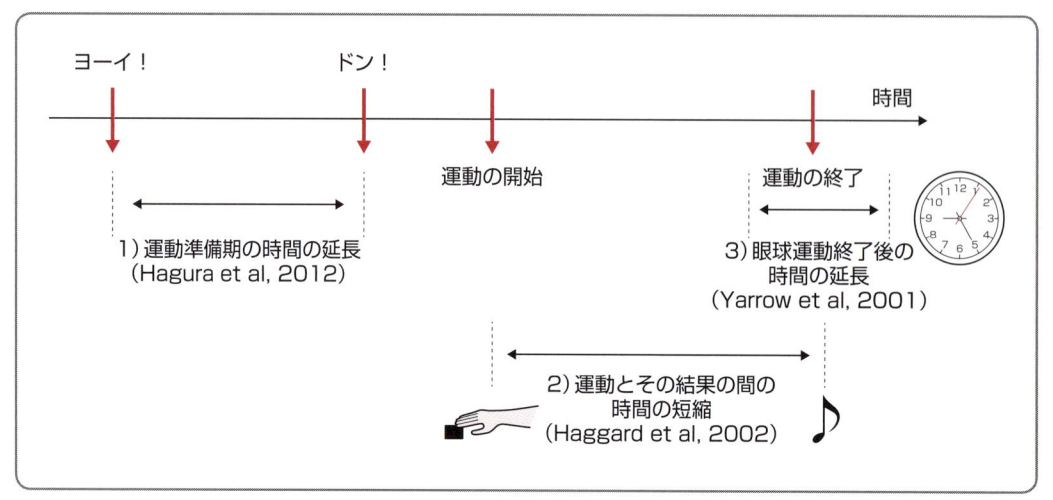

図4 運動を実行する前後に生じる，時間知覚の変容
1）眼球運動終了時には，周期的に提示される刺激の時間が長く知覚される．
2）運動に必ず感覚入力（e.g. 音）が伴うとき，運動をしたと感じるタイミングと，感覚が生じたと感じるタイミングが近づいて感じられる．
3）運動開始前の運動準備期には，視覚情報処理の促進により，提示された視覚刺激の時間が長くなったように感じられる．

「Yarrow K, Haggard P, Heal R, et al：Illusory perceptions of space and time preserve cross-saccadic perceptual continuity. Nature. 414（6861）：302-305, 2001」，
「Haggard P, Clark S, Kalogeras J：Voluntary action and conscious awareness. Nat Neurosci. 5（4）：382-385, 2002」，
「Hagura N, Kanai R, Orgs G, et al：Ready steady slow：action preparation slows the subjective passage of time. Proc Biol Sci. 279（1746）：4399-4406, 2012」より作図

● この時計の電池は切れてしまった？　クロノスタシス錯覚

　時計の秒針は，1秒ごとに針が1目盛動くわけだが，突然，時計の秒針を見つめたとき，その秒針が1秒以上静止しているように感じたことはないだろうか？　これがクロノスタシス錯覚（stop clock illusion）と呼ばれる錯覚である．Yarrowら[4]はこの錯覚を系統的に調べる実験を行った．被験者は画面上のある一点（開始点）から，別の一点（到達点）まで急速眼球運動（サッケード）を行った．眼球運動の開始とともに到達点は1秒程度のさまざまな間隔をもって一度点滅し，次に正確に1秒間で点滅した．被験者は眼球運動の終了後，到達点において最初の点滅までにかかった時間と，そこから次の点滅までにかかった時間（1秒間）を比較した．その結果，やはり到達点における最初の点滅は1秒以上に感じられること，そして，その効果の量はサッケードの距離（サッケードにかかる時間）に依存することを確かめた．眼球運動中は，網膜自身が眼球とともに動くことによって視覚情報入力の信頼度が低くなるため，運動中に入力される視覚入力は抑制されることが知られている（サッケード抑制）．筆者らは，脳が「このサッケード抑制中には何も生じなかった」ということを仮定し，サッケードにかかった時間を，周期的に時を刻む刺激の最初のイベントの持続時間に「足す」からだと考察している．このようなサッケードの時間を補正する機能によって，たとえ眼球運動中に視覚入力が遮断されてしまって，突然感覚入力に

ギャップができてしまっても時間の流れの整合性が保てるのだと，筆者らは解釈している．

● 音を鳴らしたのは私だ！　運動意図による時間結合：intentional binding

　電気のスイッチを押すと電気がつく，といったように，われわれの行為には何らかの結果（感覚入力）が伴う．その行為とそれに伴う感覚入力の連合が「私がこの結果（i.e. 電気がついた）を導いた主体者である」という自身の行為の結果への帰属感（sense of agency）を生んでいると考えられている．Haggardら[5]はこの行為による結果の自己帰属感が，自己運動や，運動の結果が生じた感覚入力のタイミング知覚を変化させるかどうかを調査した．被験者は時計盤上で回転する針を見ながら，自分の好きなタイミングでボタン押しを行った．このボタン押しが終了した250 ms後には，音が提示されるように設定されている．その後，被験者は自分がボタンを押したとき，もしくは音が生じたときに，時計盤上で針がどの数字を指していたかを報告した．報告されたタイミングを解析すると，行為に音が連合されている場合には，自己運動のタイミングは実際のタイミングよりも後に，そして，音の生じたタイミングは実際のタイミングよりも前に知覚されることがわかった．つまり，自分の行為とその結果である音の時間間隔が短く（結合されて）知覚されるようになるわけである．筆者らは，行為の結果を自己運動に帰属させるプロセスには，両イベント（運動と音）を時間的に近接させる作業が介在し，このプロセスによって，自己運動の結果とそれ以外を区別していると解釈している．そして，この現象を「運動意図による結合（intentional binding）」と名づけている．

● 球が止まって見える？　運動準備期における時間知覚の延長

　野球の神様，川上哲治は「球が止まってみえる」と言った，という逸話がある．Haguraら[6]は，バットを振ろうと準備しているときに生じる運動準備期の情報処理が，川上哲治氏が報告するように，その際の経過時間の知覚を実際に延長するのかを調査した．

　被験者は画面上に提示される視覚刺激（白い円）の提示時間が短いと感じたか，長いと感じたかを報告した．運動条件では，被験者は視覚刺激がモニタ上から消えるとともに，タッチパネルとなっているモニタ上のターゲット位置に右手で到達運動を行った．そして到達運動後，提示時間の長さ判断を行った．統制条件では，被験者は到達運動は行わず，視覚刺激消失後に同じく提示時間の長さ判断を行った．運動条件では，運動準備をしなければ達成が難しいように反応時間が制限されていたため，視覚刺激提示中に運動準備の処理が行われているが，統制条件では運動準備処理は存在しない．この状況下で被験者の時間判断を両条件で比較すると，運動準備条件のほうが短い時間でも「長い」と判断する確率が高くなる，すなわち，運動を準備しているときには時間が長く感じられていることがわかった．さらなる実験によって，運動準備中は時間が長く知覚されるだけでなく，ゆっくりとも知覚されること，そして，運動準備期間中には視覚情報処理が促進することが示された．運動実行中は感覚情報の正確な取得が困難である．筆者らはこの運動直前の視覚情報処理の促進は，到達運動のようなフィードフォワード制御を必要とする速い運動を行う

際に，その実行しようとしている運動計画を止めたり，また変えなければならないような外界の刺激の検出を容易にしたりするための，脳の適応的な方略であると解釈している．

運動のタイミングと内容の乖離：何をするか決まっていなくても，運動タイミングを準備できる？

　最後に，運動のタイミングの処理と運動内容の処理はどこまで独立に処理されているのかについて言及したい．例えばテニスのサーブを返球するとき，何をするのか（フォアハンドで打つのか・バックハンドで打つのか；空間情報），そしてそれをいつ実行するのか（時間情報）の2つの情報が重要となる．直感的には，何をするのかが決まっていなければ，それをいつ動かすのかの計算はできなさそうである．しかし，運動実行について，時間情報と空間情報が独立に処理されていることが近年示されはじめてきた．

　Sakaiら[7]の実験では，被験者は2つのキーを教示される順序に従って押すことを要求された．しかし，ボタン押しの順序と時間関係を軸に，以下の4つの条件が設定され，反応時間が測定された．①ボタン押しの内容は決まっていて，ボタン押しの時間間隔も決まっている場合，②ボタン押しの内容は決まっているが，ボタン押しの時間間隔はランダムである場合，③ボタン押しの内容はランダムであるが，ボタン押しの時間間隔が決まっている場合，④ボタン押しも，その時間間隔もランダムである場合，である．もし運動（ボタン押し）の内容の準備が決定してからその実行タイミングを決定しているのであれば，タイミングの準備（時間間隔が一定）はボタン押しの内容が決まっているときだけ反応時間を促進することが予測される．しかし，運動のタイミングの準備が運動の内容に依存しないのであれば，ボタン押しの内容が決まっていなくても，ボタン押しの時間間隔が一定である場合は反応時間が促進されるはずである．

　結果は後者の説がサポートされ，運動内容の準備と，運動実行タイミングの準備はそれぞれ独立に反応時間を促進させることが示された．さらにこの課題の最中に脳活動を機能的磁気共鳴画像（fMRI）で調査すると，前補足運動野（preSMA）が運動内容の準備に，小脳が運動タイミングの準備に関与することがわかった．

　近年，Kornyshevaら[8,9]は，指の系列運動学習のパラダイムを用いて，同様に，運動の内容とタイミングの処理が独立的であることを示した．筆者らは，指の系列内容（どの指を動かすのか）だけを学習するグループ，および，指を動かすタイミングだけを学習するグループを作り，学習後に，それまで被験者が経験していない，指の系列と動かすタイミングを組み合わせたパターンの運動を実行させた．すると，両グループで顕著な学習が観察された．これは，運動実行のタイミングだけを独立的に学習させれば，それが異なる内容の指系列運動においても利用可能である，すなわち，運動タイミングだけ独立的にトレーニング可能であることを示している．また，fMRI研究により，両側の運動前野や頭頂葉領域では，運動内容とタイミングの情報が独立的に処理される領域が観察され，両者

は脳からの運動の最終出力領域である一次運動野で統合されることを示した．

　以上の結果は，テニスのサーブを受けるとき，サーブのスピードの情報と，運動パターンを変えなければならないサーブの方向の情報は独立的に学習可能であることを示している．

結　語

　本項では，時間情報と運動の関係について，近年の研究を紹介しながら，

　1）われわれの脳は，外界で生じたイベントの不完全な時間情報を補うために，これまでの経験から入力の統計的性質を学習し，それをもとにイベントのタイミングを推定していること．

　2）運動中における不完全な感覚情報を脳は補正し，それに伴って運動前後の時間の知覚が修飾されること．

　3）実行する運動の内容の情報と，運動を実行するタイミングの情報は異なる神経機構で学習されており，それぞれ独立に学習することが可能であること．

を概説した．時間やタイミングという，一見捉えどころのない現象を，実験に落とし込んでさまざまな研究が進んできている．本項が患者の運動機能を評価する際の一助となれば幸いである．

▶若手理学療法士へひとこと◀

脳の情報処理原理を少しでも知っておくことは，症状の体系的な理解や，新しい理学療法プログラムの作成に役立つと筆者は確信している．

Further Reading

マインド・タイム 脳と意識の時間，ベンジャミン・リベット（著），下條信輔（訳），岩波書店，2005
- ▶ われわれの知覚は，外界の直接知覚ではなく，脳活動を解釈している，ということを教えてくれる本である．
- ▶ ぜひ，本項で引用した原著論文に実際に当たってほしい．実験内容の詳細を知ることで，理解が深まると同時に，新たな疑問やアイディアが湧いてくるはずである．

●―文献

1) Sugita Y, Suzuki Y：Audiovisual perception：Implicit estimation of sound-arrival time. Nature. 421 (6926)：911, 2003
2) Fujisaki W, Shimojo S, Kashino M, et al：Recalibration of audiovisual simultaneity. Nat Neurosci. 7 (7)：773-778, 2004

3) Miyazaki M, Nozaki D, Nakajima Y：Testing Bayesian models of human coincidence timing. J Neurophysiol. 94(1)：395-399, 2005
4) Yarrow K, Haggard P, Heal R, et al：Illusory perceptions of space and time preserve cross-saccadic perceptual continuity. Nature. 414(6861)：302-305, 2001
5) Haggard P, Clark S, Kalogeras J：Voluntary action and conscious awareness. Nat Neurosci. 5(4)：382-385, 2002
6) Hagura N, Kanai R, Orgs G, et al：Ready steady slow：action preparation slows the subjective passage of time. Proc Biol Sci. 279(1746)：4399-4406, 2012
7) Sakai K, Hikosaka O, Takino R, et al：What and when：parallel and convergent processing in motor control. J Neurosci. 20(7)：2691-2700, 2000
8) Kornysheva K, Sierk A, Diedrichsen J：Interaction of temporal and ordinal representations in movement sequences. J Neurophysiol. 109(5)：1416-1424, 2013
9) Kornysheva K, Diedrichsen J：Human premotor areas parse sequences into their spatial and temporal features. elife. 3：e03043, 2014

MEMO

Ⅲ. 感覚入力を知る！　理学療法に必要な「感覚」の知識

⑧ 運動イメージの脳内再生とトレーナビリティ
―臨床応用のために運動イメージの脳内神経基盤を理解する―

上原一将，花川　隆

　脳卒中運動麻痺およびその他の中枢神経疾患に対する運動イメージを用いたリハビリテーションの有効性が報告されている．一方で，運動イメージの神経基盤は1990年代から注目を集めており，運動イメージ中の脳内活動について多くの研究成果が報告されている．本項では運動イメージの脳内神経基盤を具体的な研究成果をもとに解説したうえで運動イメージと運動実行の関係について迫る．加えて，リハビリテーションにおける運動イメージのトレーナビリティ（運動イメージの効果）について議論する．本項を通して運動イメージの脳内神経基盤についての基礎知識および臨床応用のヒントを得ることができる．

運動イメージの定義

　運動イメージとは，実際には運動を行わない（つまり筋活動のない）状態で，運動にかかわるさまざまな感覚を関連づけながら身体運動を心的に想起する認知機能である[1〜4]．すなわち，運動イメージとは，脳内で個々の運動を意識的に企画する，あるいはその実行をリハーサルすることを意味する．運動イメージはスポーツ分野におけるメンタルプラクティスのみならず，近年，脳卒中，パーキンソン病，脊髄損傷などの中枢神経疾患のリハビリテーションに用いられ，その有効性が報告されている[5〜10]．つまり，運動イメージをリハビリテーションプログラムに加えることで中枢神経疾患の機能回復および日常生活動作改善の一助となることが期待できる．

　運動イメージはそのイメージ方法の違いから一人称運動イメージと三人称運動イメージに分類される（図1）．一人称運動イメージは筋感覚的運動イメージを意味し，イメージを想起している本人があたかも実際に運動を行っているように想起を行う．つまり，関節が動く感覚や筋あるいは皮膚が伸張されるような感覚を介して運動をイメージすることを意味する．その一方で，三人称運動イメージは視覚的運動イメージを意味し，本人が運動を行っている様子を外部から第三者的に観察しているようなイメージを指す．同じ運動イメージであっても一人称と三人称運動イメージの神経基盤あるいは運動イメージアプローチの効果は異なるため両者は明確に区別する必要がある[11〜16]．

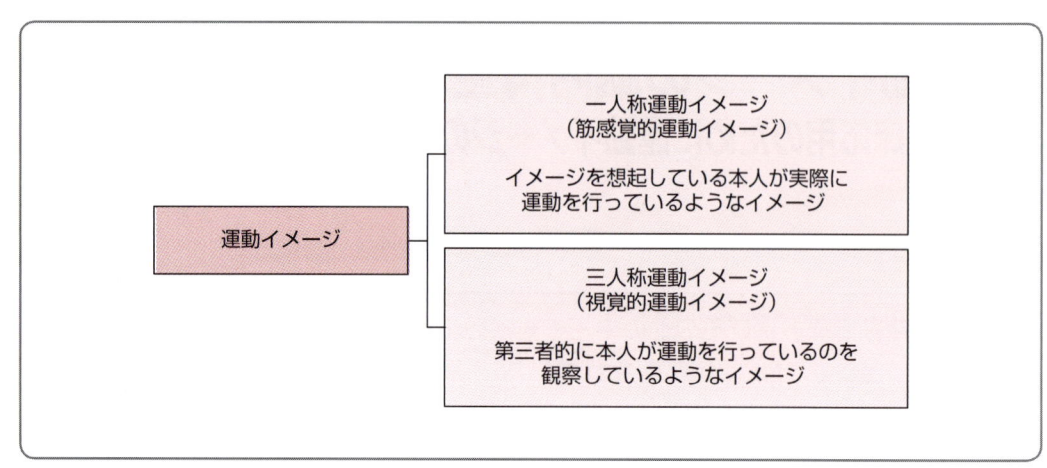

図1 運動イメージの分類

POINT
運動イメージはそのイメージ方法の違いから一人称運動イメージ（筋感覚的運動イメージ）と三人称運動イメージ（視覚的運動イメージ）に分類される．

運動イメージの神経相関とは？

　近年，人間がさまざまな課題を行っている間の脳のライブな活動を非侵襲的に可視化することが可能になり，運動イメージ中の脳活動についても広く研究が行われるようになった．空間的分解能に優れている機能的磁気共鳴画像法（functional magnetic resonance imaging：fMRI）を用いて運動イメージに伴う脳内活動を全脳レベルで観察した研究では，一貫して**補足運動野（supplementary motor area：SMA），運動前野（premotor cortex：PM），頭頂葉皮質，大脳基底核，小脳などの運動関連領域に活動がみられる**（図2）．これらの脳領域は随意運動の企画および実行を担う脳領域に相当すると考えられている[2,17〜21]．これに加え，一次体性感覚野，前帯状回，視床，前頭前野の活動も認められる[15,22]．また，**随意運動時に著明な活動を示す動作肢と対側の大脳皮質一次運動野（primary motor cortex：M1）に，運動イメージ中にも活動が認められる**[17,18,23]．つまり，運動イメージは，実際の運動や筋活動を伴わずとも，目的とした随意運動制御に強くかかわる脳領域を賦活する．とりわけ，ブロードマン6野に存在するSMAおよびPMは運動イメージに強く関与する領域であると考えられている．SMAは運動企画に関与することがよく知られている[2]．PMはM1，体性感覚野，SMAからの運動感覚情報あるいは運動計画を統合する役割を担っており[24]，PMの一部である「前背側PM」は，運動イメージで賦活する前頭葉領域とM1などの運動関連および皮質下領域とのネットワークを結ぶ中継地点として機能している可能性が示唆されている[25]．つまり，PMは運動企画から運動実行と

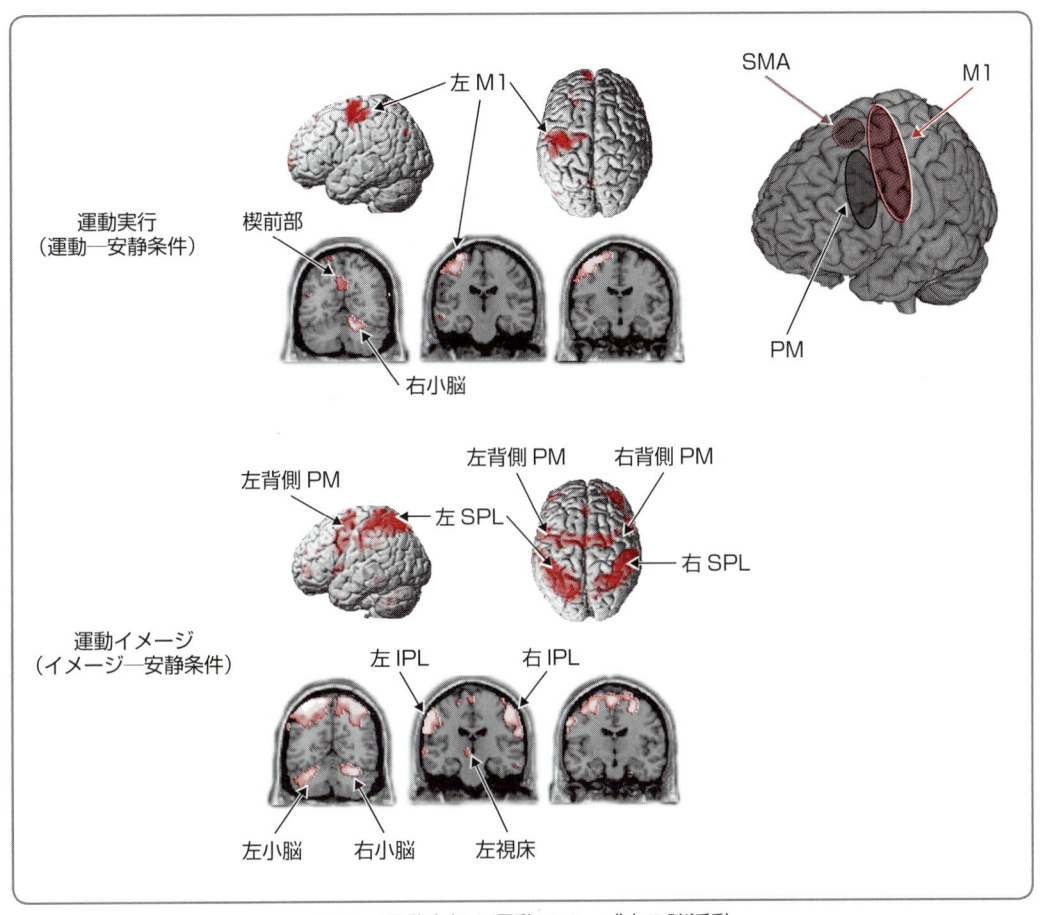

図2 運動実行と運動イメージ中の脳活動

fMRIを用いて系列的な右手対立運動中およびその筋感覚的運動イメージ中の脳活動を1名の健常成人から記録．運動実行時は左M1，右小脳，楔前部の活動が観察されたのに対して，運動イメージでは，両側SPL，IPL，背側PM，小脳，左視床などに活動が観察された（自験データより）．M1：primary motor cortex, PM：premotor cortex, SPL：superior parietal lobule, IPL：inferior parietal lobule

いう実際の行為の一連の流れ，あるいはこの流れをシミュレートする運動イメージにおいて重要な役割を果たしていると考えられる．

随意運動指令を筋へ出力するM1の運動イメージ中の活動に関しては，時間分解能に優れている経頭蓋磁気刺激法（transcranial magnetic stimulation：TMS）を用いて評価することができる．片手随意運動の運動イメージを行っている最中に，TMSを用いてイメージをしている上肢と対側に位置するM1の主動作筋支配領域を刺激した場合，**M1を含む皮質脊髄路の興奮性は安静状態（イメージなし）と比較して増加する**ことが多くの研究で報告されている[26〜32]．つまり，運動イメージによって，随意運動を伴わずにM1を含む皮質脊髄路の興奮性を促通させることが可能であるといえる．しかしながら，**運動イメージによって誘発されるM1の興奮性増加量は実際の随意運動実行時のM1の興奮性増加量には至らない場合が多い**[28]．同様に，fMRI研究でも運動イメージ中のM1および体性感覚

野の活動は運動実行時と比較して少ないことが報告されている[19]．定量的には，**運動イメージ中のM1および体性感覚野の活動は，運動実行中の活動と比較して30～50％程度減少するといわれている**[33]．運動イメージでは実際の運動実行に伴う筋出力あるいは運動の結果としての感覚入力がないことがM1の活動量を低下させている要因のひとつとして挙げられる．M1が運動イメージ生成に本質的に貢献しているのか，あるいは密接な関係のあるSMAやPMの活動増加に影響されて活動が変化しているのかについては，今後の研究による解明が必要であると思われる．

このように運動実行と比較すると，運動イメージによるM1興奮性変化は相対的に小さいものの，その神経科学的背景を理解しておくことが望ましい．M1内には抑制性神経伝達物質のひとつであるガンマアミノ酪酸（GABA）で駆動される抑制性神経回路網が存在し，この回路がM1の興奮性変化に関与する可能性が提唱されている[34]．M1内抑制性神経回路網の動態は，二連発TMS法による皮質内抑制として評価することが可能である．健常者に母指のタッピング運動をイメージさせている最中に二連発TMS法を用いてM1内の皮質内抑制を評価したところ，運動イメージ中の皮質内抑制は減弱している（脱抑制状態）ことが明らかとなった．このとき，運動イメージをしていない小指外転筋を支配するM1領域の皮質内抑制には変化がなかった[28]．同様にTMSを用いて，健常者が足関節背屈の運動イメージ中にM1の興奮性変化と皮質内抑制を評価したところ，運動イメージの主動作筋である前脛骨筋を支配する皮質脊髄路の興奮性は増加し，かつ皮質内抑制の減弱が観察された[35]．これらの知見から，**運動イメージに伴い主動作筋を支配するM1領域の皮質内抑制が減弱し，おそらくその結果として皮質脊髄路の興奮性が高まると考えられる．**加えて，運動イメージは主動作筋以外の筋の安静状態を保持するためのM1皮質内抑制を維持あるいは強めるような周辺抑制機構（surround inhibition）の挙動までをも再現することが可能である．

このように運動イメージは実際の運動実行と類似したM1の興奮性変化を再現することが可能であるが，全脳レベルに視点を移すと，どの程度まで脳活動の賦活領域が両者の間で類似しているかを理解する必要がある．手指タッピング運動イメージ中の脳活動が，運動企画と実際の運動実行のどちらの脳活動と類似したパターンを示すかを検討したfMRI研究では，**主に3種類の活動パターンが観察された．**まず，運動実行が運動イメージや運動企画よりも大きな脳活動を誘発する領域がM1，体性感覚野，背側PM，前帯状回に認められた．つまり，これらの領域は主に運動実行にかかわる．前背側PM，SMA，腹側PM，下前頭回，小脳では，運動実行，運動企画，運動イメージでそれぞれ同程度の脳活動が認められた．一方，前SMA，前頭眼野では運動企画および実行と比較して運動イメージに優位な脳活動が認められた．また，運動イメージ時の脳活動と運動企画時の脳活動には相関関係が認められたのに対して，運動イメージ時の脳活動と運動実行時の脳活動に相関関係は認められなかった．つまり，運動実行時と運動イメージ中の脳活動の分布は類似しているものの，特に運動企画時の脳活動が運動イメージ中の脳活動分布に最も類似して

いることが明らかとなった[21]．すなわち，少なくともfMRIが測定する脳血流動態を介して評価する限り，運動イメージは運動実行そのものを脳内で表現するというよりも運動企画に類似した脳内表現であるようにみえる．

前項で述べたように，運動イメージは一人称（筋感覚的運動イメージ）と三人称イメージ（視覚的運動イメージ）に大別されるが，両者の間には脳活動の違いがみられる．Stinearら[36]は，片側手指運動課題の筋感覚的運動イメージと視覚的運動イメージ中の皮質脊髄路の興奮性変化についてTMSを用いて評価し，筋感覚的運動イメージの方が皮質脊髄路の興奮性をより高めることを報告している．同様に片側手指運動課題を用いたfMRI研究では，筋感覚的運動イメージおよび視覚的運動イメージはともにPMを活動させたものの，視覚的運動イメージでは特に後方および上側部位のPMの活動が著明であった．これに加え，視覚野（ブロードマン17～19野），上頭頂領域（ブロードマン5～7野）の活動が視覚的運動イメージでより強くみられた．一方，筋感覚的運動イメージでは，前SMAを含むSMAに加え，前頭前野背外側部，前帯状回（ブロードマン9，24野），下前頭回（ブロードマン44野），大脳基底核，小脳の活動がより強く認められた[15]．これらの研究から，どちらのタイプの運動イメージでも運動野の賦活は生じるが，視覚的運動イメージでは視覚イメージを生成するための視覚野の活動が優位になり，筋感覚的運動イメージでは大脳基底核や小脳など運動制御に関与する脳領域の活動が優位になると考えられる．

今までに紹介した多くの研究から，運動イメージが運動企画および実行と類似した脳活動を複数の領域に誘導することが明らかになっている．ではこれらの領域はどのような脳内ネットワークを形成し，運動イメージ生成に貢献しているのであろうか？　運動イメージ生成にかかわるネットワークと運動実行にかかわるネットワークは同じなのか異なるのか？　運動イメージ中の運動関連領域の機能的ネットワークに関するfMRI研究では，運動実行と運動イメージの間では機能的ネットワークの構成が異なり，運動実行ではSMAを中心にPM，M1，体性感覚野，小脳，線条体，視床がネットワークを形成するのに対し，運動イメージでは，PMと線条体を中心にM1，体性感覚野，後部頭頂葉，SMA，小脳がネットワークを形成することを報告している[24]．このように運動実行と運動イメージにかかわるネットワークには多少の差異があるが，運動イメージ生成の際には，運動実行の際と同様に，解剖学的に離れた運動関連領域が組織化されたネットワークを形成し，領域間で情報をやり取りしていると考えられる．

POINT

運動イメージは，運動企画や運動実行と類似した運動関連領域ネットワークの機能により生成されると考えられる．運動イメージ中にはM1の興奮性が増加し，皮質内抑制は減弱する．筋感覚的運動イメージと視覚的運動イメージにかかわる運動関連領域は異なる．

> **メモ　経頭蓋磁気刺激法**
>
> 特殊な刺激コイルを用いて非侵襲的に頭蓋上から刺激を行い，コイル直下にある脳内の神経細胞群を脱分極させ，運動誘発電位（motor evoked potential：MEP）を引き起こす方法．MEPの振幅値によりM1の興奮性変化を評価する．二連発TMS法は，運動閾値下の条件刺激と運動閾値上の試験刺激を1～5msの間隔で刺激するとMEPが減少し，6～20msの間隔で刺激をするとMEPが増大する現象が観察される．前者はM1の皮質内抑制回路，後者は皮質内促通回路の動態を反映する．

運動イメージ能力を評価する

前項で述べたように，運動イメージは目的とする運動を脳内で心的にシミュレートする心理過程であるがゆえに，その能力を外部から第三者が評価することは難しく個々の主観的要素が強い．しかしながら，運動イメージを臨床および研究で用いる場合，**運動イメージ能力を何らかの評価尺度で客観的に示すことが望ましい**．また，臨床応用において，理学療法士は患者が運動イメージに適しているだけの運動イメージ能力があるか否かを評価および検討したうえで運動イメージを行うべきである．以下に運動イメージ能力を客観的に評価する方法を紹介する．

● Movement Imagery Questionnaire-Revised version：MIQ-R[37]

MIQ[38]の改訂版としてスポーツあるいはリハビリテーション領域で広く用いられている．この質問紙は筋感覚的および視覚的運動イメージの鮮明さについて評価するものである．はじめに被験者は質問紙で指示された運動を実際に遂行し，その後，実施した運動を筋感覚的あるいは視覚的にイメージをし，1から7までの7段階（1が最もイメージが難しい）でイメージのしやすさをそれぞれ評価するものである．2000年には日本語版のJMIQ-Rが作成され公開されている[39,40]．また，脳卒中患者などを対象として考案されたKinesthetic and Visual Imagery Questionnaire（KVIQ）[41]がある．その他にVividness of Movement Imagery Questionnaire（VMIQ）[42]あるいは改訂版のVMIQ-2[43]も運動イメージの評価指標として広く用いられている．各質問紙の詳細は各参考文献を参照されたい．

● Mental Chronometry（心的時間測定）[44]

実際に行った運動の所要時間と同じ運動をイメージ条件で行った所要時間を比較したもので，両者の時間が近似するほど運動イメージ能力は高いと判断される．心的時間測定の誤差率は以下の式で算出される．

　　誤差率（％）＝ {（|運動実行時間－心的実行時間|）/運動実行時間} ×100

主な心的時間測定手法として，上肢機能ではBox and Block Testを心的時間測定として改変したもの[45]，移動機能では10m歩行[46]あるいはTimed Up & Go Test[47]を心的時間測定の評価に応用している．

心的時間測定はストップウォッチと実際に動作を計測するスペースが確保できれば簡便に測定が可能な手法であるため，臨床での運動イメージ能力の評価や運動イメージを用い

た臨床研究に有用であるといえる．

● Mental rotation（心的回転）

　手や足の静止画像をさまざまな方向に回転させ，その画像が右手，左手あるいは右足，左足なのかを被験者に判断させ，その判断に要した時間（反応時間）および正答率を計測する方法である．反応時間が短く，かつ正答率が高いほど運動イメージ能力は高いと判断される[48]．また，健常成人では参照画像の回転角度が対面（180°）になると反応時間が遅延する傾向がある[49]．

　これらの運動イメージ能力評価指標のスコアと脳活動は関連があり，例えば，VMIQ-2の項目のひとつである kinaesthetic imagery（すなわち筋感覚的運動イメージ）のスコアと運動イメージ中のM1を含む皮質脊髄路の興奮性の間には有意な相関関係が認められ，これに加え，心的回転の反応時間と運動イメージ中の皮質脊髄路の興奮性の間にも有意な相関関係が認められた[50]．また，10m歩行の心的時間と実行時間の誤差率から「good imager」と「bad imager」に分類し，歩行の運動イメージ中の脳活動をfMRIで計測したところ，「good imager」のほうがM1を含む運動関連領域の活動が強いことが明らかとなっている[46]．つまり，前述した運動イメージ能力評価指標から運動イメージ能力が高いと判断された者は，運動イメージにおける脳活動がより誘発されやすいと判断することもできる．

　これらのイメージ能力評価指標に加え，高齢者の場合は記憶や認知機能なども評価し，患者が運動イメージを用いたアプローチに適しているか併せて評価する必要もあるだろう．

> **Advice** 臨床場面では，数値化できる評価指標を用いて運動イメージ能力を事前に評価することで患者が運動イメージを用いたアプローチに適しているか判断することができる．これらの評価指標を用いることで運動イメージに関する臨床研究の幅が広がることが期待できる．

運動イメージ能力の個人差

　運動イメージは主観的な要素が強いため，運動イメージの質が個々で異なる可能性が高く個人差が大きい現象であるといえる．運動イメージに関する個人差の研究では，運動あるいは課題の習熟度の違いが運動イメージ能力および運動イメージ生成に伴う脳活動に影響を及ぼしていることが明らかとなりつつある．Tsukazakiら[51]は，ボールジャグリングの熟練者と未熟練者でジャグリングパフォーマンスの運動イメージ中の手指を支配する皮質脊髄路の興奮性をTMSを用いて評価し比較したところ，未熟練者と比較して熟練者のほうが運動イメージによる皮質脊髄路の興奮性が有意に高かったことを報告している．プロフェッショナルとアマチュアのバイオリニストによるfMRIの研究でも同様に，運動イ

メージにおける脳活動は プロフェッショナルとアマチュアの間で明らかに異なる ことが報告されている[52]．つまり，運動イメージ時の脳活動はイメージを行う対象者個々の課題習熟度合いに依存するといえる．熟練した身体運動はすでに本人の中にその動作に関する内部モデルが存在するため，脳内で身体運動を企画するところから運動実行過程までのイメージが生成されやすく，実際の随意運動に類似した脳活動が得られると考えられる．

　脳卒中や神経疾患，転倒による骨折のリハビリテーションは対象となる患者が高齢である場合が多く，運動イメージ能力と加齢の影響は運動イメージをリハビリテーションに組み込むうえで考慮すべきポイントであるといえる[53,54]．fMRI研究では，若年者と比較して高齢者では運動イメージ中のブロードマン4野（M1）後方の活動が高く，ブロードマン4野（M1）前方の活動が低いことが報告されている[55]．また，その他の運動関連領域においても若年者と高齢者では脳活動量に違いがあることが報告されている[56]．さらに，Mulderら[57]は，加齢に伴い運動イメージ生成戦略が筋感覚的運動イメージから視覚的運動イメージ優位になると報告している．

　これらの報告から，加齢も運動イメージ能力に個人差をもたらす要因といえる．臨床場面で高齢者に対して運動イメージを確実に行わせるには何らかの工夫が必要であると考えられる．

運動イメージを用いたアプローチのトレーナビリティ

　脳卒中およびパーキンソン病患者に対する運動イメージの研究は2000年代前半から増加しており，多くの臨床的知見が報告されている[7]．

　Pageら[58]は，慢性脳卒中患者に対して一般的な理学療法に加えて週2回，30分の麻痺側上肢運動イメージを6週間実施したところ，コントロール群と比較して脳卒中麻痺側上肢運動機能に改善がみられたことを報告している．Miharaら[59]は，脳卒中患者に対して一般的な麻痺側上肢リハビリテーションと近赤外光脳機能イメージング装置による脳血流測定法を用いたニューロフィードバックを行った．ニューロフィードバックに用いた信号は，麻痺側上肢運動イメージ中の対側PMの活動情報であった．ニューロフィードバック群では，ニューロフィードバックなし群と比較して有意な麻痺側上肢運動機能の改善が認められた．その他の臨床研究においても，運動イメージが麻痺側上肢運動機能を改善させることを報告しており[60～63]，脳卒中運動麻痺に対するリハビリテーションとして運動イメージが有効な手段のひとつであるといえる．

　パーキンソン病患者に対する運動イメージの効果に関しては，Tamirら[64]の報告がある．パーキンソン病患者（Hoehn & Yahr stage 3以下）に対して週2回，12週間にわたり，理学療法と運動イメージを実施したところ，理学療法のみの群と比較して，運動イメージを加えた群では運動速度およびパーキンソン病の病態を総合的に評価するUnified Parkinson's Disease Ratingの運動能力と精神機能の項目に改善が認められたと報告している．

その一方で，Braunら[65]はパーキンソン病患者に対して，6週間の一般的な理学療法と併用して運動イメージアプローチを実施したがTimed Up & Go Testや10m歩行テストなどの歩行，バランス能力に改善は認められず，Hoehn & Yahr stageが3以下のパーキンソン病患者でサブグループ解析を行っても歩行能力に改善は認められなかったことを報告している．つまり，パーキンソン病に対する歩行運動を対象とした運動イメージは病態の重症度と関係なく効果がみられなかったことを意味する．パーキンソン病の症状には筋固縮，無動，姿勢反射障害など多岐にわたる運動障害が複雑に絡みあっているため，一般的な運動イメージ方法や評価のアウトカムでは効果的なアプローチやその効果を検出するための評価が困難である可能性は否定できない．パーキンソン病に関する運動イメージのトレーナビリティについては今後症例数を増やし，さらに詳細な検討が必要であるだろう．

この他にも健常成人の運動イメージでは，イメージをしている筋収縮量の増加に伴いM1を含む皮質脊髄路の興奮性を高めることが可能であることや[30]，リラクセーションの運動イメージでイメージのターゲットとなる筋を支配する皮質脊髄路の興奮性を低下させることが可能であることが報告されており[66]，これらの知見は運動器疾患などのリハビリテーションで応用可能であるといえる．

運動イメージをさらに効率的に行う方法として運動観察と運動イメージを組み合わせて行う方法が挙げられる．Sakamotoら[67]は，肘関節を屈曲する運動観察とその運動イメージを組み合わせた条件と運動イメージのみの条件における皮質脊髄路の興奮性変化についてTMSを用いて比較したところ，運動観察と運動イメージを組み合わると運動イメージ単独よりも皮質脊髄路の興奮性がさらに促通されることを報告している．つまり，運動イメージが困難な患者には映像による運動観察と運動イメージを組み合わせた方法が有効である可能性が考えられる．

> **Advice**　現在，リハビリテーションに有効な運動イメージ効果が報告されているのは，リハビリテーションあるいはニューロフィードバックと運動イメージを組み合わせた多種法であり，運動イメージ単独のリハビリテーション効果は明らかでない．また，動作観察などを組み合わせて患者が運動イメージを生成しやすくするなどの工夫も重要であろう．

▶若手理学療法士へひとこと◀

運動イメージの神経基盤と生理を理解し，患者の運動イメージ能力をしっかりと評価したうえで，運動イメージをリハビリテーションに役立てよう．

Further Reading

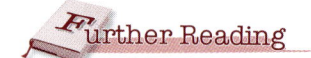

Guillot A, Collet C 編, The Neurophysiological Foundations of Mental and Motor Imagery, Oxford University Press, 2010
　▶ 神経科学，神経生理学の観点から運動イメージを広く解説した著書．さらに運動イメージに関する知識を深めたい方にオススメの一冊．

●—文献

1) Decety J：The neurophysiological basis of motor imagery. Behav Brain Res. 77(1-2)：45-52, 1996

2) Lotze M, Halsband U：Motor imagery. J Physiol Paris. 99(4-6)：386-395, 2006

3) Jeannerod M：Mental imagery in the motor context. Neuropsychologia. 33(11)：1419-1432, 1995

4) Kasai T：Motor imagery：Its future studies. Clin Neurophysiol. 120(6)：1031-1032, 2009

5) Langhorne P, Coupar F, Pollock A：Motor recovery after stroke：a systematic review. Lancet. 8(8)：741-754, 2009

6) Jackson PL, Lafleur MF, Malouin F, et al：Potential role of mental practice using motor imagery in neurologic rehabilitation. Arch Phys Med Rehabil. 82(8)：1133-1141, 2001

7) Di Rienzo F, Collet C, Hoyek N, et al：Impact of neurologic deficits on motor imagery：a systematic review of clinical evaluations. Neuropsychol Rev. 24(2)：116-147, 2014

8) Isaac AR：Mental practice：Does it work in the field? Sport Psychol. 6(2)：192-198, 1992

9) Driskell JE, Copper C, Moran A：Does mental practice enhance performance? J Appl Psychol. 79(4)：481-492, 1994

10) Dickstein R, Deutsch JE：Motor imagery in physical therapist practice. Phys Ther. 87(7)：942-953, 2007

11) Callow N, Hardy L：The relationship between the use of kinaesthetic imagery and different visual imagery perspectives. J Sports Sci. 22(2)：167-177, 2004

12) Ruby P, Decety J：Effect of subjective perspective taking during simulation of action：a PET investigation of agency. Nat Neurosci. 4(5)：1-5, 2001

13) Yao WX, Ranganathan VK, Allexandre D, et al：Kinesthetic imagery training of forceful muscle contractions increases brain signal and muscle strength. Front Hum Neurosci. 7：561, 2013

14) Fourkas AD, Avenanti A, Urgesi C, et al：Corticospinal facilitation during first and third person imagery. Exp Brain Res. 168(1-2)：143-151, 2006

15) Guillot A, Collet C, Nguyen VA, et al：Brain activity during visual versus kinesthetic imagery：an fMRI study. Hum Brain Mapp. 30(7)：2157-2172, 2009

16) Iseki K, Hanakawa T, Shinozaki J, et al：Neural mechanisms involved in mental imagery and observation of gait. Neuroimage. 41(3)：1021-1031, 2008

17) Roth M, Decety J, Raybaudi M, et al：Possible involvement of primary motor cortex in mentally simulated movement：a functional magnetic resonance imaging study. Neuroreport. 7(7)：1280-1284, 1996

18) Lotze M, Montoya P, Erb M, et al：Activation of cortical and cerebellar motor areas

during executed and imagined hand movements: an fMRI study. J Cogn Neurosci. 11(5): 491-501, 1999

19) Hanakawa T, Immisch I, Toma K, et al: Functional properties of brain areas associated with motor execution and imagery. J Neurophysiol. 89(2): 989-1002, 2003

20) Hanakawa T, Parikh S, Bruno MK, et al: Finger and face representations in the ipsilateral precentral motor areas in humans. J Neurophysiol. 93(5): 2950-2958, 2005

21) Hanakawa T, Dimyan MA, Hallett M: Motor planning, imagery, and execution in the distributed motor network: a time-course study with functional MRI. Cereb Cortex. 18(12): 2775-2788, 2008

22) Lacourse MG, Orr ELR, Cramer SC, et al: Brain activation during execution and motor imagery of novel and skilled sequential hand movements. Neuroimage. 27(3): 505-519, 2005

23) Leonardo M, Fieldman J, Sadato N, et al: A functional magnetic resonance imaging study of cortical regions associated with motor task execution and motor ideation in humans. Hum Brain Mapp. 3(2): 83-92, 1995

24) Xu L, Zhang H, Hui M, et al: Motor execution and motor imagery: a comparison of functional connectivity patterns based on graph theory. Neuroscience. 261: 184-194, 2014

25) Hanakawa T: Rostral premotor cortex as a gateway between motor and cognitive networks. Neurosci Res. 70(2): 144-154, 2011

26) Kasai T, Yahagi S: Motor evoked potentials of the first dorsal interosseous muscle in step and ramp index finger abduction. Muscle Nerve. 22(10): 1419-1425, 1999

27) Kasai T, Kawai S, Kawanishi M, et al: Evidence for facilitation of motor evoked potentials (MEPs) induced by motor imagery. Brain Res. 744(1): 147-150, 1997

28) Stinear CM, Byblow WD: Modulation of corticospinal excitability and intracortical inhibition during motor imagery is task-dependent. Exp Brain Res. 157(3): 351-358, 2004

29) Stinear CM, Byblow WD: Motor imagery of phasic thumb abduction temporally and spatially modulates corticospinal excitability. Clin Neurophisiol. 114(5): 909-914, 2003

30) Mizuguchi N, Umehara I, Nakata H, et al: Modulation of corticospinal excitability dependent upon imagined force level. Exp Brain Res. 230(2): 243-249, 2013

31) Takahashi M, Hayashi S, Ni Z, et al: Physical practice induces excitability changes in human hand motor area during motor imagery. Exp Brain Res. 163(1): 132-136, 2005

32) Liang N, Ni Z, Takahashi M, et al: Effects of motor imagery are dependent on motor strategies. Neuroreport. 18(12): 1241-1245, 2007

33) Porro CA, Francescato MP, Cettolo V, et al: Primary motor and sensory cortex activation during motor performance and motor imagery: a functional magnetic resonance imaging study. J Neurosci. 16(23): 7688-7698, 1996

34) Hanajima R, Ugawa Y, Terao Y, et al: Paired-pulse magnetic stimulation of the human motor cortex: differences among I waves. J Physiol. 509(Pt 2): 607-618, 1998

35) Liepert J, Neveling N: Motor excitability during imagination and observation of foot dorsiflexions. J Neural Transm. 116(12): 1613-1619, 2009

36) Stinear CM, Byblow WD, Steyvers M, et al: Kinesthetic, but not visual, motor imagery modulates corticomotor excitability. Exp Brain Res. 168(1-2): 157-164, 2006

37) Hall C, Martin K: Measuring movement imagery abilities: A revision of the Movement

Imagery Questionnaire. J Ment Imag. 21：143-154, 1997

38) Hall C, Pongrac J：Movement imagery questionnaire, London, Ontario：Univesity of Western Ontario, 1983

39) 長谷川望，星野公夫：運動イメージ能力に関する研究：MIQ-R 日本語版作成の試み．日本イメージ心理学会第1回大会発表論文集，30-31，2000

40) 長谷川望，星野公夫：スポーツ選手のスキルと身体運動イメージの関係．順天堂スポーツ健科研．6：166-173, 2002

41) Malouin F, Richards CL, Jackson PL, et al：The Kinesthetic and Visual Imagery Questionnaire(KVIQ)for assessing motor imagery in persons with physical disabilities：a reliability and construct validity study. J Neurol Phys Ther. 31(1)：20-29, 2007

42) Isaac A, Marks D, Russell E：An instrument for assessing imagery of movement：The Vividness of Movement Imagery Questionnaire(VMIQ). J Ment Imag. 10(4)：23-30, 1986

43) Roberts R, Callow N, Hardy L, et al：Movement imagery ability：development and assessment of a revised version of the vividness of movement imagery questionnaire. J Sport Exerc Psychol. 30(2)：200-221, 2008

44) Decety J, Michel F：Comparative analysis of actual and mental movement times in two graphic tasks. Brain Cogn. 11(1)：87-97, 1989

45) Heremans E, Feys P, Nieuwboer A, et al：Motor imagery ability in patients with early- and mid-stage Parkinson disease. Neurorehabil Neural Repair. 25(2)：168-177, 2011

46) Van der Meulen M, Allali G, Rieger SW, et al：The influence of individual motor imagery ability on cerebral recruitment during gait imagery. Hum Brain Mapp. 35(2)：455-470, 2014

47) Beauchet O, Annweiler C, Assal F, et al：Imagined Timed Up & Go test：a new tool to assess higher-level gait and balance disorders in older adults? J Neurol Sci. 294(1-2)：102-106, 2010

48) Parsons LM：Imagined spatial transformation of one's body. J Exp Psychol Gen. 116(2)：172-191, 1987

49) 上原一将，新田智裕，東登志夫，他：手の左右弁別における心的回転の影響—Reaction timesを用いた検討—．理学療法学．36：A3P3081，2009

50) Williams J, Pearce AJ, Loporto M, et al：The relationship between corticospinal excitability during motor imagery and motor imagery ability. Behav Brain Res. 226(2)：369-375, 2012

51) Tsukazaki I, Uehara K, Morishita T, et al：Effect of observation combined with motor imagery of a skilled hand-motor task on motor cortical excitability：Difference between novice and expert. Neurosci Lett. 518(2)：96-100, 2012

52) Lotze M, Scheler G, Tan H-R, et al：The musician's brain：functional imaging of amateurs and professionals during performance and imagery. Neuroimage. 20(3)：1817-1829, 2003

53) Kalicinski M, Kempe M, Bock O：Motor Imagery：Effects of Age, Task Complexity, and Task Setting. Exp Aging Res. 41(1)：25-38, 2015

54) Saimpont A, Malouin F, Tousignant B, et al：Assessing motor imagery ability in younger and older Adults by combining Measures of vividness, controllability and timing of motor imagery. Brain Res. 1597：196-209, 2015

55) Sharma N, Baron J-C : Effects of healthy ageing on activation pattern within the primary motor cortex during movement and motor imagery : an fMRI study. PLoS One. 9(6) : e88443, 2014

56) Wang L, Qiu M, Liu C, et al : Age-specific activation of cerebral areas in motor imagery—a fMRI study. Neuroradiology. 56(4) : 339-348, 2014

57) Mulder T, Hochstenbach JBH, van Heuvelen MJG, et al : Motor imagery : the relation between age and imagery capacity. Hum Mov Sci. 26(2) : 203-211, 2007

58) Page SJ, Levine P, Leonard A : Mental practice in chronic stroke : results of a randomized, placebo-controlled trial. Stroke. 38(4) : 1293-1297, 2007

59) Mihara M, Hattori N, Hatakenaka M, et al : Near-infrared spectroscopy-mediated neurofeedback enhances efficacy of motor imagery-based training in poststroke victims : a pilot study. Stroke. 44 : 1091-1098, 2013

60) Page SJ, Murray C, Hermann V, et al : Retention of motor changes in chronic stroke survivors who were administered mental practice. Arch Phys Med Rehabil. 92(11) : 1741-1745, 2011

61) Hewett TE, Ford KR, Levine P, et al : Reaching kinematics to measure motor changes after mental practice in stroke. Top Stroke Rehabil. 14(4) : 23-29, 2007

62) Page SJ, Dunning K, Hermann V, et al : Longer versus shorter mental practice sessions for affected upper extremity movement after stroke : a randomized controlled trial. Clin Rehabil. 25(7) : 627-637, 2011

63) Liu KP, Chan CC, Lee TM, et al : Mental imagery for promoting relearning for people after stroke : A randomized controlled trial. Arch Phys Med Rehabil. 85(9) : 1403-1408, 2004

64) Tamir R, Dickstein R, Huberman M : Integration of motor imagery and physical practice in group treatment applied to subjects with Parkinson's disease. Neurorehabil Neural Repair. 21(1) : 68-75, 2007

65) Braun S, Beurskens A, Kleynen M, et al : Rehabilitation with mental practice has similar effects on mobility as rehabilitation with relaxation in people with Parkinson's disease : a multicentre randomised trial. J Physiother. 57(1) : 27-34, 2011

66) Kato K, Watanabe J, Muraoka T, et al : Motor imagery of voluntary muscle relaxation induces temporal reduction of corticospinal excitability. Neurosci Res. 92 : 39-45, 2015

67) Sakamoto M, Muraoka T, Mizuguchi N, et al : Combining observation and imagery of an action enhances human corticospinal excitability. Neurosci Res. 65(1) : 23-27, 2009

ミニレクチャー

私はこうしている 8
運動経験が少ない人への感覚の伝え方

久保田正一

1. 自分自身の動作を知る

　まず運動経験の少ない人への感覚の伝え方として，自分自身がどういう動作をしているのかを確認させる必要がある．「イメージ」という言葉があるが，運動経験の少ない人にいわゆる動作イメージが把握できない人が多いように感じる．そのイメージを伝えるために筆者は2つの感覚を通して伝えるようにしている．それは「視覚」と「聴覚」である．視覚はまず本人の動作を撮影し，それを見てもらうことで視覚的な入力により自分自身がどのような動作をしているかを把握してもらう．加えて言葉でどのような動きになっているのか聴覚からの入力も行う．ここで注意が必要なことは，相手は動作についてよく理解できていない人であるため，専門用語を用いず，いくつかの言葉を用意し，本人が理解できる，把握できる言葉を用いて説明することである（図1）．

2. 目標とする動作がどういう動作かを確認する

　次に，ではなぜ自分自身の動きが悪いのか？ どのような動作が理想の動作なのかを入力させる必要がある．目標とする動作である．これも「視覚」「聴覚」を用い，把握，理解してもらう．視覚からの入力に関しては，動画や静止画を用い，目標とする動作が長けている人（投球動作であればプロ野球投手）が実際どのような動きをしているのかを確認してもらい，自分自身の動きと何が違うのか理解してもらう（図1）．

　また，聴覚からの入力に関してここで重要なことは，「なぜその動作を獲得する必要があるのか？」これをしっかりと説明することである．これは動作指導でのポイントだと考えていることであるが，目標設定を明確にすることである．動作を獲得しようとする人は，本当にその動作を獲得する必要があるのかという理解があるかないかでその後の動作獲得に差が開く場合が経験上多くみられる．投球動作であればなぜ肩肘に負担がかかるのか？ なぜパフォーマンスが下がるのか？ これを聴覚からの入力で説明し，しっかりとした目標設定のもと，動作指導に移らなければ動作獲得は難しい，または獲得したとしても一時的なものになると考える．

3. 動作改善に向けて

1) イメージした実際の動作と目標の動作の擦り合せ

　自分自身の動作の確認，そして目標の動作の確認が終われば，次に動作獲得になるが，目標の動作は確認済みなので，まずは本人に目標とする動作をイメージして（前述の視覚・聴覚で入力されたイメージ）実際に動作を行ってもらう．そして自身のイメージして行った実際の動作が目標とする動作に近づいているかの確認を行う．これも動画で撮影し，視

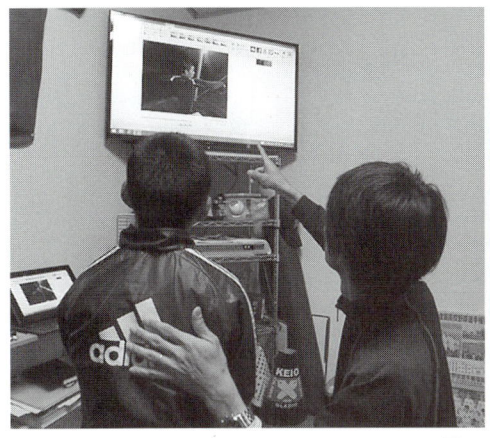

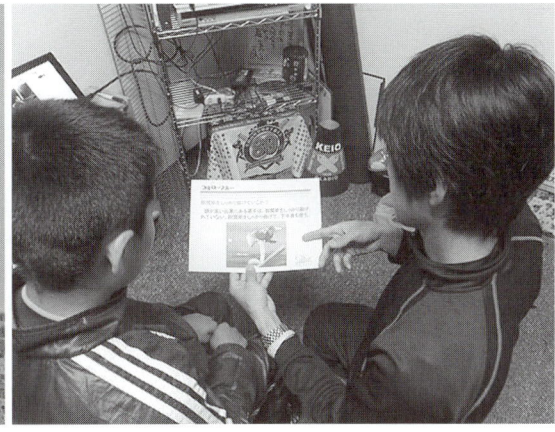

図1　視覚的入力

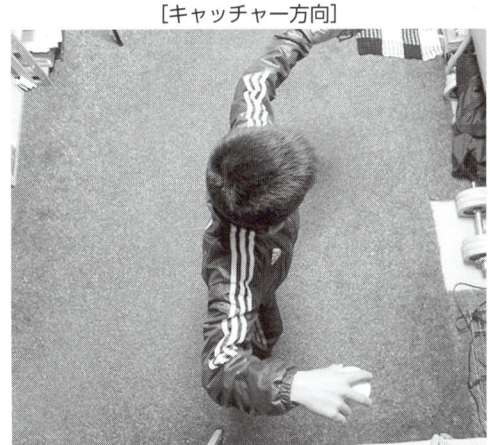

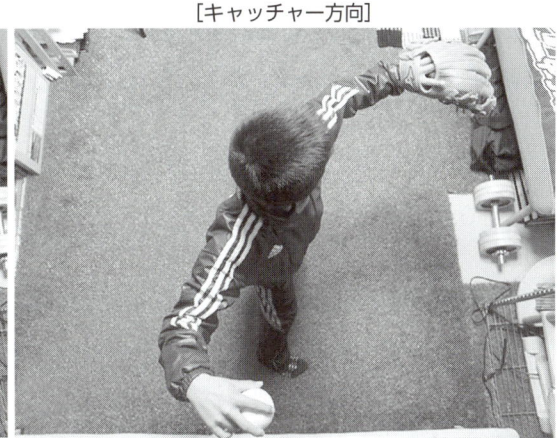

[キャッチャー方向]　　　　　　　　　　　　[キャッチャー方向]

[センター方向]　　　　　　　　　[セカンド方向（二塁手の方向）]
図2　イメージと実際の違い

覚的な入力により目標とする動作と実際の動作がどう違うのか？　これを理解してもら
う．そして目標とする動作になっていない場合，なぜ目標とする動作になっていないのか，
聴覚からの入力により，具体的にわかりやすい言葉を用い説明を行う．

　投球動作指導で実際に多いのは，テイクバックにおけるイメージと実際の動きの違いで
ある．動作している本人にテイクバックで投球側の腕をどの方向に動かしているかと尋ね
ると，センター方向に上げている，と答えた選手が実際はセカンド方向（二塁手の方向）
に上げている，ということが多々ある（図2）．まずは自分自身のイメージと，実際の動作
がどれだけ隔離しているということであり，視覚的な入力を用い提示し，聴覚的な入力で
なぜそうなっているかを説明する必要がある．

2）問題となっている動作を改善していく

　そして動作改善指導に移るが，ここで重要になるのが，前述の視覚，聴覚の入力はもち

MINI LECTURE

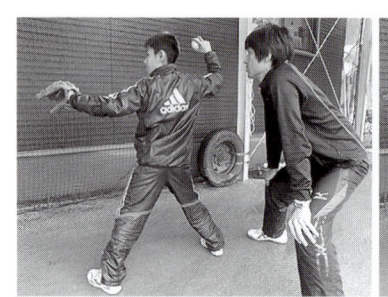

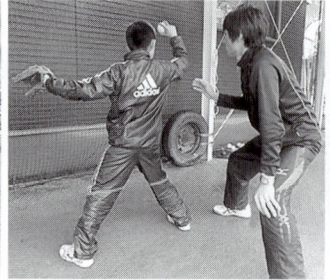

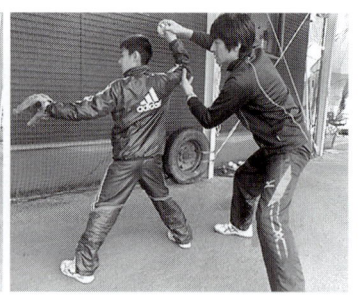

図3　さまざまな入力による動作指導

ろん，体性感覚を用いた指導をする必要があることである．ほとんどの動作の場合，ある特定の部位を見ながら動作をするということはない．スポーツ動作など動作が大きく，複雑な動作になればなるほどなおさらである．そこで本人の目線はある方向を向いたまま，視覚で確認できない部位を固有受容器により知覚させるということが必要になる．そして目標の動作ができているかの確認作業を行う．ここでは本人には触れず，固有受容器のみで動作を入力する場合と，目標とする動きの部位を指導する側が触れることにより触圧覚を用いて入力する場合と両方を用いて動作指導を行う．動作指導の順序でいえば，まずは触圧覚を用いて動かす部位を入力し，最終的には触圧覚の入力は実際の動作では用いないので，触わったりせず，固有受容器での入力のみにより自身の動作を把握してもらうという流れが理想と考える(図3).

また動作指導のポイントとして，聴覚からの入力を「質問」として行っている．この目的は，単なる目標とする動作獲得のみならず，動作獲得の目標を理解できているかという確認作業である．そもそもある動作を行った場合，「できている」場合と「できていない」場合に分けられるが，ここでさらに「わかっている」か「わかっていない」に分かれる．要は「わかっていて，できている」「わかっていないが，できている」「できていないが，わかっている」「できていないし，わかっていない」の4通りの状況が考えられる．これにより，動作指導を何の入力を用いて指導していくのか，方法論の優先順位が変わってくる．聴覚を用いたほうが良いのか？　視覚を用いたほうが良いのか？　体性感覚を用いたほうが良いのか？　感覚入力が重要であることはもちろんであるが，どの感覚入力が優先順位として上になるのか，それは指導する相手で違ってくる．目からの情報入力が長けている人，耳からの情報入力が長けている人，体性感覚からの情報入力が長けている人，感覚入力による相手の反応をみて，どの感覚入力を方法として用いるのかは変えるべきだと考える．

3) 動作指導の実際

動作指導においての実例を紹介すると，視覚，聴覚を用いての指導はもちろんだが，体性感覚(触覚・圧覚)を用いた指導をよく用いる．例えばテイクバックやアクセレレイションでの腕の振りにおいて，どこを動かすのかといったときに，肩甲骨，肋骨付近を触わり，そこを動かすように触・圧覚を入力させる．すると本人はどの辺から動かせば自分の目標

MINI LECTURE

としている動作を獲得することができるのか，理解しやすくなる．基礎的な練習でも同様のことを用いるが，スポーツ動作中でも可能な範囲，触・圧覚を用いて動作指導を行う．

4. 最後に

今まで動作指導するまでの感覚入力について筆者の経験を基に述べたが，最終的には本人独自の感覚に落とし込むことが必要だと考える．「どんな感じで投げた？」「どんなふうに腕を振った？」など，本人が得た感覚を感覚的な表現で構わないので身につかせることが重要だと考える．

MINI LECTURE

9 子供の運動感覚と個人差
――運動感覚と身体表象の発達――

儀間裕貴，浅野大喜

> 運動感覚（kinesthesia）とは，運動に伴って関節および筋・腱の内部や周囲の受容器が刺激されて生ずる感覚であり，関節位置覚，運動覚，力覚など複数の感覚を含む意味として使用される．また，運動感覚は体性感覚の一部とも表現でき，基本的に深部感覚受容器から入力される刺激によって形作られ，運動制御，自己身体運動像（身体表象）の構築，運動学習においても重要な役割を担っている．このような運動感覚は，どのように形成され，発達していくのだろうか．ヒト発達初期における運動感覚の定量化（計測や評価）は容易ではなく，発育・発達期にある集団を対象とした研究や，加齢変化の解明を試みた研究は限られているのが現状である．また，体性感覚から運動感覚のみを分離して捉えることも困難な作業であり，子供においては触覚なども含めた体性感覚として運動感覚を捉え，視覚などの感覚との関連，感覚運動経験によって形成されていく「身体表象」を捉えることがポイントとなる．

自ら動き，知覚することがはじまり

これまでの多くの研究から，感覚機能（視覚，聴覚，味覚，嗅覚，触覚，平衡感覚を含む前庭感覚，身体の位置感覚や運動感覚に関する深部感覚，内臓感覚などのさまざまな感覚）は胎児期より発達・機能化し，新生児期にはすでに高い感覚機能を有していることが知られている（表1）[1]．各種の感覚機能の発達は，それぞれの感覚を生起する刺激と関係しているため，胎児が過ごす子宮内環境はそれらの刺激にあふれているといえ，出生後の認知機能はこれらの感覚機能を基盤として発達していくと考えられる．

ヒトにおいて，体性感覚，運動感覚，身体表象を形成・発達させていくためには，何をおいてもまずその身体が自ら運動し，それを知覚することが不可欠である．ヒトは妊娠8週以降から一般的に胎児と呼ばれ，触れられたことに反応する「触覚反応」や，胎児自身が自発的に動く「自発運動」の開始が認められるのもこの時期からであり，かなり早期から感覚や運動の発達を開始していることがわかる[2]．胎齢10週では「手と口の接触」がみられはじめ，胎齢24週からは「指しゃぶり」が観察されるようになる．このような自己の身体部位で他の身体部位に触れる「二重接触（ダブルタッチ）」と呼ばれる現象が，体性感覚・運動感覚の表れとその発達を示しており，身体表象の形成につながっていくと考えられる．近年の神経科学に関する研究により，胎児において自発運動を通じた胎内環境での

表1 感覚の初期発達

感覚	時期	発達の概要
視覚	胎児期	24-30週：両眼の輻輳運動が可能．強い光刺激に対して顔をそむける 30-34週：開眼し凝視することができ，出生時から目の前の物体（特に人間の顔）を注視する行動が見られ，視覚的な刺激に反応する
視覚	新生児期～	新生児は近視の状態で，焦点を合わせる能力が不十分．その焦点距離は30cmほどで，大人が新生児を抱く距離（母親が母乳を与えるときの距離）に相当 出生後：視力0.02-0.05 生後1-2か月以降：焦点を合わせて動く物体を注視できる 生後5-6か月以降：見える物を取ろうとする（視力0.1） 3歳頃：視力1.0
聴覚	胎児期	母親の話し声や心音，子宮動脈の血流音，腸管の動く音，腹壁を通じての外界の音など，様々な音を胎内で聞きながら育つ 在胎26週：音に対する反応（心拍数の増加や胎動回数の増加）が認められる
聴覚	新生児期～	出生後6-14時間経つと強い音に対して脳波の変化が出現 生後2週目には物による音よりも人の声に反応 生後3週目では男性の声よりも女性の声に反応
平衡感覚	胎児期	母親の体位の変化に胎児が反応することはよく知られている 14-15週頃：前庭機能が解剖学的に完成し，機能的反応が認められる
嗅覚	新生児期～	鼻粘膜の嗅覚細胞への刺激は，出生後の第一呼吸から開始 嗅覚の機能が完成するのは，6歳頃とされている
味覚	胎児期	味覚は早い時期から発達していると考えられている 34-38週：羊水中に人工甘味料を注入すると，飲み込む量が増加
味覚	新生児期～	甘い物を好んで飲む．酸味に対しては顔をしかめ，苦みや辛みは好まない 母乳とミルクを飲み分け，母親の食事などによる母乳の味の変化に敏感に反応
触覚	胎児期	きわめて早期から発達していると考えられている 9週：触刺激に対する反応が出現　　10週：顔全体の触覚が発達 12週：手と口の接触が始まる　　24週：指しゃぶりが可能
痛覚	胎児期	26週：超低出生体重児でも，痛み刺激に対して手足を動かすだけでなく，顔をしかめたり，泣き出したりという反応を示す
温度覚	胎児期	温度覚も早期の胎児から発達していると考えられている 18-20週：羊水中に冷たい生食水を注入すると胎動を認める
温度覚	新生児期～	出生時に外界の冷たい空気に触れることで第一呼吸を刺激されるといわれ，さらに冷たい空気は呼吸回数を増やし，代謝を高めることが知られている

「儀間裕貴：運動・感覚機能の発達と脳性まひの発達評価．生体応用計測．5：23，2014」より引用

感覚運動経験が，脊髄・皮質の身体表象獲得に重要な役割を果たすことが示されている[3,4]．

構成論的手法に基づく身体表象発達の理解

　前述したような，胎児期からの感覚運動経験を通じた運動感覚と身体表象の発達の理解には，構成論的手法に基づく認知発達ロボティクスのアプローチからの知見が興味深い．脊髄神経系を持った胎児モデルに，子宮環境で運動をさせて感覚運動経験を与えた研究では，自律的に胎児の運動情報が体系化され，それに伴って認知機能（皮質）が発達したこ

とを報告している[5]．また，Yamadaら[6]は自発運動を通じた身体表象発達について，胎児モデルを用いたシミュレーションによって検討しており，正常児モデルが機能的・構造的に分化した身体表象を獲得するのに対し，胎外環境への曝露，自発運動の複雑性および多様性の減少，神経系統の興奮性/抑制性バランスの不均衡などの条件が，身体表象の機能的・構造的な不全につながることを示している．これらの研究は，体性感覚・運動感覚および身体表象が経験（活動）依存的に発達することを示しており，身体表象が高次の運動・認知機能の基礎となることを考えれば，ヒトの発達において胎児期からの感覚運動経験が重要であることは明確である．しかし，複雑に諸要素が絡み合い，統合し，経験依存的な発達を示す運動感覚や身体表象といった機能を定量化することは，容易ではない．

運動感覚を生み出す受容器

　空間上での身体各部位の位置，あるいは身体各部間の位置関係を常に知覚できていることは，運動感覚の役割によるものである．運動感覚の働きにより，ヒトは持続的な視覚制御を必要とせずに正確な運動を行い，運動が行われる力場に応じて運動制御パターンを調整し，四肢の協調性を必要とする運動課題を行うことができる．運動感覚は，筋長や収縮速度，力，関節角度，皮膚に対する圧力などに基づいた感覚に依存しており，この感覚を得るために各種受容器が存在している．具体的には，筋長や筋収縮速度を検知するIaおよびII筋紡錘，力を検知するIbゴルジ腱器官，関節角度を受容する関節受容器（主にゴルジ腱器官，パチニ小体，ルフィニ終末），皮膚に対する圧やズレを検知する皮膚・皮下受容器（マイスネル小体，メルケル細胞，ルフィニ終末，パチニ小体）がこれにあたる．これら固有受容器の活動（信号）が，非線形の法則に従って刺激の強さに応じた感覚を引き起こす．

感覚受容器の初期発達

　運動感覚にかかわる感覚受容器は，どのように発生して発達していくのか．先にも述べたように，この疑問を具体的に解き明かすことは容易ではないが，大村ら[7]によって報告されている内容を表2に示す．体性感覚モダリティに関する項目をみてみると，筋紡錘に関しては胎齢10週頃から錘内筋線維の分化が起こり，20週頃には複数の錘内筋線維が確認される．筋紡錘の数は投射するIa線維の数に依存し，その分化にはモーターニューロンや筋活動ではなく，感覚ニューロンの投射が不可欠であるとされている[8〜10]．メルケル細胞は全身の皮膚に存在する低閾値機械受容器であり，神経支配が始まる前から出現している．手掌部では胎齢7週，有毛部では胎齢9週には確認され，13週頃までの間にその数が急増し，23週頃までには神経支配が完成するとされている[11〜14]．手指や足底に存在するパチニ小体は，胎齢13週頃からみられ，マイスネル小体は胎齢16〜20週頃に発達する

表2 ヒトの発達のタイムライン

モダリティ	発達イベント	胎齢（週）
視覚	光受容器の成熟	32〜
視覚	視床皮質路	26〜28
視覚	網膜上丘路	12〜20
視覚	開眼	24
体性感覚	筋紡錘（bag fiber分化）	10〜11
体性感覚	筋紡錘（複数のbag fiber）	18〜20
体性感覚	メルケル細胞	7
体性感覚	パチニ小体	13
体性感覚	マイスネル小体	16〜20
体性感覚	毛への神経支配	22
体性感覚	視床皮質路	26.5〜28.5
聴覚	不動毛	10〜13
聴覚	内耳神経節	4
聴覚	鼓室階	15
聴覚	蝸牛の髄鞘化	22
聴覚	下丘視床路の髄鞘化	28
前庭	感覚線維の髄鞘化	13
嗅覚	OMP (Olfactory Marker Protein) 陽性反応	17
内臓	肺の神経支配	7.5〜8
内臓	心臓の神経支配	7
内臓	疑核の神経成熟	12.5
運動	皮質脊髄路	16〜17
運動	皮質脊髄路の脊髄灰白質投射	28
運動	皮質脊髄路の髄鞘化	44
運動	小脳プルキンエ細胞の成熟	28
運動	登上線維の進入（外側半球）	36
運動	赤核	6
その他	ノルアドレナリン	5
その他	セロトニン	5

「大村吉幸，國吉康夫：初期運動発達に関わる神経発達．ベビーサイエンス．14：45, 2014」より許諾を得て改変し転載

ことが確認されており，これらは出生後にも大きさが変化していく[15, 16]．腱器官は，手において胎齢8週頃から確認されているが，いつから機能するかについては明らかではなく[17]，ルフィニ小体の発達については報告がない．

このように，運動感覚にかかわる受容器は，胎児期のかなり早い時期から発生・機能している様子が明らかで，これに伴って運動感覚も発達を開始していることがわかる．これら固有受容器の活動が，意識にかかわりのない筋活動を変化させ，身体の位置情報だけでなく物体の知覚を可能とし，さらには運動のプランや実行のために脳が利用する内部システムの座標を作り出すことに役立っている．

触覚反応の広がりとダブルタッチの発達的変化

　運動感覚の発達において，最も原初的な機能は触覚であろう．皮膚刺激に対する反応は，胎齢7.5週頃に口から開始し，手掌，足底と続き，13～14週頃には全身で反応がみられるようになる．これは，前述したメルケル細胞やパチニ小体の発生・発達の様子からも理解がしやすい．また，この時期にはすでに自発運動が認められ，運動―知覚カップリングの必要条件が未熟ながらも整っている．自発運動に伴って知覚される手掌や足底が子宮壁に触れる刺激は，自ら動いた結果をフィードバックし，その知覚が次の運動へとつながり，次第に自己の身体同士の接触であるダブルタッチへと変化していく．胎児期に観察されるダブルタッチは，自己受容感覚（体位や姿勢に関する感覚）に基づいた自己身体の探索行為だと考えられ，これによって視覚に依存しない体性感覚のみによって形成された身体表象を確立していると考えられる．この段階の身体表象に関しては，サルの脳において発見された関節の動きと接触部位の組み合わせによって発火するニューロンの存在が，脳内での表現として捉えられていると考えられる[18,19]．

　早産児を対象とした研究では，修正30週頃においては手―頭，手―顔，手―肩といった上半身中心の接触分布から，修正40週にかけて徐々に下肢のほうへ接触分布が広がっていくことが示されている[20]．また，新生児期には覚醒時間のおよそ20％以上でダブルタッチが起こっていることが示されており[21]，新生児がすでに自己の身体イメージをもっているかのような現象を確認することができる．生後間もない新生児を対象に，手を口唇部にもっていく運動を詳細に解析した研究では，手の運動軌跡は口唇部までの最短ルートを通ることが多く，さらに手が口唇部に触れる直前には，予期的に開口することが示された[22,23]．また，Rochatら[24]は，生後24時間未満の新生児を対象に，児自身の手指で口角に触れさせた場合と，他者（検査者）の手指で触れさせた場合とで探索反応の出現頻度を比較し，後者において反応が多いことを報告している．これらの結果は，胎児期からの感覚運動経験，ダブルタッチ経験が運動感覚の発達にとって重要な要素であり，これによって新生児は特に体性感覚的な身体表象（身体図式）を形成していることを示唆している．これが，生後3ヵ月頃にはハンドリガードのような自己の身体を視覚的に外側から捉える経験を通して，視覚的な身体表象との統合を果たし，身体イメージが形成されていくと考えられる[25]（図1）．このようなプロセスを経て子供は自己の身体を知り（身体所有感の形成），自己の内側と外側で起こる変化の違いを認識することができるようになる．これが

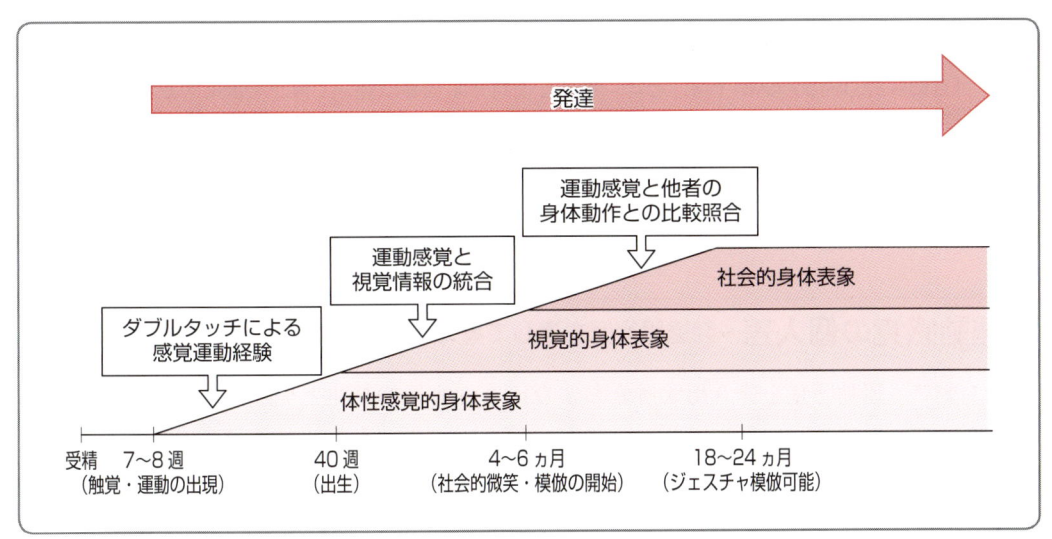

図1 身体表象の発達過程

生後の認知機能発達の基盤へとつながることは，想像に難くない．

他者の観察によって形成される運動感覚

　視覚が運動感覚に与える影響についても述べておきたい．新生児は，出生後まもなくから自分の身体を視覚的に確認しようとする行動をみせる[26,27]．その後，生後3～4ヵ月頃には上肢，下肢も含めた自己身体の視覚的なイメージが作り上げられる[28,29]．つまり体性感覚を中心とした身体表象から外受容感覚である視覚と体性感覚との統合によって身体イメージ（視覚的身体表象）が形成される．一方，自己身体の全体像，例えば姿勢や動作全体の形態については，自己中心座標の視覚情報からは得ることができない．そこで重要になってくるのが，他者の身体・動作の観察である．子供は大人との身体運動を介したやりとり経験，すなわち模倣を通して自分の動作と他者の動作の比較照合を行い，自己の身体像や動作の形態を学習していく[30]．これは，他者との社会的な関係性によって形成される身体表象（社会的身体表象）と捉えることができる[25]（図1）．その過程では脳内のミラーニューロンシステムが重要な役割を担っていると考えられている．近年では，運動障害に対する理学療法にミラーニューロンシステムに焦点を当てた運動観察学習（action observation training）を取り入れた治療の効果が多数報告されるようになり[31～36]，脳性麻痺児を対象とした効果検証も行われている[37,38]．子供は発達の過程でジェスチャなどの自動詞的行為を他者との相互作用の中での模倣，すなわち自己身体と他者身体の比較照合過程によって獲得していくことを考え合わせると，自己の運動感覚は他者身体からも影響を受けながら調整されていくと考えることができる．

> **メモ　自動詞的行為と他動詞的行為**
>
> 「自動詞的(intransitive)行為」とは，物品を使用せず他者に対して何かを伝達する意味を持つ身振り動作のことをいう．これに対し，「他動詞的(transitive)行為」は，物品を使用するような動作のことである．なお，自動詞的行為にも他動詞的行為にも属さない動作を無意味動作という．

運動感覚の個人差～発達障害児を通して考える～

　ここまで，運動感覚を作り出す触覚および固有受容器の発生と発達，運動感覚および身体表象の形成過程について概説した．また，外受容感覚である視覚の機能，他者の観察と模倣が身体イメージの形成に重要であることを述べた．これまでに，2点識別覚や関節位置覚，力量知覚などを用いて運動感覚や身体表象を評価しようとする試みはみられるが[39〜41]，運動感覚が各種感覚の複雑な絡み合いと経験依存的な発達過程によって機能していることを考えれば，その定量化は容易ではない．発育・発達期における運動感覚の個人差と，それが生み出すパフォーマンスや認知機能の差を理解するためには，発達障害児における運動感覚，身体表象の機能特徴と，そのパフォーマンスの実際を捉え，定型発達児と比較して考えることが有用であろう．

　以下には，具体的な症例を通じた運動感覚の理解について解説する．目には見えない運動感覚を，症例の運動や行動からどのように捉え，いかにしてその発達を促していくのかについて検討することで，発達障害児に対する感覚入力のポイントについても解説したい．

重度脳性麻痺の1例～運動性障害と運動感覚～

● 症　例

　分娩時の低酸素性虚血性脳症による痙性四肢麻痺を呈した男児(5歳)．出生後より舌根沈下や嚥下困難などによる喘鳴が強く，努力性の呼吸が継続し，肺炎などによる入退院を繰り返していた．また，消化管出血によって常に不機嫌な状態が続いたことを契機に，後弓反張姿勢と手指屈筋の過緊張による手の強い握り込みが定着した．理学療法前の状態は，粗大運動能力分類システム(gross motor function classification system：GMFCS)レベルⅤ，未定頸，寝返り不可であり，視覚刺激に対する注視・追視について日常生活場面で明確な反応はなかった．体性感覚刺激に対しては，身体の外部から来る刺激(接触刺激や運動刺激)だけでなく，身体の内部からの刺激(曖気や吃逆，消化運動によって生じる刺激など)に対しても驚愕し，全身を反らせて啼泣するため，睡眠リズムも崩れストレスフルな状態であった．抱くことも困難で，家族のQOL(quality of life)も低下していた．

●病態解釈

　本来，子供は出生後から多様な身体運動（自発運動）を通じて運動感覚を発達させる．臥位姿勢では，身体運動に伴って生じる身体と床面との接触面（接触感覚）の変化などが，自己身体の境界線を把握することや自己身体運動の理解を促し（身体図式の形成），環境に適応した適切な姿勢筋緊張の維持を学習していく．しかし，本児の場合は広範囲の脳損傷により，運動レパートリーが単調な全身運動のみに限定され，感覚情報処理能力の問題も相まって，能動的な外界探索から得られる運動感覚情報，自発的な運動とそれに伴って生じる接触情報，視覚・聴覚情報などの関係性を学習することが困難になっていると考えられた．このような経験の積み重ねが，あらゆる感覚刺激の適切な処理を困難なものにし（鋭敏に反応し），身体的・精神的に不安定な状態につながっていると考えられた．

●アプローチ

　身体図式の形成過程から，身体と外界との接触による相互作用の最初の入口となる「手の接触機能」に着目した．まず，手掌面でさまざまな物に触れてその感覚を受け入れることを目標とし，やわらかく弱い接触刺激から開始し，徐々に刺激の強度を上げていった．ここでは，手指屈筋の過剰反応が出現しないよう刺激の強度に十分配慮する必要があった．手掌面での接触が可能となった段階で，上肢の関節運動を伴った手と身体各部位との接触（ダブルタッチ）を他動的に促した．実施中は，ダブルタッチ時の上肢関節運動から生じる運動感覚や，体幹背面と床の接触面の変化に対して過剰反応が出現しないよう配慮した．このような感覚運動経験を積み重ね，身体運動とそれによって生じる運動感覚情報の関係性，さらにはその意味づけ（上肢の屈曲方向の運動は自己身体に向かうこと，また伸展方向の運動は身体から離れていくなど）を把握し，身体を動かされることや外部刺激に対する過剰反応を伴わない環境適応を目指した．

●結　果

　手への接触による即時的な手指屈筋緊張の減弱が得られた．また，4ヵ月後には，ダブルタッチ経験の継続により全身の過剰な筋緊張が消失し，左右対称の背臥位姿勢が維持できるようになった．接触刺激に対する驚愕反応も消失し，養育者による抱っこが可能となり，睡眠リズムも安定するようになった．これは，本児が受容可能なレベルでの手への接触やダブルタッチ経験の蓄積が，接触すること（刺激）を予測的に受け入れることにつながり，能動的な運動感覚の発達が，過剰な精神的・身体的緊張を緩和させた結果と考えられた（図2）．

精神運動発達遅滞の1例～知的発達障害と運動感覚～

●症　例

　原因不明の発達障害，精神運動発達遅滞を呈した女児（10歳）．4歳で座位獲得，9歳で両手を持って誘導すると立ち上がるようになるが，伝い歩きは不可．屋内では母親のほう

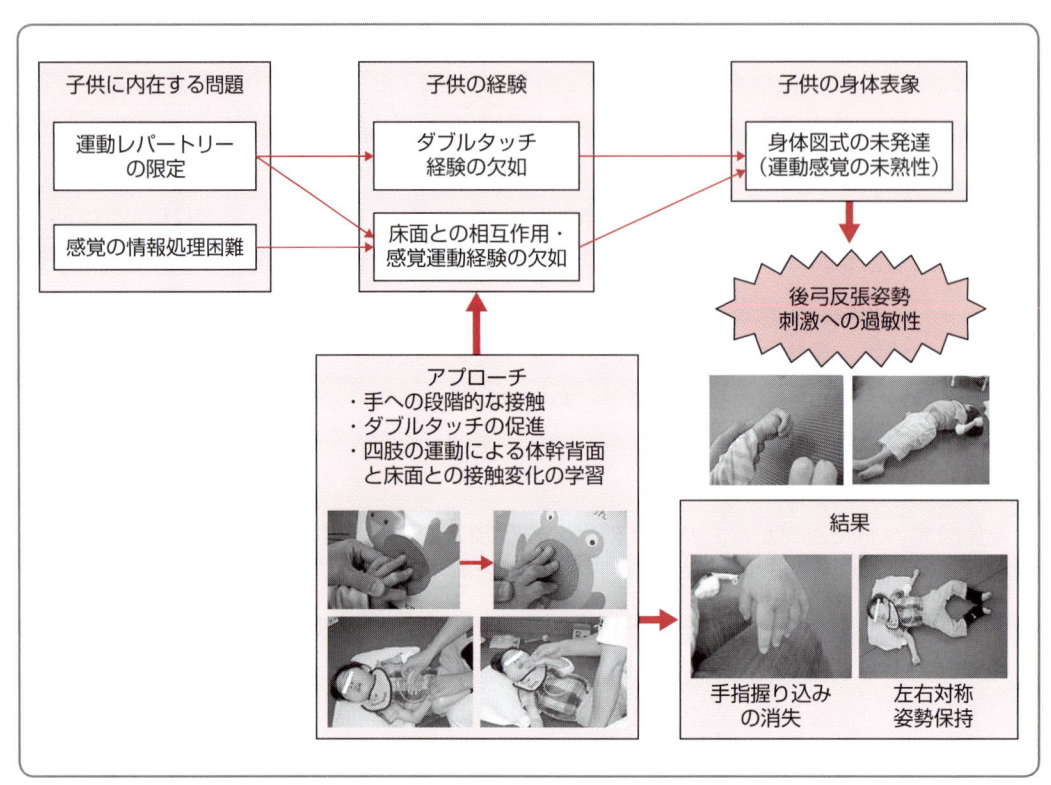

図2　重度脳性麻痺における運動感覚の問題

に向かって四つ這い移動することがまれにみられた．理学療法前の状態は，移動能力が屋内四つ這い移動レベルであり，屋外は介助型車椅子にて移送．有意語はなく発声のみ．アイコンタクトは可能だが頻度は少ない．遊びは，他者の手に触れ続けることや，水遊び，物を噛むなどの感触遊びが優位にみられ，物を使って手で遊ぶことはなかった．また他者に依存的で，自発的な移動や物を探索する意欲が乏しかった．遠城寺式発達検査では，移動運動9.5ヵ月，手の運動7.5ヵ月，基本的習慣8.5ヵ月，対人関係7.5ヵ月，発語5.5ヵ月，言語理解4.5ヵ月であった．

●病態解釈

　本児は，幼少時より注意を適切な部分に向けることに困難さがあり，自ら対象物に働きかけて探索し，学習していく経験が欠如していたと思われる．そのため，自ら動かずとも近づいて来てくれる他者への依存的な経験が積み重なり，接触を伴った対人的な交流のみが経験として蓄積されたと考えられ，物を介した三項関係が形成されず，自ら外界を探索するための「移動能力」の発達が阻害されたと考えられた．また一方で，自己と他者が同じ物に共同注意し，それを交互に扱うという双方向的な模倣を通したやりとり経験の欠如によって，自己と他者が同じような身体を持った存在であるという"身体の同一性理解"や，自己身体の運動感覚・運動能力の把握と認識が未熟な状態となり，他者と同じようにしよう（したい）という意欲（本児の場合は歩行意欲）にも影響を与えたと考えられた（図3）．

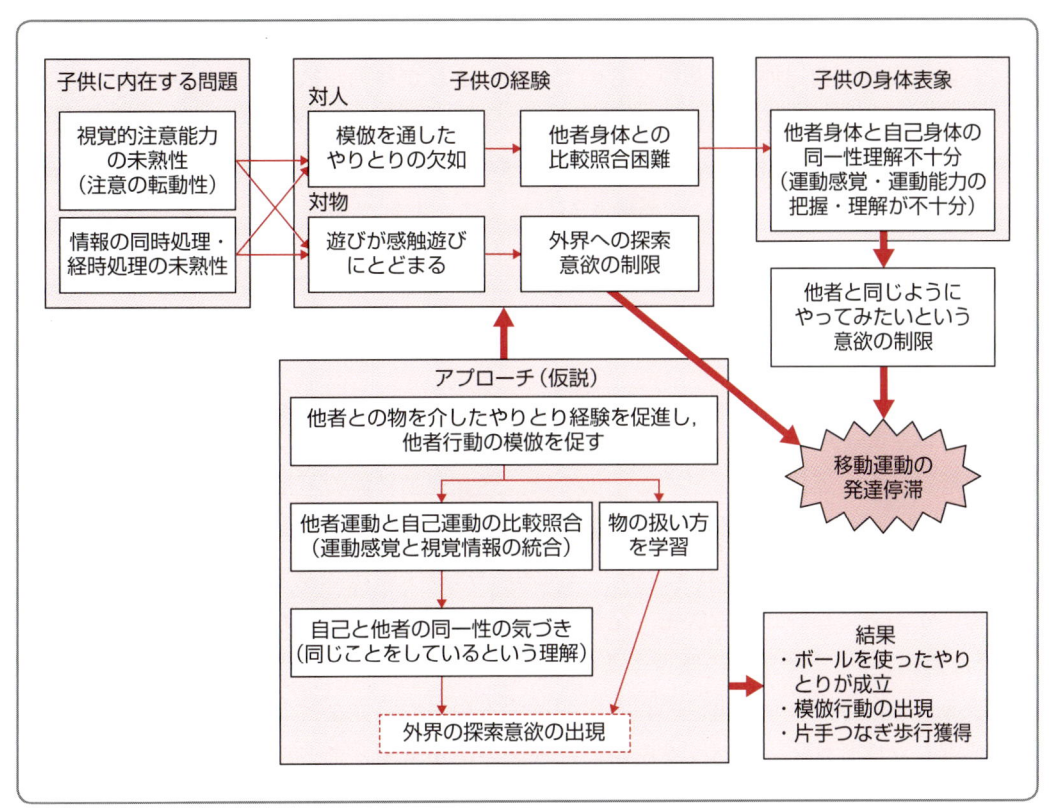

図3 知的発達障害における運動感覚の問題

● アプローチ

　本児の興味を引きやすい音の鳴る玩具を用い，他者と同じ物に注意を向ける共同注意場面を作り出すことに取り組んだ．他者の行為によって起こる物の視覚的な変化に注意を向けさせ，玩具への探索意欲を引き出し，目的とする行動を模倣するよう促した（下肢でボールを交互に蹴り合うなど）．このような経験の蓄積が自己身体と他者身体の同一性の気づきをもたらし，「自分も他者と同じように歩きたい」という歩行への意欲につながるのではないかと考えた（図3）．

● 結　果

　6ヵ月後には他者の模倣をきっかけとした玩具操作（ボタンを押して音を鳴らす）が可能となり，ボールを投げ合うなどのやりとりも成立するようになった．また，その後には平行棒内にて1人で立ち上がり，歩行ができるようになった．1年後にはイナイナイバァなどのジェスチャ模倣やボールを蹴り合うことが可能となり，片手をつないでの歩行や伝い歩きが可能となった．遠城寺式発達検査の結果は，移動運動11.5ヵ月，手の運動8.5ヵ月，基本的習慣9.5ヵ月，発語6.5ヵ月，言語理解6.5ヵ月へと向上した．これらの結果は，認知能力に制限をもつ子供が，「自ら動き，知覚する」という過程に基づく能動的な発達に困難さを示している状況に対し，他者行動の観察とやりとりが有用であることを示した．

本児の運動・行動（行為）の変化は，他者行動の観察を通した学習方略の獲得と運動感覚および身体表象の発達促進に基づくものであり，それが移動意欲の向上，さらに移動能力の獲得へつながったと考えられた．これは発達心理学者ヴィゴツキーのいう"発達の最近接領域（zone of proximal development）"，つまり"他者と一緒に到達できるレベルと独りでできるレベルの差分の領域"への働きかけによる，共同学習の効果であると考えることができた．

まとめ

本項では，ヒトの発達に伴う運動に関連する感覚の変化について述べ，具体的な症例を示して解説した．運動障害を呈する子供では，感覚運動経験の不足と誤学習から，運動感覚の未熟性・異常性および身体表象の発達不全をきたしており，運動感覚および体性感覚（触覚など）を中心とした感覚モダリティを用いた理学療法が重要と考えられた．一方，運動障害が顕著でない知的障害児，発達障害児においては，運動の自発性や能動性の低さ（または過剰さ）と，多感覚の統合やその情報処理，認知過程の問題に起因した運動感覚，身体表象の未熟さがあり，自己の行為に関連する視覚や聴覚などの外受容感覚モダリティを中心とした感覚フィードバックを用いた理学療法が重要と考えられた．

> ▶若手理学療法士へひとこと◀
>
> 子供が自ら適切な刺激や情報に注意を向け，それを知覚し，半ば自動的に「発達」していくことが困難な状況は，理学療法場面においても多々経験する．このような場合，他者（理学療法士）が適切な環境（特に感覚入力）を設定し，適切な難易度・強度の課題に共同で取り組んで解決するという過程が重要になる．運動感覚，身体表象の発達を評価してその発達を促すこと，発達の最近接領域に視点をおいた理学療法は，"他者と共同で学ぶ運動感覚"の形成に重要であり，この点に主眼をおいたアプローチの展開を目指そう．

●─文献

1) 儀間裕貴：運動・感覚機能の発達と脳性まひの発達評価．生体応用計測．5：19-27，2014
2) De Vries JI, Visser GH, Prechtl HF, et al：The emergence of fetal behavior, I. Qualitative aspects. Early Hum Dev. 7(4)：301-322, 1982
3) Granmo M, Petersson P, Schouenborg J：Action-based body maps in the spinal cord emerge from a transitory floating organization. J Neurosci. 28(21)：5494-5503, 2008
4) Milh M, Kaminska A, Huon C, et al：Rapid cortical oscillations and early motor activity in premature human neonate. Cerebral Cortex. 17(7)：1582-1594, 2007
5) 寒川新司，國吉康夫：胎児・新生児の身体・脳脊髄モデルと体性感覚野・運動野の自己組

織化．第24回日本ロボット学会学術講演会，CD-ROM，2L24，2006

6) Yamada Y, Fujii K, Kuniyoshi Y：Impacts of environment, nervous system and movements of preterms on body map development：Fetus simulation with spiking neural network. The 3rd joint IEEE International Conference on Development and Learning-EpiRob, 2013

7) 大村吉幸，國吉康夫：初期運動発達に関わる神経発達．ベビーサイエンス，14：44-67, 2014

8) Kucera J, Walro J：Muscle spindles form in paralyzed but not in anural hindlimbs of fetal rats. Neurosci Lett. 120(1)：128-130, 1990

9) Walro J, Kucera J：Why adult mammalian intrafusal and extrafusal fibers contain different myosin heavy-chain isoforms. Trends Neurosci. 22(4)：180-184, 1999

10) Zelená J：The role of sensory innervation in the development of mechanoreceptors. Prog Brain Res. 43：59-64, 1976

11) Fleming MS, Luo W：The anatomy, function, and development of mammalian Aβ low-threashold mechanoreceptors. Front Biol (Beijing). 8(4)：408-420, 2013

12) Kim DK, Holbrook KA：The appearance, density, and distribution of Merkel cells in human embryonic and fetal skin：Their relation to sweat gland and hair follicle development. J Invest Dermatol. 104(3)：411-416, 1995

13) Moll I, Moll R：Early development of human Merkel cells. Exp Dermatol. 1(4)：180-184, 1992

14) Narisawa Y, Hashimoto K：Immunohistochemical demonstration of nerve-Merkel cell complex in fetal human skin. J Dermatol Sci. 2(5)：361-370, 1991

15) Beckett EB, Bourne GH, Montagna W：Histology and cytochemistry of human skin；the distribution of cholinesterase in the finger of the embryo and the adult. J Physiol. 134(1)：202-206, 1956

16) Cauna N, Mannan G：Development and postnatal changes of digital Pacinian corpuscles (corpuscular lamellosa) in the human hand. J Anat. 93 (Pt 3)：271-286, 1959

17) Chaplin DM, Greenlee TK：The development of human digital tendons. J Anat. 120 (Pt 2)：253-274, 1975

18) Sakata H, Takaoka Y, Kawarasaki A, et al：Somatosensory properties of neurons in the superior parietal cortex (area 5) of the rhesus monkey. Brain Res. 64：85-102, 1973

19) 酒田英夫：身体図式と空間の知覚．頭頂葉，山鳥　重，他（編），pp104-134, 医学書院，東京，2006

20) 小西行郎：胎児・新生児の発達．新生児理学療法，大城昌平，木原秀樹（編），pp14-25, メディカルプレス，東京，2008

21) Rochat P, Blass EM, Hoffmeyer LB：Oropharyngeal control of hand-mouth coordination in newborn infants. Dev Psychol. 24(4)：459-463, 1988

22) Butterworth G, Hopkins B：Hand-mouth coordination in the newborn baby. Brit J Develop Psychol. 6(6)：301-314, 1988

23) Myowa-Yamakoshi M, Takeshita H：Do human fetuses anticipate self-oriented actions？A study by four-dimensional (4D) ultrasonography. Infancy. 10(3)：289-301, 2006

24) Rochat P, Hespos SJ：Differential rooting response by neonates：evidence for an early sense of self. Early Developmental and Parenting. 6：105-112, 1997

25) 浅野大喜：リハビリテーションのための発達科学入門，pp99-106，協同医書出版，東京，2012

26) van der Meer AL, van der Weel FR, Lee DN：The functional significance of arm movements in neonates. Science. 267(5198)：693-695, 1995

27) van der Meer AL：Keeping the arm in the limelight：advanced visual control of arm movements in neonates. Eur J Paediatr Neurol. 1(4)：103-108, 1997

28) Rochat P, Morgan R：Spatial determinants in the perception of self-produced leg movements in three-to five-month-old infants. Dev Psychol. 31(4)：626-636, 1995

29) Bahrick LE, Watson JS：Detection of intermodal proprioceptive-visual contingency as a potential basis of self-perception in infancy. Dev Psychol. 21(6)：963-973, 1985

30) Jones SS：Imitation in infancy：the development of mimicry. Psychol Sci. 18(7)：593-599, 2007

31) Sugg K, Müller S, Winstein C, et al：Does Action Observation Training With Immediate Physical Practice Improve Hemiparetic Upper-Limb Function in Chronic Stroke? Neurorehabil Neural Repair. 29(9)：807-817, 2015

32) Ertelt D, Small S, Solodkin A, et al：Action observation has a positive impact on rehabilitation of motor deficits after stroke. Neuroimage. 36(2)：164-173, 2007

33) Franceschini M, Ceravolo MG, Agosti M, et al：Clinical relevance of action observation in upper-limb stroke rehabilitation：a possible role in recovery of functional dexterity. A randomized clinical trial. Neurorehabil Neural Repair. 26(5)：456-462, 2012

34) Hwang S, Jeon HS, Yi CH, et al：Locomotor imagery training improves gait performance in people with chronic hemiparetic stroke：a controlled clinical trial. Clin Rehabil. 24(6)：514-522, 2010

35) Pelosin E, Avanzino L, Bove M, et al：Action observation improves freezing of gait in patients with Parkinson's disease. Neurorehabil Neural Repair. 24(8)：746-752, 2010

36) Bellelli G, Buccino G, Bernandini B, et al：Action observation treatment improves recovery of postsurgical orthopedic patients：evidence for a top-down effect? Arch Phys Med Rehabil, 91(10)：1489-1494, 2010

37) Buccino G, Arisi D, Gough P, et al：Improving upper limb motor functions through action observation treatment：a pilot study in children with cerebral palsy. Dev Med Child Neurol. 54(9)：822-828, 2012

38) Sgandurra G, Ferrari A, Cossu G, et al：Randomized trial of observation and execution of upper extremity actions versus action alone in children with unilateral cerebral palsy. Neurorehabil Neural Repair. 27(9)：808-815, 2013

39) Morioka S, Fukumoto T, Hiyamizu M, et al：Changes in the equilibrium of standing on one leg at various life stages. Curr Gerontol Geriatr Res. 2012：1-6, 2012

40) Goble DJ, Lewis CA, Hurvitz EA, et al：Development of upper limb proprioceptive accuracy in children and adolescents. Hum Mov Sci. 24(2)：155-170, 2005

41) 村瀬智彦：運動発達と体性感覚機能—幼児期の力量知覚特性に関して—．バイオメカニズム会誌．31(4)：191-195, 2007

ミニレクチャー

末梢からの求心性入力 2

体重免荷環境での全身運動による振動刺激を用いた重症心身障害児・者に対する新しい理学療法

奥田憲一

1. 小児理学療法の歴史と変遷

　ここまで読み進められた方々にとって，脳性麻痺，ましてや重症心身障害という用語は馴染みの少ないものだろう．そこで本ミニレクチャーを始めるにあたり，まず小児理学療法の歴史を概観したい．小児理学療法の歴史を振り返ると，1950年代以前の理学療法士が直面していた疾患はポリオであった．しかしSalkワクチンによるポリオの激減から，1950年代以降，それまでは整形外科的問題として扱われ，手術や装具療法が治療の中心であった脳性麻痺を主体とする，神経学的障害を持つ子供達が理学療法士の眼前に現れてくる．当時の理学療法士にとって，ポリオに対して用いられていた筋力増強や筋再教育のような局所的アプローチは，神経学的障害が引き起こす「異常」な運動パターンの改善には無効であった．そのため，すでに著されていた反射・反応理論，階層理論，神経成熟理論などを基盤に，数多くの神経生理学的アプローチが誕生し，これらは当時の理学療法士に熱狂的に迎えられることになる．しかし1980年代に入ると運動発達や運動制御，運動科学の研究から新しい知見が次々に得られ，神経成熟理論などを基盤とする神経生理学的アプローチに対する科学的根拠の証明が要求されるようになった．さらに1990年代に入ると運動発達の分野にDynamic Systems理論が登場する．Dynamic Systems理論は，神経成熟理論では運動発達の要因として含まれなかった「環境因子」という外部環境の重要性が強調された．このような経緯の中で1993年にNorman Lozinskiは，脳性麻痺児が立位などの抗重力姿勢保持に障害を持つことに対して，環境支援の観点からThe SPIDERを開発した[1]．The SPIDERという名称は，「身体から外に向かって張られたゴム紐がくもの巣のように見えるところからつけられたもので，身体に装着する留め具付きベルトと，弾力性の異なるゴム紐とを固定するための支柱もしくは枠から成り立っている」[2]．The SPIDERは体重免荷環境を提供し，脳性麻痺児は介助なしで立位保持が可能となり，徒手的な理学療法では困難であった立位でのダイナミックな全身運動が可能となった．

2. 体重免荷環境での全身運動と振動刺激

　当園では重症心身障害児・者（以下，重症児・者）に対して，ユニバーサルフレーム，胸ベルト，股ベルト，伸縮ロープ（以上，株式会社アシスト製）を用いて，体重免荷環境での律動的な全身運動を行っている（図1）[3]．重症児・者の粗大運動能力に応じて，1～2名の理学療法士がロープの伸縮性を利用し，上下方向に約1Hzの律動的な全身運動を介助している．この律動的な全身運動による下肢の屈曲・伸展運動に伴い，足底が離床と着床を反復することで，足底からは求心性の振動刺激が持続的に入力されることになる．10

図1 ユニバーサルフレームを用いた律動的な全身運動

「奥田憲一, 白川泰彦, 長原真也, 他：体重免荷時の自動介助運動が重症心身障害者の股関節周囲筋の筋活動に及ぼす効果. 理学療法学. 42(2)：188, 2015」より引用

分程度の体重免荷環境での律動的な全身運動の効果として，重症児・者の四肢の筋緊張亢進状態は正常に近づき，他動運動に対する抵抗が著明に減弱し，関節可動域の拡大が獲得される．

松尾[4]は，「人の筋群は機能解剖学的には多関節筋群と単関節筋群から成り」，「多関節筋は体を推進させる推進筋であり」，一方，単関節筋は抗重力姿勢保持に用いる抗重力筋として両者の機能を分類している．一方で重症心身障害の主病態である脳性麻痺の筋活動の特徴について，「多関節筋が過活動し，痙縮や固縮，局所の変形，そして全身性の筋緊張姿勢異常を引き起こ」し，同時過緊張により推進性が阻害されるとした．また単関節筋群は「中枢神経の損傷とともに麻痺し，抗重力機能が低下」し，「多関節筋の過活動によって単関節筋の抗重力活動が抑えられ」，座位や立位などの抗重力姿勢の中で円背やクラウチングといった脳性麻痺特有の姿勢をとると説明している．

表面筋電図を用いて体重免荷環境における重症児・者の律動的な全身運動中の股関節周囲筋群や運動前後の内側ハムストリングの筋活動をみると，全身運動に伴う求心性の振動刺激により，中殿筋，大殿筋，長内転筋といった単関節筋群に，律動的な収縮と弛緩を反復する筋活動が認められた（図2)[5]．このことは通常の環境では中枢神経の損傷とともに麻痺し，抗重力機能が低下している単関節筋の筋活動を誘発させることが可能であることを示唆している．さらに多関節筋である内側ハムストリングの過活動が運動後に減弱し痙縮が改善したことが示され（図3)[5]，股関節周囲筋の中殿筋や大殿筋の作用である股関節外転や伸展，膝関節の伸展といった関節可動域の拡大という即時的な効果が認められた．

MINI LECTURE

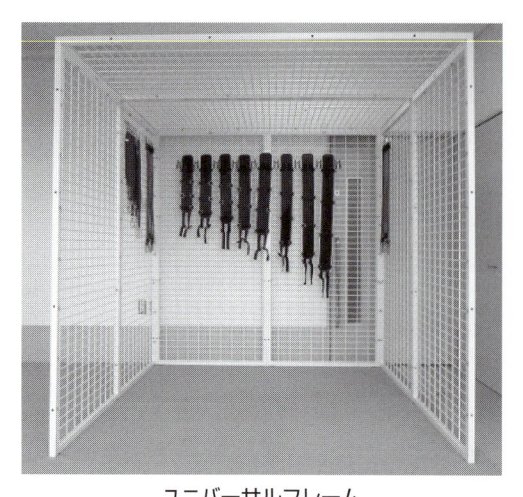

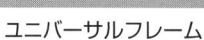

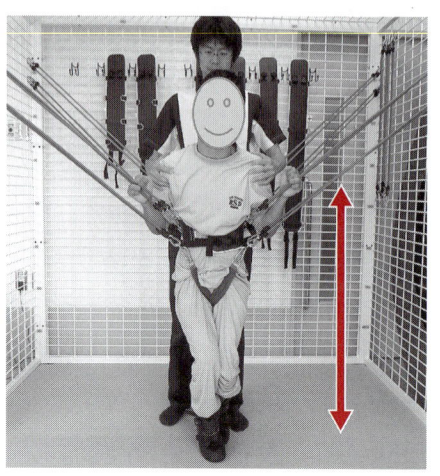

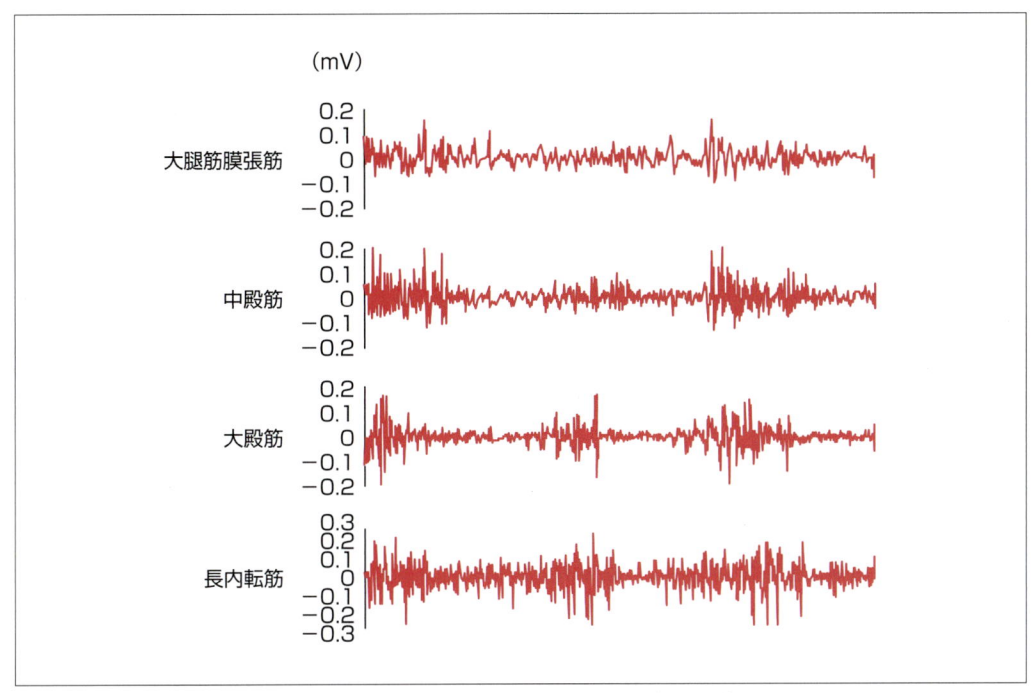

図2 律動的な全身運動中の筋活動（代表例）

「奥田憲一：体重免荷環境における全身運動が重症心身障害者の下肢筋活動と関節可動域に及ぼす影響．久留米醫學會雑誌，78(5・6)：155, 2015」より許諾を得て転載

図3 律動的な全身運動前後の内側ハムストリング筋活動（代表例）

「奥田憲一：体重免荷環境における全身運動が重症心身障害者の下肢筋活動と関節可動域に及ぼす影響．久留米醫學會雑誌，78(5・6)：156, 2015」より許諾を得て転載

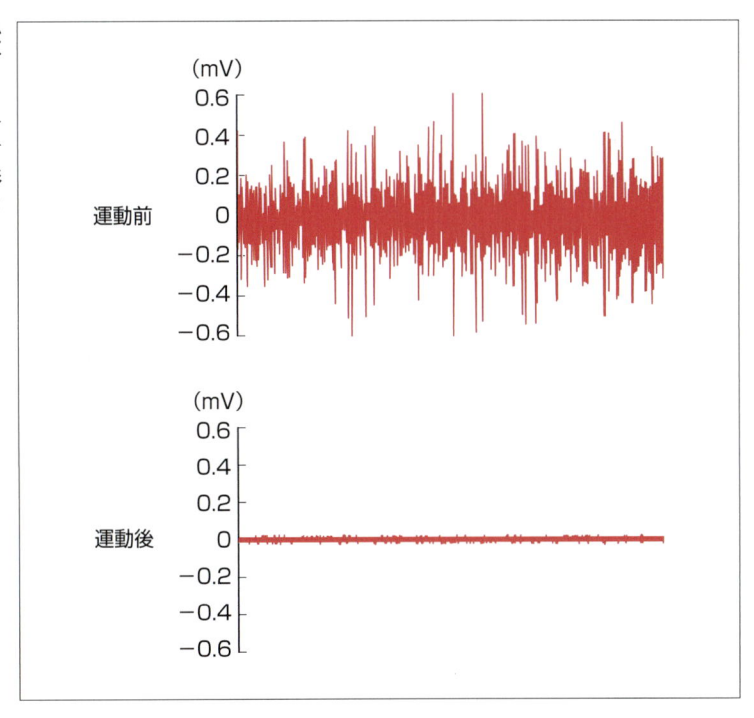

3. 新しい理学療法プログラムの展開

　20年以上にわたり重症児・者の理学療法に携わってきた筆者にとって，体重免荷環境における律動的な全身運動に伴う求心性の振動刺激が，股関節周囲の単関節筋の筋活動を誘発させたことは少なからず驚きであった．正常発達の中では座位，立位といった抗重力姿勢の保持や四つ這い移動，歩行などの移動を通じて中殿筋や大殿筋といった股関節周囲筋の収縮が促されると考えられ，重症児・者の発達過程からみて，抗重力姿勢や移動の経験が皆無な方も多く，中殿筋や大殿筋の収縮が得られるという期待は大きくなかった．さらに運動後の内側ハムストリングの活動が減弱したことに加え，股関節や膝関節の関節可動域が即時的に拡大したことも想定外であった．

　従来の重症児・者に対する理学療法は徒手的に行われ，局所的，静的，他動的なものが多く，筋群の随意収縮を誘発するような理学療法ではなく，全身的，動的，自動的な理学療法とはいえなかった．しかし体重免荷環境における律動的な全身運動の効果が示されたことは大きな意味を持つ．具体的には重症児・者にとっての必須問題となる，全身的な非対称変形の進行や骨折をはじめとする廃用性機能障害に対する理学療法効果も期待でき，重症児・者に対する理学療法のparadigm shiftを予感させるといっても過言ではないからである．

● 文献

1) Lozinski N：Living With Cerebral Palsy, http://www.livingwithcerebralpalsy.com/norman-cerebral.php［accessed 2015-06-02］
2) 高塩純一：最近の重症心身障害児の理学療法．理学療法．28(10)：1226-1234, 2011
3) 奥田憲一，白川泰彦，長原真也，他：体重免荷時の自動介助運動が重症心身障害者の股関節周囲筋の筋活動に及ぼす効果．理学療法学．42(2)：188-189, 2015
4) 松尾　隆：運動学的なとらえ方．脳性麻痺と機能訓練 改訂第2版, pp25-33, 南江堂, 東京, 2002
5) 奥田憲一：体重免荷環境における全身運動が重症心身障害者の下肢筋活動と関節可動域に及ぼす影響．久留米醫學會雑誌，78(5・6)：151-161, 2015

MINI LECTURE

欧文索引

A
ACL　144
adductor side bridge　102
AF　175
AMPA受容体　173
antagonist vibratory response　181
AVR　181

B
back bridge　99
bridge exercise　99

C
centrifugal gating　194
centripetal gating　196
CKC　55
closed kinetic chain　55
CNV　193
CRPS　121, 123

D
draw-in　97
draw-in＋SLR　97
Dynamic Systems理論　245

E
elbow-toe　99
EPSP　173
ERP　193

F
fMRI　40, 216
functional magnetic resonance imaging　216

G
gating　194

H
hand-knee　99

I
Ia群線維　181
intra-active (self) touch　154

K
kinesthesia　109
kinesthetic illusion induced by visual stimulus　137
KiNVIS　137

L
locomotive organs　53
LTD　174
LTP　173

M
M1　216
maladaptive　198
Mental Chronometry　220
Mental rotation　221
MEP　174
MIQ-R　220
Movement Imagery Questionnaire-Revised version　220
Muscles Alive　201
musculoskeletal system　53
MVC　194

N
NMDA受容体　173

O
OKC　55
open kinetic chain　55

P
P300　193
paradigm shift　248
PICR　128
primary motor cortex　216

S
SAI　174
SEP　23, 191
side bridge　99
side draw-in　100
somatosensory evoked potentials　23
strain-counterstrain　130
surround inhibition　218

T
TMS　174, 217
transcranial magnetic stimulation　217

V
vection　136

和文索引

あ

アクティヴタッチ 149
アスリート 94

い

異常半球間抑制 139
痛み刺激 51
痛みと動作の関連 105
痛みの回路 128
位置覚 134, 135, 151
一次運動野 159, 170, 172
一次体性感覚野 119, 121, 159, 170, 191
一人称運動イメージ 215
移動能力 240
イメージ 228

う

動きの感覚 151
運動 204
運動意図 211
運動イメージ 121, 142, 215
運動覚 134, 135, 151
運動学習 6, 176, 196
運動学習理論 3
運動感覚 23, 41, 109, 134, 180, 232
運動観察学習 237
運動器 53
運動器再生 53
運動企図 3
運動錯覚 123
運動軸 128
運動失調 38, 42
運動自由度 44

運動出力系 20
運動準備 211
運動障害 50
運動指令 43, 153
運動制御理論 54
運動前野 138, 154
運動―知覚カップリング 236
運動の意図 142
運動パターン 89
運動誘発電位 174
運動量依存 160

え

エッジの検出ニューロン 156
エルゴメータ 160
遠隔感覚 150
遠心性コピー 27, 41, 134, 180

お

オーラル・フレイル 15
温度刺激 18
温熱刺激 77

か

下位運動ニューロン 20
外在性フィードバック 7
外受容感覚 237
外側縦アーチ 90
開放運動連鎖 55
過緊張 130
荷重練習 77
下垂脱出ヘルニア 105
仮想環境 11
可塑的変化 160, 173, 196
課題志向型アプローチ 31
課題特異性 160

肩関節 66
肩関節脱臼 68
肩複合体 66
下頭頂小葉 139, 140
加齢 222
感覚閾値 51
感覚運動経験 233, 239
感覚―運動統合過程 198
感覚再教育 52
感覚刺激 51
間隔尺度 201
感覚種 135, 136, 180
感覚障害 50
感覚情報処理能力 239
感覚入力 158
感覚・知覚入力系 20
関節可動域 246
関節モーメント 58, 59

き

擬似的床反力 60
機能回復 160
機能的磁気共鳴画像法 216
機能的電気刺激 4
機能的不安定性 88
脚伸展運動（レッグプレス） 57
胸郭 66
驚愕反応 239
共同学習 242
共同注意場面 241
近位空間 161, 167
筋活動 246
筋協調性収縮 60
筋緊張 50
筋緊張亢進 21
筋緊張低下 21
筋筋膜経線 102
筋骨格系 53

筋伸長錯覚　153
近赤外光脳機能イメージング装置　222
緊張性振動反射　181
筋紡錘　136, 141, 234

く

空間的要素　76
クロスモーション背筋　102

け

経験（活動）依存的　234
痙性四肢麻痺　238
経頭蓋磁気刺激　141, 174
経頭蓋磁気刺激法　217
腱器官　235
肩甲胸郭関節　66
幻肢　121
腱板機能　67
腱板断裂　68

こ

後弓反張姿勢　238
口腔機能　15
口腔ケア　15
後索―内側毛帯路　182
後斜走スリング　102
構成論的手法　233
構造的不安定性　88
交代性斜視　112
後頭側頭腹内側領域　138
後頭頂皮質　170
興奮性シナプス後電位　173
高齢者　222
国際10-20法　192
固有感覚機能　118
固有感覚入力　123

さ

最大随意収縮　194
サル体性感覚野　154
三人称運動イメージ　215

し

視覚　40, 180, 186, 228
視覚情報　161
視覚的身体表象　237
視覚入力　120, 121, 122, 123, 124
視覚誘導性自己運動錯覚　137
時間情報　204
時間的要素　76
自己運動錯覚　137, 181
自己実行感　139
自己受容感覚　236
支持性向上練習　77
事象関連電位　193
姿勢　70
姿勢筋緊張　239
姿勢・運動制御　54
事前知識　206
持続的筋伸張　50
視知覚機能　109
失行　162
自動詞的行為　237
シナプス長期増強　173
シナプス長期抑制　174
自発運動　232
社会の身体表象　237
重症心身障害児・者　245
周辺抑制機構　218
上位運動ニューロン　20
上頭頂小葉　170
情動的（心理的）な側面　131
小児理学療法　245
小脳　20, 38
触圧覚刺激　51
触覚機能　119, 121

触覚脱失　51
触覚入力　122
触覚反応　232
神経可塑性　2, 3
神経成熟理論　245
神経生理学的アプローチ　2
身体イメージ　121, 123
身体失認　162
身体所有感　137
身体図式　134, 135, 161
身体の同一性理解　240
身体表象　232
伸張反射　144
心的回転　221
心的時間測定　220
振動覚　23
振動刺激　123, 136, 141, 181
深部感覚　20, 135, 153, 180, 184
深部痛覚　23

す

随意運動　159
随伴放電　134, 140, 180
睡眠リズム　239
ストレイン・カウンターストレイン　130
スパイン　173

せ

正常動作　20
正常発達　248
精神運動発達遅滞　239
生理的時差　205
摂食嚥下機能　17
接触面（接触感覚）　239
線維筋痛症　121
前斜走スリング　102
選択的注意　195

そ

足圧中心軌跡長　83
足関節底屈制限　89
足関節捻挫　88
足関節背屈制限　89
足部内反位　89

た

体重免荷環境　245
体性感覚　41, 47, 134, 230, 232
体性感覚刺激　238
体性感覚情報　161
体性感覚野　154
体性感覚誘発電位　23, 191
ダイナミックタッチ　166
大脳基底核　20
大脳皮質一次運動野　164, 216
大脳皮質運動野　20
大脳皮質連合野　20
大脳辺縁系　20
タイミング　204
タイミング感覚　135
多関節筋　246
立ち上がり動作　61
脱感作　17
ダブルタッチ　239
単眼視　112
単関節筋　246
探索意欲　241
探索反応　236

ち

知覚　50
力の感覚　151
注意処理資源量　193
中枢遠心性　194
中枢求心性　196
中枢神経疾患　50

聴覚　228

つ

椎間板内圧　105

て

低酸素性虚血性脳症　238
手の接触機能　239
デュアルタスクトレーニング　84
テレスコーピング現象　121
電気刺激　158

と

統計的性質　206
動作指導　228
同時収縮　44
頭頂連合野　170
特殊感覚　135
特徴抽出ニューロン　156
トレーナビリティ　222

な

内旋＋外反＋高軸圧　80, 81

に

二次体性感覚野　171
二重課題　46
二重接触（ダブルタッチ）　232
ニューロフィードバック　222
認知　50

の

脳　20
脳血管障害患者　50
脳性麻痺　108

脳卒中　4, 158
能動的触覚　149

は

背屈感覚の再学習　90
背側運動前野　140
パチニ小体　234
バーチャルリアリティ　6
発達障害児　238
発達の最近接領域　242
ハプティクス　149
ハムストリング　144
ハンドリガード　236

ひ

膝伸展運動（レッグエクステンション）　56
膝前十字靱帯　75, 144
微小神経電図　181
非接触型損傷　79
評価　105
表在感覚　20, 135, 184
病態失認　162
表面筋電図　201

ふ

フィードバック　6, 38
フィードバック制御　144
フィードフォワード　38, 144
腹横筋　97
複合感覚　20
複合性局所疼痛症候群　117
物体形状認識　153
物理的時差　205

へ

閉鎖運動連鎖　55
変形性膝関節症　117

ほ

防御性筋収縮　131
歩行　158
歩行練習　62
母趾球での蹴り出し　90
補足運動野　138
ホームプログラム　131

ま

マイスネル小体　234
慢性足関節不安定症　88
慢性疼痛患者　118, 119, 121, 124
慢性腰痛患者　117, 118, 123

み

ミラーセラピー　121, 122, 123, 139, 164

ミラーニューロン　19
ミラーニューロンシステム　237

む

無意識化　75

め

メルケル細胞　234

も

盲人の触探索行為　150
目的志向型運動　4

ゆ

誘発筋電図　75

よ

腰痛　105
予測的姿勢制御　82

り

力覚　134, 135

る

ルフィニ小体　235

れ

連合性ペア刺激　141

わ

ワーキングメモリー　193

検印省略

臨床思考を踏まえる理学療法プラクティス
感覚入力で挑む
感覚・運動機能回復のための理学療法アプローチ

定価(本体5,200円+税)

2016年3月18日　第1版　第1刷発行
2018年6月20日　　同　　第2刷発行

編集者　斉藤秀之・加藤　浩・金子文成
発行者　浅井　麻紀
発行所　株式会社 文光堂
　　　　〒113-0033　東京都文京区本郷7-2-7
　　　　TEL (03)3813-5478(営業)
　　　　　　(03)3813-5411(編集)

©斉藤秀之・加藤　浩・金子文成, 2016　　　印刷・製本:真興社

乱丁,落丁の際はお取り替えいたします.

ISBN978-4-8306-4532-7　　　　　　　　　Printed in Japan

- 本書の複製権,翻訳権・翻案権,上映権,譲渡権,公衆送信権(送信可能化権を含む),二次的著作物の利用に関する原著作者の権利は,株式会社文光堂が保有します.
- 本書を無断で複製する行為(コピー,スキャン,デジタルデータ化など)は,私的使用のための複製など著作権法上の限られた例外を除き禁じられています.大学,病院,企業などにおいて,業務上使用する目的で上記の行為を行うことは,使用範囲が内部に限られるものであっても私的使用には該当せず,違法です.また私的使用に該当する場合であっても,代行業者等の第三者に依頼して上記の行為を行うことは違法となります.
- JCOPY〈出版者著作権管理機構 委託出版物〉
  本書を複製される場合は,そのつど事前に出版者著作権管理機構(電話 03-3513-6969, FAX 03-3513-6979, e-mail : info@jcopy.or.jp)の許諾を得てください.